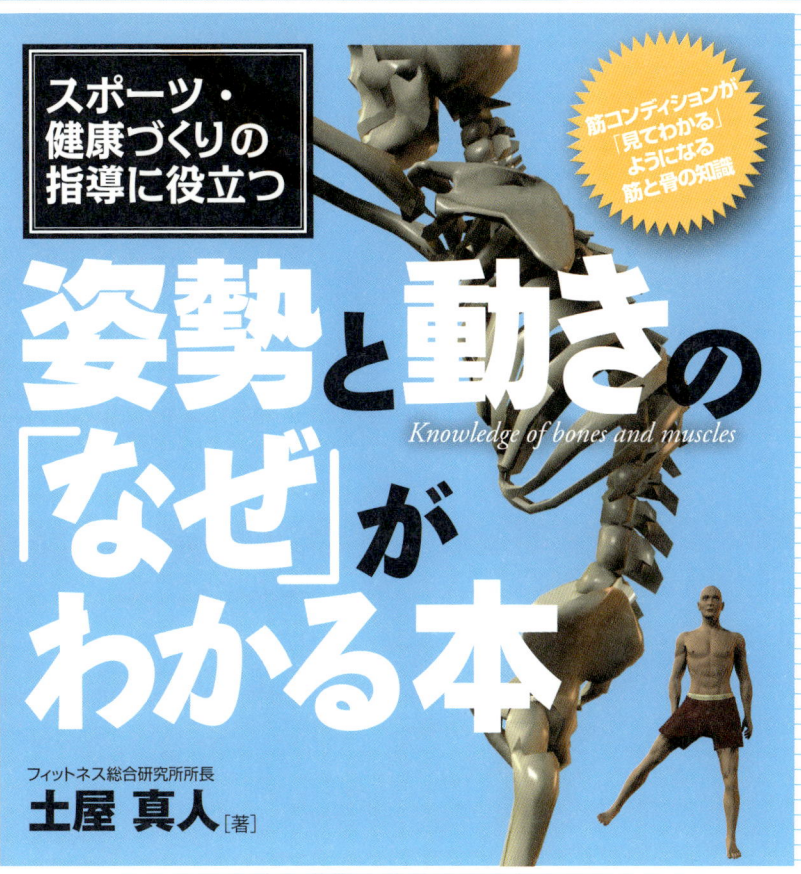

スポーツ・健康づくりの指導に役立つ

筋コンディションが「見てわかる」ようになる筋と骨の知識

姿勢と動きの「なぜ」がわかる本

Knowledge of bones and muscles

フィットネス総合研究所所長
土屋 真人 [著]

秀和システム

●注意
(1) 本書は著者が独自に調査した結果を出版したものです。
(2) 本書は内容について万全を期して作成いたしましたが、万一、ご不審な点や誤り、記載漏れなどお気付きの点がありましたら、出版元まで書面にてご連絡ください。
(3) 本書の内容に関して運用した結果の影響については、上記(2)項にかかわらず責任を負いかねます。あらかじめご了承ください。
(4) 本書の全部または一部について、出版元から文書による承諾を得ずに複製することは禁じられています。
(5) 本書に記載されている会社名、商品名などは一般に各社の商標または登録商標です。

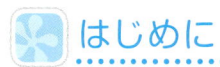

はじめに

　子どもの体力低下、アスリートのケガ・故障の問題、生活習慣病の蔓延、高齢者の介護・健康体力の問題……。スポーツ指導者、体育指導者（学校体育の先生、幼児体育の先生、体育指導員）、健康づくり・介護予防指導者、フィットネスインストラクター、トレーナー、コーチ、体育系大学・関係専門学校学生など、今の時代、「体育」「フィットネス」「健康づくり」「生活習慣病予防」「介護予防」「健康スポーツ」の領域で指導される皆さんには、本当に大きな期待が寄せられています。

　その期待にこたえるためには、指導者がクライアント（運動指導依頼者）一人ひとりの身体の総合的なコンディション状態を的確に把握し、それに合わせた安全で効果的な個別のプログラムを作成・指導できるレベルの知識と技能を身につける必要があります。

　一応「運動はできる」といっても、現代社会では、腰が痛い、膝が痛い、肩が痛い、どこかに不調があるという方が、とても増えています。

　そのような方に、安全でなおかつ効果的な運動指導を行うためには、当然それ相応レベルの知識と技能を身につけておかなくてはなりません。

　中でも、「身体のつくり（解剖学）」「運動（運動学）」を理解することは、安全で効果的な運動指導を行うためには、必要不可欠なことです。

　しかし、「身体のつくり（解剖学）」というと、読み方もわからない難しい漢字をいっぱい覚えることをイメージしてしまい、大事であることはわかっているけど、なかなかやる気がでないという方や、必要な知識が多すぎて何から手をつけていったらよいかわからないという方もいらっしゃるのではないでしょうか。

　そこで本書では、これから運動指導者・トレーナーを目指す皆さんや、レベルアップを目指す指導者の方が、より効率よく、運動指導に必要な知識や技能を学んでいくために必要な「基本」についてまとめてみました。

　一見、難しいと感じる解剖学や運動学の知識（「筋のつき方」「起始部と停止部」「関節運動」「姿勢」他）も、本書のように整理すれば、現場の指導で即役立つものになるかもしれません。

　「筋と関節運動」「筋と姿勢・骨の配列の関係」を本書のようにとらえると、

「身体の探求」や「身体のつくり・しくみ」にもとづいた運動指導を深めていく、よいきっかけになるかもしれません。

　また、人体の中心に位置する、脊柱、骨盤についてもまとめてあります。"身体の中心"、"身体の幹"である脊柱、骨盤ですが、身近にありすぎて、案外みえていないことも多いかもしれません。理解を深めるきっかけとしてご活用ください。本書では、まずは"中心"を漏れなく押さえるという意味においても、筋については「骨盤につく30筋＋α（短背筋群）」からみていくことを提案し、解説しています。

　本書を「身体」や「姿勢」「動き」を探求する手がかりとして、たくさんの気づきを発見する喜び、「身体のつくりやしくみにもとづいた運動指導」の楽しさ、深さを見つける入門書（ガイド）としてお役立ていただけたら、うれしく思います。

　皆さんの運動指導がクライアントに喜ばれ、感謝され、皆さん自身がより一層やりがい、誇りを感じるものになりますように……。

　皆さんのより一層のご活躍を心から祈念いたします。

　最後にいつも一緒に勉強してくれる学生の皆さん、指導者の皆さん、本当にどうもありがとうございます。毎回様々な"気づき"をいただけるのも皆さんのおかげです。これからもよろしくお願いいたします。

2012年9月

著者　土屋　真人

●本書で紹介している「動き」（トレーニング）に関する注意

　本書では、主として「筋」の視点から関節運動を解説しています。

　関節運動が十分に、スムーズに行われるためには、関係する関節やその周辺組織、筋筋膜などの良好なコンディションや神経系など他器官の働きも必要です。

も く じ

Chapter 1 筋と「動き」「姿勢（骨の配列）」のとらえ方

1 身体各部の基本運動とその表し方 12
「身体各部の基本運動」と「表し方」の理解が大切 12
身体各部の3つの基本運動 13
運動の面 15
運動軸 15
主な身体各部の基本運動と表し方 17

2 筋のつき方、作用、起始部と停止部 24
筋のつき方、作用 24
「起始部」と「停止部」 24

3 主働筋と拮抗筋 27
主働筋と拮抗筋とは 27

4 固定筋（安定筋）の働き 30
関節を支える固定筋（安定筋） 30
身体の"部分"だけでなく"全体"もみる 30

5 筋と姿勢（骨の配列） 35
筋コンディションは姿勢（骨の配列）に表れる 35
例①肘関節屈曲＝上腕骨と前腕の骨の配列の変化 36
例②骨盤前傾が小さい（骨盤後傾）姿勢 37
例③骨盤左右の傾きが大きい姿勢 38

6 「姿勢」をみるための骨格の知識～脊柱 42
脊柱 42
脊柱と脊髄 45

7 「姿勢」をみるための骨格の知識～骨盤 48
骨盤とは 48
骨盤の前傾と後傾 48
骨盤の前傾の大小による姿勢の違い 50
いろいろな体位での骨盤の傾き具合 51

8 骨盤の傾き具合、胸椎部の後弯具合のチェック法 55
矢状面の骨配列（前後のバランス）をみる目安 55
前額面（前頭面）の骨配列（左右のバランス）をみる目安 58
水平面の骨配列（ねじれ具合）をみる目安 59

もくじ

9 骨盤につく30の筋＋α 62
    筋の知識を学ぶ第1ステップは「骨盤につく筋」 62

Chapter 2 腹直筋と脊柱起立筋
〜体幹部の屈曲・伸展に作用する筋〜

1 腹直筋の起始部・停止部と作用 66
    起始部と停止部の確認 66
    作用の確認 67

2 脊柱起立筋の起始部・停止部と作用 71
    起始部と停止部の確認 71
    作用の確認 72

3 体幹部屈曲―伸展の動きでみる「腹直筋と脊柱起立筋の筋コンディション」 76
    体幹部屈曲の運動と腹直筋・脊柱起立筋の関係 76
    体幹部屈曲の動きが十分でないケース 77
    体幹部伸展の動きと腹直筋・脊柱起立筋の関係 77
    体幹部伸展の動きが十分でないケース 78

4 立位姿勢（骨盤の前傾具合）でみる「腹直筋と脊柱起立筋の筋コンディション」 79
    骨盤の前傾具合と「筋コンディション」の関係 79

5 腹直筋、脊柱起立筋の柔軟性の見方 83
    腹直筋の柔軟性の見方（例） 83
    腹直筋の柔軟性が低下した人の特徴 84
    脊柱起立筋の柔軟性の見方（例） 85
    脊柱起立筋の柔軟性が低下した人の特徴 86

Chapter 3 腸腰筋と大殿筋
〜股関節の屈曲・伸展に作用する筋①〜

1 腸腰筋の起始部・停止部と作用 88
    起始部と停止部の確認 88
    作用の確認 90

2 大殿筋の起始部・停止部と作用 95
殿部筋の多層構造 95
起始部と停止部の確認 96
作用の確認 97

3 股関節屈曲―伸展の動きでみる「腸腰筋と大殿筋の筋コンディション」 102
股関節屈曲の運動と腸腰筋・大殿筋の関係 102
股関節屈曲の動きが十分でないケース 103
股関節伸展の運動と腸腰筋・大殿筋の関係 103
股関節伸展の動きが十分でないケース 104

4 立位姿勢（骨盤の前傾具合）でみる「腸腰筋と大殿筋の筋コンディション」 105
骨盤前傾が小さい（骨盤後傾）型・腰丸まり姿勢 105
ヒトの身体の動き・連動のしくみ 106
骨盤前傾が大きい型・腰反りすぎ姿勢 107

5 腸腰筋、大殿筋の柔軟性の見方 111
腸腰筋の柔軟性の見方（例）① 111
腸腰筋の柔軟性の見方（例）② 112
腸腰筋の柔軟性が低下した人の特徴 112
大殿筋の柔軟性の見方（例） 113
大殿筋の柔軟性が低下した人の特徴 113

Chapter 4 大腿直筋、縫工筋とハムストリングス
～股関節の屈曲・伸展に作用する筋②～

1 大腿直筋の起始部・停止部と作用 116
大腿四頭筋の構造 116
起始部と停止部の確認 118
作用の確認 119

2 縫工筋の起始部・停止部と作用 123
起始部と停止部の確認 123
作用の確認 124

3 大腿二頭筋・半腱様筋・半膜様筋（ハムストリングス）の起始部・停止部と作用 127
起始部と停止部の確認 127
作用の確認 130

もくじ

4 股関節、膝関節の屈曲—伸展の動きでみる「大腿直筋とハムストリングスの筋コンディション」.................135
- 股関節屈曲・膝関節伸展の運動と大腿直筋・ハムストリングスの関係....135
- 股関節屈曲・膝関節伸展の動きが十分でないケース.................135
- 股関節伸展・膝関節屈曲の運動と大腿直筋・ハムストリングスの関係....136
- 股関節伸展・膝関節屈曲の動きが十分でないケース.................137

5 立位姿勢(骨盤の前傾具合)でみる「大腿直筋とハムストリングスの筋コンディション」.................139
- 骨盤前傾が小さい(骨盤後傾)型・腰丸まり姿勢.................139
- 骨盤前傾が大きい型・腰反りすぎ姿勢.................139

6 大腿直筋、縫工筋、ハムストリングスの柔軟性の見方.................142
- 大腿四頭筋の柔軟性の見方(例).................142
- 大腿直筋の柔軟性の見方(例).................143
- 大腿直筋の柔軟性が低下した人の特徴.................144
- 縫工筋の柔軟性の見方(例).................144
- ハムストリングスの柔軟性の見方(例).................145
- ハムストリングスの柔軟性が低下した人の特徴.................146

Chapter 5 中殿筋、大腿筋膜張筋と大腿内転筋群
〜股関節の外転・内転に作用する筋〜

1 中殿筋の起始部・停止部と作用.................148
- 起始部と停止部の確認.................148
- 作用の確認.................149

2 大腿筋膜張筋の起始部・停止部と作用.................155
- 起始部と停止部の確認.................155
- 作用の確認.................156

3 大腿内転筋群(恥骨筋、短内転筋、長内転筋、大内転筋、薄筋)の起始部・停止部と作用.................161
- 起始部と停止部の確認.................161
- 作用の確認.................168

4 股関節外転—内転の動きでみる「中殿筋、大腿筋膜張筋と大腿内転筋群の筋コンディション」.................173
- 股関節外転—内転の運動と中殿筋・大腿筋膜張筋・大腿内転筋群の関係......173
- 股関節外転の動きが十分でないケース.................173
- 股関節内転の動きが十分でないケース.................173

もくじ

5 立位姿勢（骨盤の前傾具合）でみる「中殿筋、大腿筋膜張筋と大腿内転筋群の筋コンディション」...175
- 骨盤前傾が大きい型・腰反りすぎ姿勢...175
- 骨盤前傾が小さい（骨盤後傾）型・腰丸まり姿勢...176

6 姿勢（前額面の骨配列）と「股関節外転・内転」作用を持つ筋の「筋コンディション」...178
- 「骨盤左右の傾きが大きい型」の姿勢...178

7 中殿筋、大腿筋膜張筋、大腿内転筋群の柔軟性の見方...182
- 中殿筋の柔軟性の見方（例）...182
- 中殿筋の柔軟性が低下した人の特徴...182
- 大腿筋膜張筋の柔軟性の見方（例）...183
- 大腿筋膜張筋の柔軟性が低下した人の特徴...184
- 大腿内転筋群の柔軟性の見方（例）...184
- 大腿内転筋群の柔軟性が低下した人の特徴...186

Chapter 6 深層外旋六筋と小殿筋
～股関節の外旋・内旋に作用する筋～

1 深層外旋六筋（梨状筋、上双子筋、下双子筋、外閉鎖筋、内閉鎖筋、大腿方形筋）の起始部・停止部と作用...188
- 深層外旋六筋を構成する筋...188
- 起始部と停止部の確認...189
- 作用の確認...193

2 小殿筋の起始部・停止部と作用...195
- 起始部と停止部の確認...195
- 作用の確認...196

3 股関節外旋―内旋の動きでみる「深層外旋六筋、大殿筋と小殿筋の筋コンディション」...198
- 股関節外旋―内旋の運動と深層外旋六筋・大殿筋・小殿筋の関係...198
- 股関節外旋の動きが十分でないケース...198
- 股関節内旋の動きが十分でないケース...198

4 立位姿勢（骨盤の前傾具合）でみる「深層外旋六筋と小殿筋の筋コンディション」...200
- 骨盤前傾が小さい（骨盤後傾）型・腰丸まり姿勢...200
- 骨盤前傾が大きい型・腰反りすぎ姿勢...200

5 深層外旋六筋、小殿筋の柔軟性の見方 202
　深層外旋六筋の柔軟性の見方（例）① 202
　深層外旋六筋の柔軟性の見方（例）② 203
　深層外旋六筋の柔軟性が低下した人の特徴 204
　小殿筋の柔軟性の見方（例） 204
　小殿筋の柔軟性が低下した人の特徴 205

腹部・背部の筋と広背筋
～体幹部の側屈・回旋に作用する筋など～

1 腹部の筋（腹直筋、外腹斜筋、内腹斜筋、腹横筋、腰方形筋）の
　起始部・停止部と作用 208
　腹部の筋の構造 208
　起始部と停止部の確認 209
　作用の確認 214

2 背部の筋の分類と作用 222
　背部の筋（固有背筋）の分類 222
　作用の確認 225

3 広背筋の起始部・停止部と作用 227
　起始部と停止部の確認 227
　作用の確認 228
　広背筋と「骨盤の前傾」 231

4 体幹部側屈・回旋の動きでみる「体幹部側屈・回旋作用を持つ筋
　の筋コンディション」 233
　「体幹部側屈」作用を持つ筋の「筋コンディション」と「体幹部側屈」の動き 233
　「体幹部回旋」作用を持つ筋の「筋コンディション」と「体幹部回旋」の動き 233

5 立位姿勢（骨の配列）でみる「体幹部側屈・回旋作用を持つ筋の
　コンディション」 234
　「骨盤左右の傾きが大きい型」の立位姿勢 234
　「骨盤位置のねじれが大きい型」の立位姿勢 236

6 外腹斜筋・内腹斜筋、広背筋の柔軟性の見方 239
　外腹斜筋・内腹斜筋の柔軟性の見方（例） 239
　外腹斜筋・内腹斜筋の柔軟性が低下した人の特徴 240
　広背筋の柔軟性の見方（例） 240
　広背筋の柔軟性が低下した人の特徴 241

1

筋と「動き」「姿勢（骨の配列）」のとらえ方

はじめに運動指導者として、まず確認しておきたい「筋」「関節運動」「姿勢（骨の配列）」について解説します。これから「姿勢と動き」をみる目を養い、レベルアップしていくための大切な基本と学び方のヒントです。

1 身体各部の基本運動とその表し方

「動き」や「姿勢」をみていくために、ぜひ確認しておきたいのが、身体運動を扱う人たちの共通言語とも言える「身体各部の基本運動とその表し方」です。

「身体各部の基本運動」と「表し方」の理解が大切

これから身体運動指導者を目指す方、レベルアップを目指す身体運動指導者の方が、はじめに「身体各部の基本運動」について理解すること、確認することはとても大切です。なぜなら、身体各部がどのように動くようになっているかを理解した上でしか、「安全で効果的な身体運動指導」は成り立たないからです。

また、日常生活やスポーツ場面での身体運動のほとんどは、「身体各部の基本運動の複合運動」、「身体各部の基本運動の複合運動の連鎖、つながり」です。このことを理解するためにも「身体各部の基本運動」を知ることが、最初の大切なステップになります。

もうひとつの大切なポイントは、「身体各部の基本運動の表し方」を理解、確認することです。なぜなら、「身体各部の基本運動の表し方」は、身体運動を扱う領域の人々（医師、理学療法士、トレーナー、コーチ、健康指導者、フィットネスインストラクター、体育指導者、スポーツ指導者など）にとっての共通言語のようなものだからです。

共通言語である「身体各部の基本運動の表し方」を確認しておかないと、身体運動を扱う領域の本を読んでも、きっと深く理解できないでしょう。また、身体運動指導者と医療関係者（例えば医師や理学療法士など）が、身体運動について効率よく情報や意見の交換をすることもできないでしょう。

また、「身体各部の基本運動の表し方」は姿勢や体位、肢位、骨の配列を表す時にも使われます。これから「動き」や「姿勢」を探求していくために、「身体各部の基本運動の表し方」を理解することはとても大切です。

ただ、少しやっかいなのは、この「身体各部の基本運動の表し方」は、必ずしも統一されているわけではないということです。先生によっては違う言葉を使

われます。本によっても違う言葉が出てきます。同じ動きを表す言葉が複数ある場合もあるのです(違う言葉でも同じ動きを表す場合があるということです)。

「このあたりをはじめにすっきり整理しておいたほうが、ここから先のことを考えるとずっと楽ですよ」というのが、本書の第一の提案です。

身体各部の3つの基本運動

「身体各部の基本運動」は下記の3つです。

❶ 前後の動き
❷ 左右の動き
❸ ねじるような動き(回旋する)

ただし、例外もあります。例えば「手」(手首)の動きです。次の図を見ながら、実際に身体を動かして確認してみてください。

▼ 手(手首)の動き

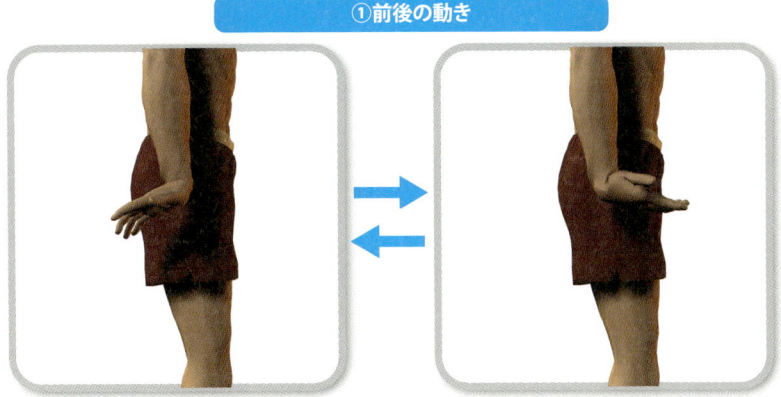

①前後の動き

②左右の動き

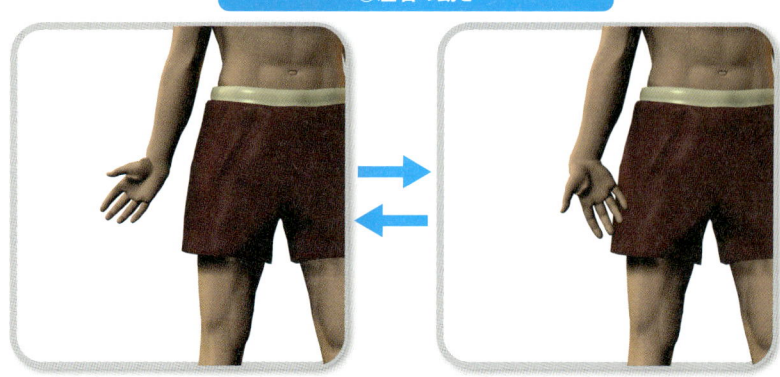

では、ねじってみてください。

ねじれないですね。「手」(手首)は「ねじれる」ように見えますが、よく見るとねじれているのは、「手」(手首)ではなく、「前腕」です。

ためしに前腕部を反対の手で固定して「手」(手首)だけねじってみてください。「手」(手首)はねじれません。

「手」の基本運動は、①前後の動きと②左右の動きのみです。 このような例外もありますが、基本的には①前後の動き、②左右の動き、③ねじるような動き(回旋する)の3つが「身体各部の基本運動」です。

▼ 「手」(手首)はねじれない

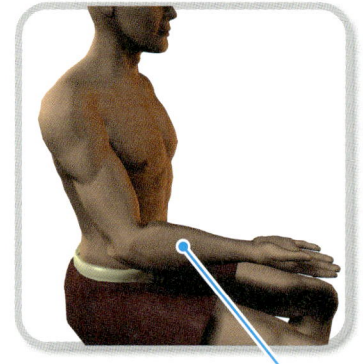 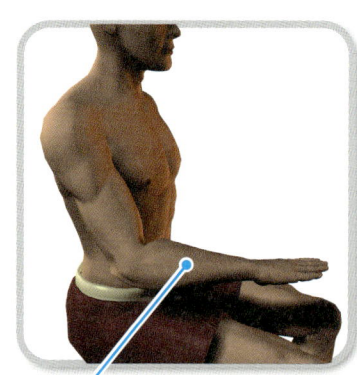

ねじれているのは前腕!

運動の面

前述した「前後の動き」「左右の動き」「ねじるような動き（回旋する）」を、もう少し専門的に詳しく解説します。

運動には3つの「面」と、3つの「軸」があります。まず、3つの面を理解しましょう。

❶ 矢状面
❷ 前額面（前頭面とも呼ばれます）
❸ 水平面

▼ 運動の3つの面

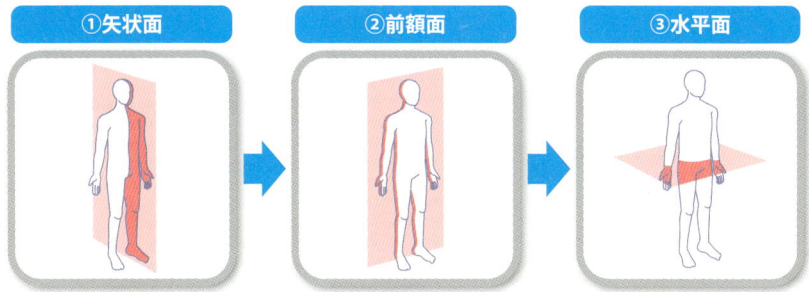

身体運動の大部分は、運動面上の関節を運動軸とした身体部位の回転運動です。

運動軸

運動軸とは、回転運動がそれを支点、あるいは中心として回る軸を指します。次の3つがあります。運動軸は、運動の面に対して常に直角です。

❶ 前額水平軸
❷ 矢状水平軸
❸ 垂直軸

運動軸

①前額水平軸

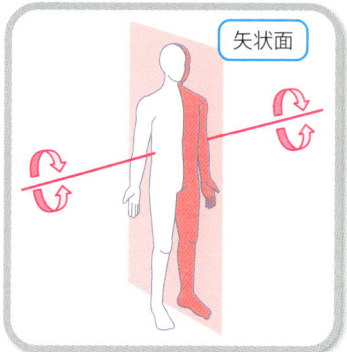

矢状面に対して垂直な左右方向の軸で、運動の面は矢状面です。
（頸部の屈曲・伸展、肩の屈曲・伸展など）→前後の動き

②矢状水平軸

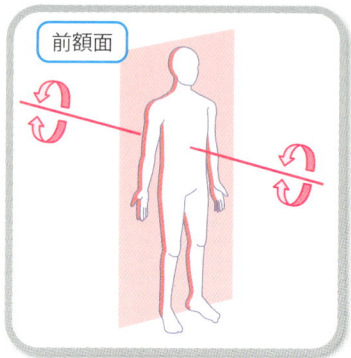

前後方向の軸で運動面は前額面です。
（頸部の側屈、肩の外転・内転、股の外転・内転など）→左右の動き

③垂直軸

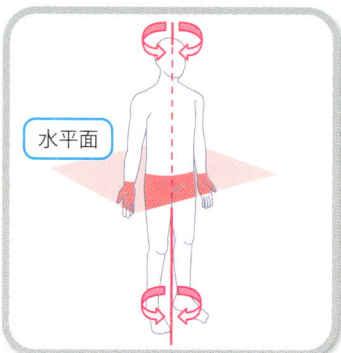

垂直方向の軸（上下の方向の軸）で運動面は水平面です。
（頸部の回旋、肩の内旋・外旋など）→ねじるような動き

身体各部の基本運動の表し方

屈曲（くっきょく）
矢状面、前額水平軸での運動で、基本は隣接部位同士が近づく運動

伸展（しんてん）
矢状面、前額水平軸での運動で、基本は隣接部位同士が遠ざかる運動

内転（ないてん）
前額面、矢状水平軸での運動で、身体中心に近づく運動

外転（がいてん）
前額面、矢状水平軸での運動で、身体中心から遠ざかる運動

内旋（ないせん）
水平面、垂直軸での運動で、身体部位前面が内方に向く運動

外旋（がいせん）
水平面、垂直軸での運動で、身体部位前面が外方に向く運動

主な身体各部の基本運動と表し方

▼ 頸部

頸の屈曲（前屈）

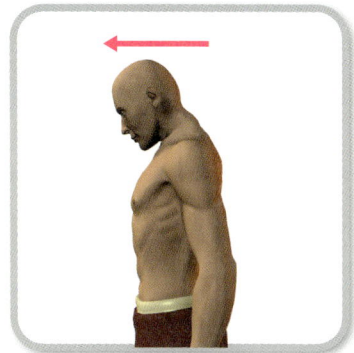

頸の伸展（後屈）

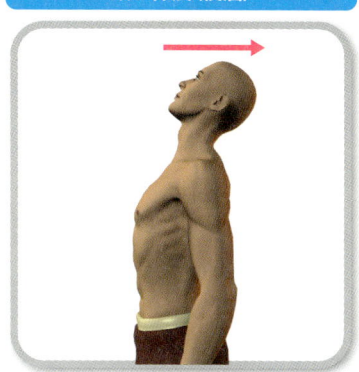

頸の右側屈（右屈）

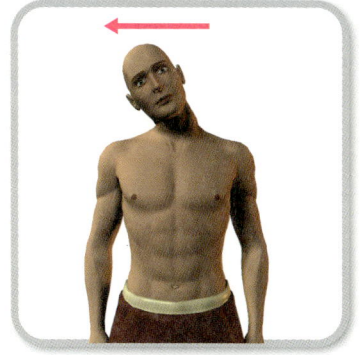

頸の左側屈（左屈）

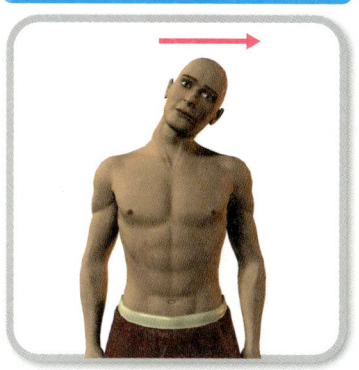

頸の右回旋（右旋）

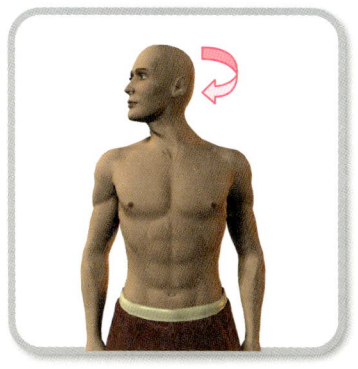

頸の左回旋（左旋）

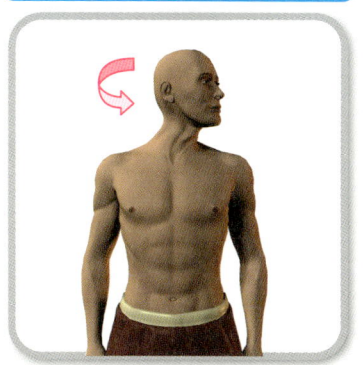

▼ 体幹部

体幹部の屈曲（前屈）

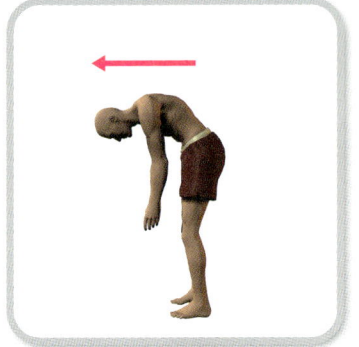

体幹部の伸展（後屈）

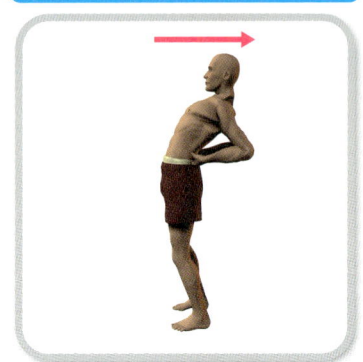

体幹部の右側屈（右屈）

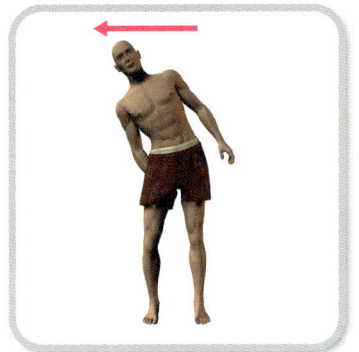

体幹部の左側屈（左屈）

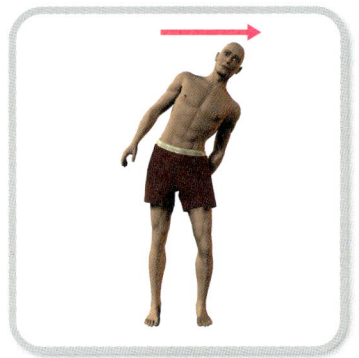

体幹部の右回旋（右旋）

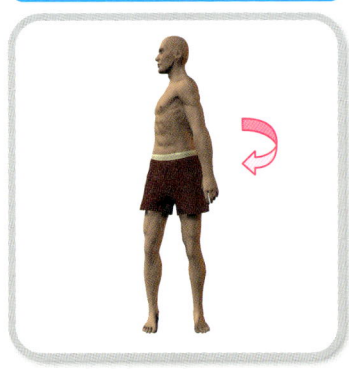

体幹部の左回旋（左旋）

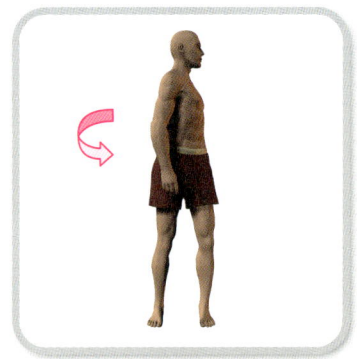

▼ 股

股（股関節）の屈曲

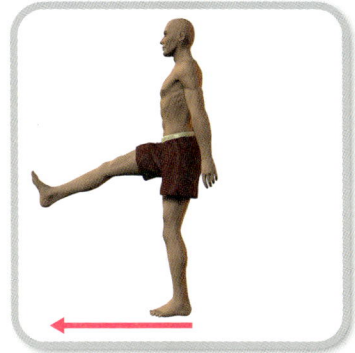

股（股関節）の伸展

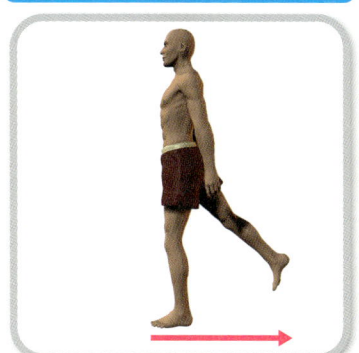

股（股関節）の外転

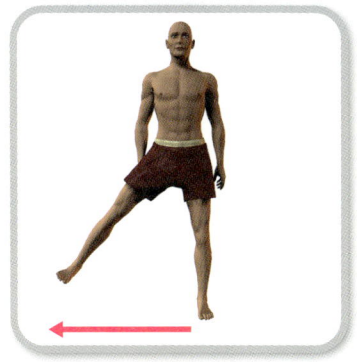

股（股関節）の内転

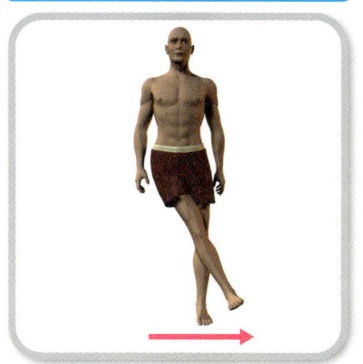

股（股関節）の外旋

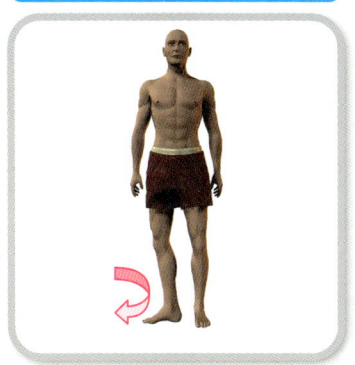

股（股関節）の内旋

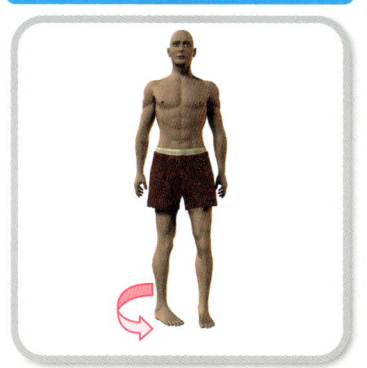

▼ 膝

膝の屈曲	膝の伸展
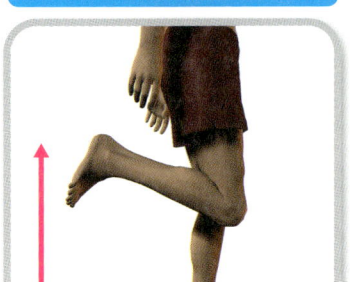	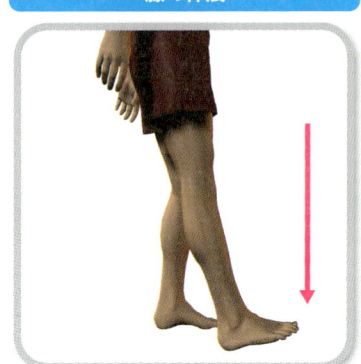

▼ 下腿

下腿の外旋	下腿の内旋
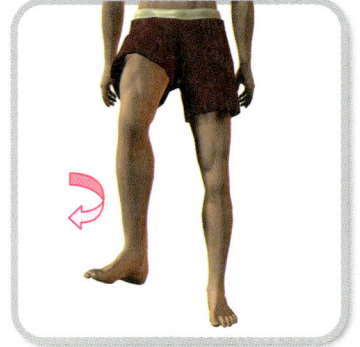	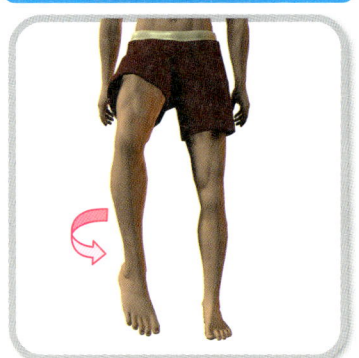

上肢帯（肩甲帯）

上肢帯（肩甲帯）の挙上
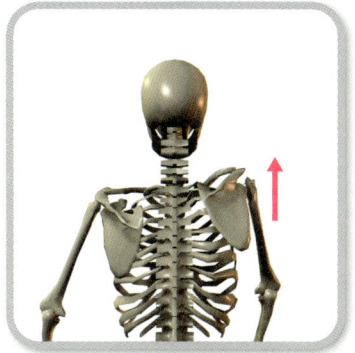

上肢帯（肩甲帯）の下制（引き下げ）
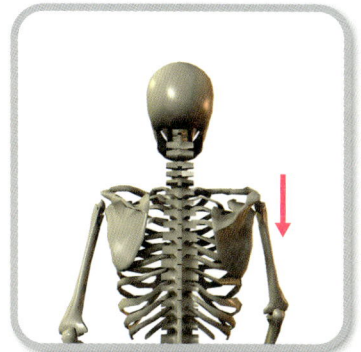

上肢帯（肩甲帯）の外転（屈曲）
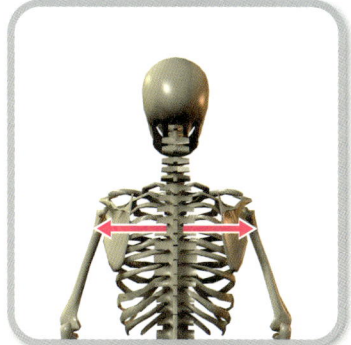

上肢帯（肩甲帯）の内転（伸展）
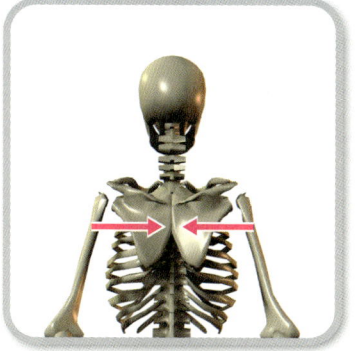

上肢帯（肩甲帯）の上方回旋
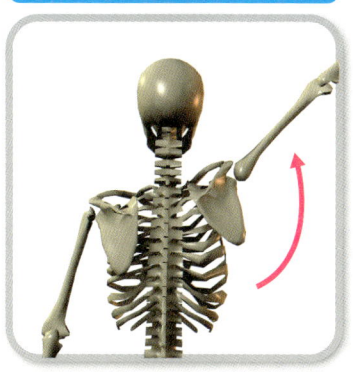

上肢帯（肩甲帯）の下方回旋
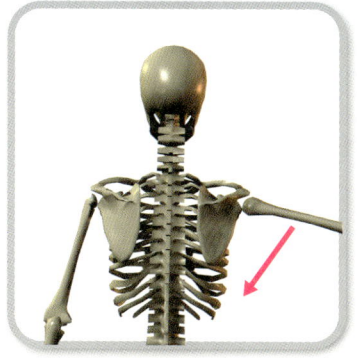

Chapter 1　筋と「動き」「姿勢（骨の配列）」のとらえ方

▼ 肩

肩の屈曲	肩の伸展
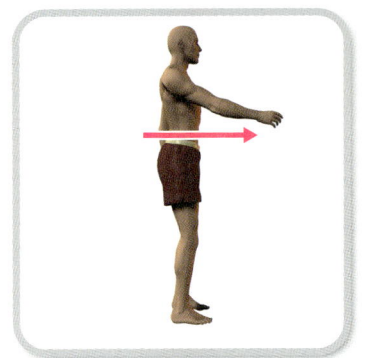	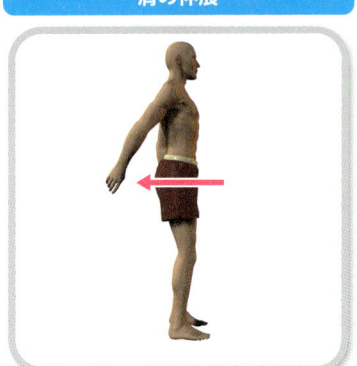
肩の外転	肩の内転
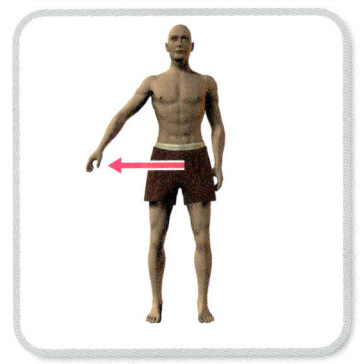	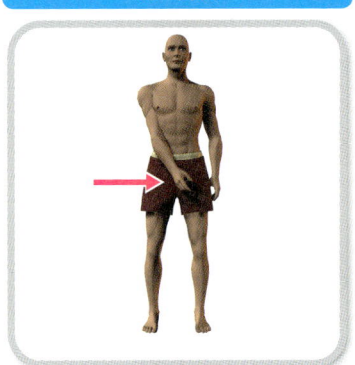
肩の外旋	肩の内旋
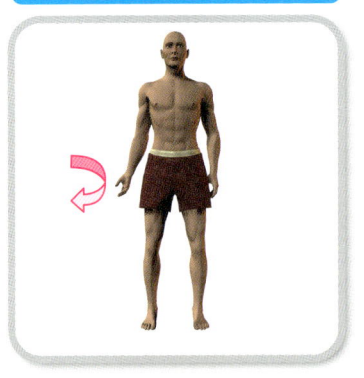	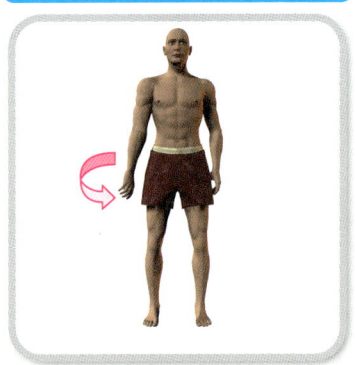

1-1 身体各部の基本運動とその表し方

| 肩の水平内転（水平屈曲） | 肩の水平外転（水平伸展） |

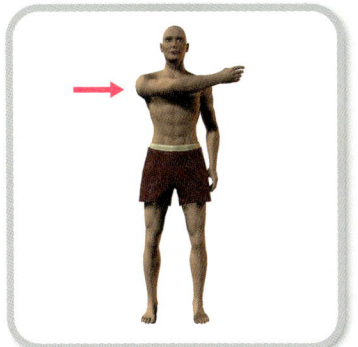 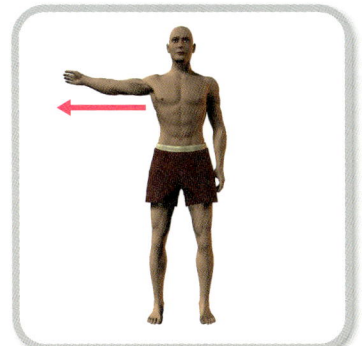

> **Column** コラム
> ## 姿勢や肢位などの表し方の例
>
> 　ここまで述べてきた「身体各部の基本運動」の表し方は、姿勢や肢位などを表すときにも使われます。例を次に挙げます。
>
>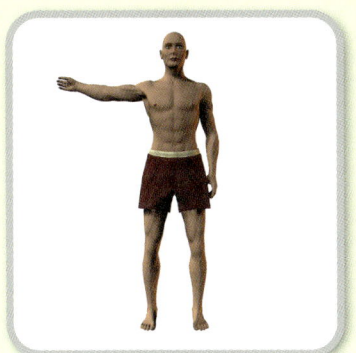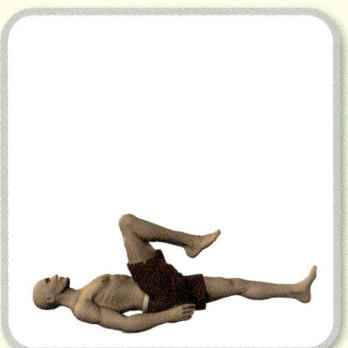
>
> 「右肩関節90度外転位」
>
> 仰臥位で
> 「右股関節120度屈曲位」
> 「右膝関節140度屈曲位」
> 「右足関節 30度屈曲位」　など

2 筋のつき方、作用、起始部と停止部

筋と「動き」の関係を知るためには、筋がどのように身体についているのかを知る必要があります。

筋のつき方、作用

筋の端は、結合組織である腱や腱膜を介して、骨、軟骨、関節包、皮膚、筋膜や他の筋の腱などに付着しています。

ここでは簡単に、"筋は関節をまたいで骨から骨へ付着している"と考えてみてください。

筋は縮んで短くなります（収縮します）。例えば、上腕二頭筋は、肘関節と肩関節をまたいで前腕の骨と肩甲骨についているので、肩甲骨の側を固定して「縮む」と前腕の骨が引き上げられ、「肘が曲がる」「上腕骨が上に上がる＝肩関節の屈曲」という関節運動が起こります。

また、大腿直筋を例にとると、膝関節と股関節をまたいで脛骨と骨盤についているので、骨盤の側を固定して「縮む」と脛骨が引き上げられ、「膝が伸びる」「大腿骨が上に上がる＝股関節の屈曲」という関節運動が起こります。

このように　筋が縮んで短くなると運動が起こります。筋が縮んで短くなる時に生じる運動のことを筋の「作用」、または筋の「機能」と言います。

「起始部」と「停止部」

骨に付着する筋の両端のうち、筋収縮時に固定されることが多い、あるいは動くことが少ない端（身体の中心に近い端と考える場合もある）を「起始部」と言います。

また、骨に付着する筋の両端のうち、筋収縮時に大きく動くことが多い端（身体の中心から遠い端と考える場合もある）のことを「停止部（付着部）」と言います。

1-2 筋のつき方、作用、起始部と停止部

まとめ

- 筋は関節をまたいで骨から骨へついている。
- 筋が縮んで短くなると、その筋がまたいでいる関節に運動が起こる。
- 筋が骨についているところのうち、筋が縮むとき動くことが少ないほうを「起始部」、動くことが多いほうを「停止部」と言う。
  → この場合の関節は可動結合（滑膜性連結）です。関節にはいろいろな種類があります。

▼ 上腕二頭筋の起始部・停止部と作用

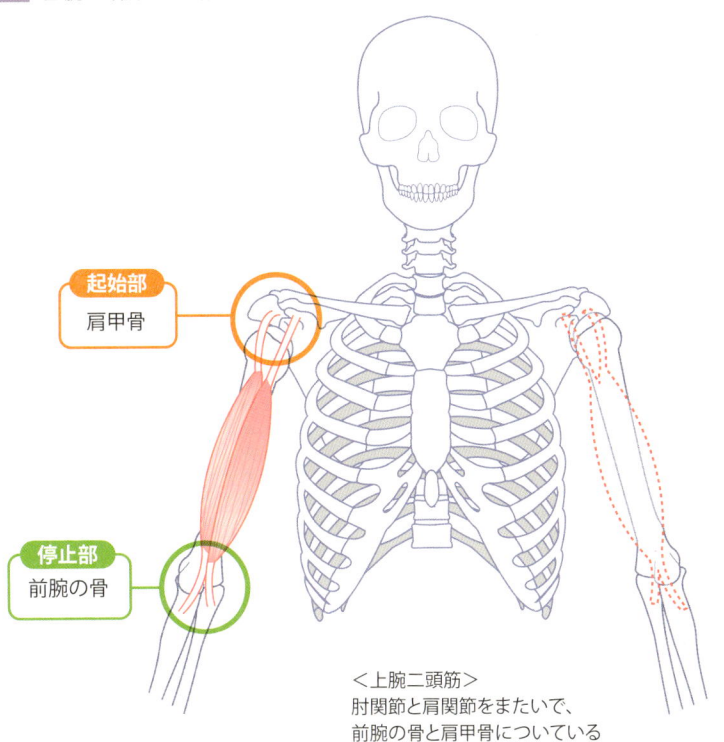

＜上腕二頭筋＞
肘関節と肩関節をまたいで、
前腕の骨と肩甲骨についている

Chapter 1　筋と「動き」「姿勢（骨の配列）」のとらえ方

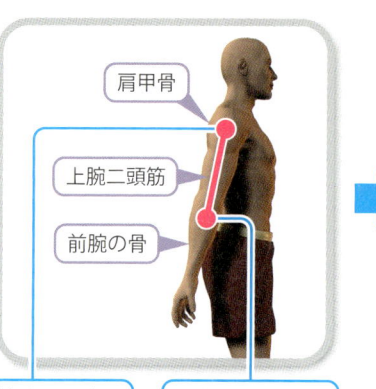

- 肩甲骨
- 上腕二頭筋
- 前腕の骨

収縮するときに動くことが少ないので「起始部」（身体の中心にも近い）

収縮するときに大きく動くことが多いので「停止部」（身体の中心からも遠い）

肘関節の屈曲

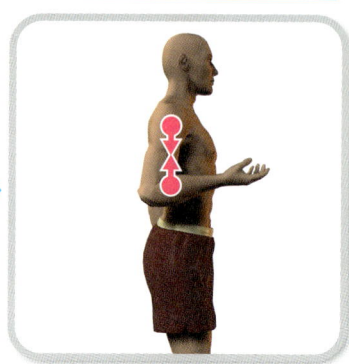

肩甲骨の側を固定して上腕二頭筋が「縮む」と、前腕の骨が引き上げられ、筋がまたいでいる肘関節の運動（屈曲）が起こる

3 主働筋と拮抗筋

ここでは、「主働筋」と「拮抗筋」から、関節運動について整理してみましょう。

主働筋と拮抗筋とは

　筋が縮んで（短くなって）関節運動が起こる時、その関節運動を主として起こす、ひとつあるいはいくつかの筋のことを「**主働筋**」と言います。この「主働筋」と反対の働きをする筋を「**拮抗筋**」と言います。**関節運動は、必ず主働筋と拮抗筋がセットになって起こります。**

　肘を曲げる動作で確認してみましょう。

　主働筋である上腕前面の筋が縮む（短くなる）ことによって肘が曲がります。

　しかし、この時、主働筋の働きだけでは肘は曲がりません。

　実は、上腕前面の筋が十分に縮んで肘関節を動かすためには、拮抗筋である上腕後面の筋が弛緩する（ゆるむ、長くなる）必要があるのです。

　上腕前面の筋が一生懸命縮んで肘関節を動かそうとしても、上腕後面の筋が緊張してつっぱっていたら、肘は曲がりません。

▼ 肘を曲げる動作における主働筋と拮抗筋

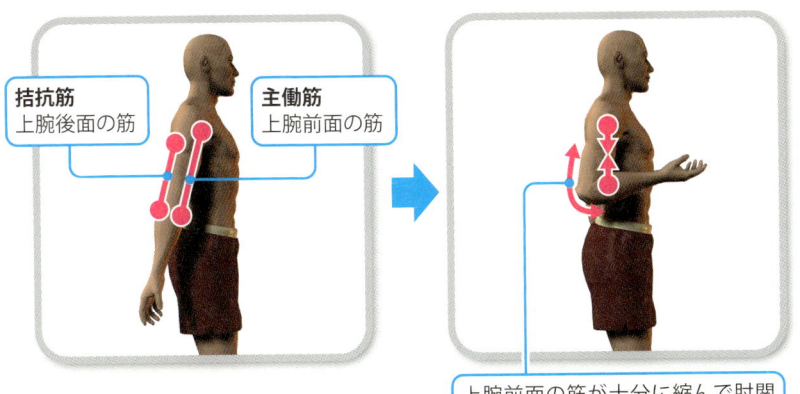

上腕前面の筋が十分に縮んで肘関節を動かすためには、拮抗筋である上腕後面の筋が弛緩する（ゆるむ、長くなる）必要がある

▼ 膝を曲げる動作における主働筋と拮抗筋

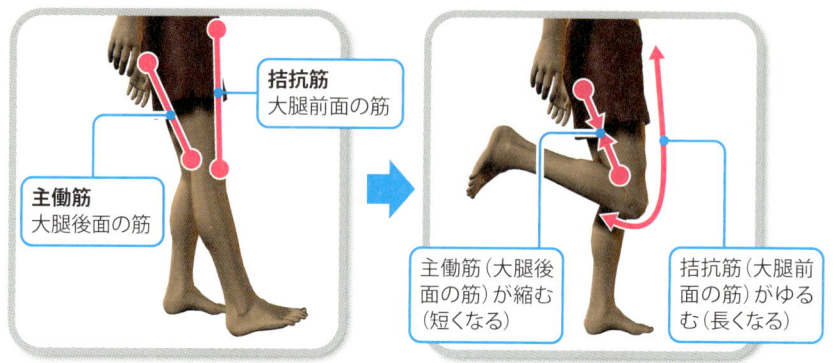

　膝を曲げる動作で考えてみると、主働筋である大腿後面の筋が縮む（短くなる）ことによって膝が曲がります。

　この時、大腿後面の筋が十分に縮むためには、拮抗筋である大腿前面の筋は弛緩する（ゆるむ、長くなる）必要があります。

　このように、関節運動には必ず主働筋と拮抗筋があるので、関節運動が起こるためには、主働筋の収縮力（筋力）と拮抗筋の弛緩（ゆるむ、長くなる、柔軟性）両方が必要であることがわかります。

　このことを、本書では「関節運動"縮む"と"ゆるむ"の原則」と呼びます。

　「拮抗筋の弛緩」については、ここでは簡単に「よく弛緩する筋＝筋緊張がない筋＝十分な柔軟性がある筋」と考えてみてください。

　なお、「人体の神経系のしくみ」も、主働筋に収縮の電気信号が行く時には、同時に拮抗筋には抑制の電気信号が行くようになっています（相反神経支配）。

 まとめ

- 筋は「縮む（収縮する）」か「ゆるむ（弛緩する）」。
- 関節運動には主働筋の収縮力（筋力）と拮抗筋の弛緩（柔軟性）が必要である。

1-3 主働筋と拮抗筋

▼ 各部の基本運動と拮抗関係

部位	基本運動
頸部	屈曲(前屈)⇔伸展(後屈)、側屈〔左側屈⇔右側屈〕(左屈⇔右屈)、回旋(捻転)〔左回旋⇔右回旋〕(左旋⇔右旋)
体幹部(胸腰部)	屈曲(前屈)⇔伸展(後屈)、側屈〔左側屈⇔右側屈〕、回旋(捻転)〔左回旋⇔右回旋〕(左旋⇔右旋)
股	屈曲⇔伸展、外転⇔内転、外旋⇔内旋
膝	屈曲⇔伸展
下腿	外旋⇔内旋(※膝屈曲時のみ)
足	背屈(伸展)⇔底屈(屈曲)
足部	外がえし(背屈・回内・外転)⇔内がえし(底屈・回外・内転)
母指(足)	【中足指節関節】屈曲⇔伸展、【指節間関節】屈曲⇔伸展
足指	【中足指節関節】屈曲⇔伸展、【近位指節間関節】屈曲⇔伸展、【遠位指節間関節】屈曲⇔伸展
上肢帯(肩甲帯)	挙上⇔引き下げ(下制)、外転(屈曲)⇔内転(伸展) 上方回旋⇔下方回旋
肩	屈曲⇔伸展、外転⇔内転、外旋⇔内旋、水平屈曲(水平内転)⇔水平伸展(水平外転)
肘	屈曲⇔伸展
前腕	回内⇔回外
手	掌屈(屈曲)⇔背屈(伸展)、橈屈(外転)⇔尺屈(内転)
母指(手)	橈側外転⇔尺側内転、掌側外転⇔掌側内転、【中手指節関節】屈曲⇔伸展、【指節間関節】屈曲⇔伸展
手指	【中手指節関節】屈曲⇔伸展、【近位指節間関節】屈曲⇔伸展、【遠位指節間関節】屈曲⇔伸展、外転⇔内転 中指:橈側外転⇔尺側外転

4 固定筋（安定筋）の働き

身体各部の関節運動を十分に行うためには、他にも大切なポイントがあります。それが「固定筋（安定筋）」の働きです。

関節を支える固定筋（安定筋）

「主働筋と拮抗筋」のところで肘を曲げ伸ばしする運動を例に挙げましたが、動かしたいところを十分動かすためには、その部分の主働筋、拮抗筋の働きだけでなく、支えるところの力も必要です。

つまり、「肘の曲げ伸ばし運動」など上肢・下肢、身体末端部の運動を十分に行うためには、肩甲骨周辺の筋や体幹部の筋、股関節周辺の筋などが、肩甲骨、体幹部、股関節などをしっかり保持、安定させる働きが必要になります。

関節を安定させるように収縮する筋あるいは筋群のことを固定筋、または安定筋と呼びます。

体力のある健康な人には当たり前すぎて意識するのが難しいのですが、肩甲骨周辺の筋や体幹部の筋、股関節周辺の筋などが、いろいろな方向から等尺性筋活動（筋の長さを変えないで力を発揮する様式）に近い形で力を発揮して、肩甲骨、体幹部、股関節などをしっかり保持、安定させてくれるから、動かしたいところを十分に動かすことができるのです。

身体の"部分"だけでなく"全体"もみる

例えば、腕立て伏せを考えてみましょう。

この運動を部分的にみると、腕立て伏せができるためには、"上腕の筋"の筋力・柔軟性が必要ということになりますが、実際はそれだけでなく、肩甲骨周辺や体幹部、股関節周辺の筋などの筋力（姿勢保持能力）も必要です。

違う見方をすると、肩甲骨周辺や体幹部、股関節周辺の筋などの筋力（姿勢保持能力）がないと、腕立て伏せはうまくできないわけです。

椅子に座って膝を曲げ伸ばす運動も同様です。

椅子に座って十分に膝曲げ伸ばしの運動ができるためには、"太ももの筋"の筋力・柔軟性だけでなく、体幹部や股関節周辺の筋などの筋力（姿勢保持能力）も必要ということです。

肘や膝の曲げ伸ばしという身体の一部分の運動が十分にできるのは、身体の他の部分がしっかり支えてくれているからということを覚えておきましょう。

"木を見て、森を見ず"ということがないように、身体の"部分"だけでなく、"全体"もみる身体運動指導を心がけたいものです。

▼ **身体の部分的な関節運動にも身体全体が関係している**

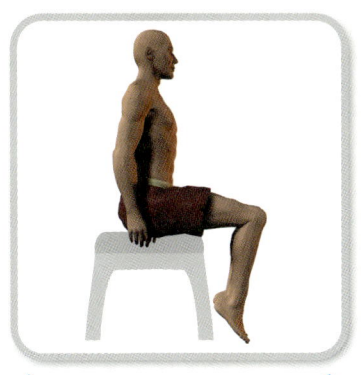

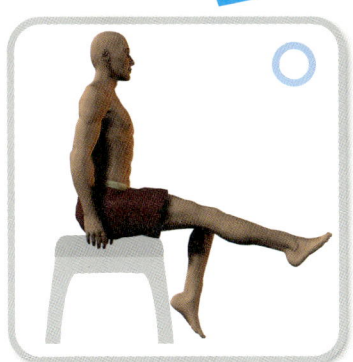

体幹部や股関節などの固定筋（安定筋）の筋力が十分にあると、膝関節を十分に動かすことができる（膝関節可動域・大）

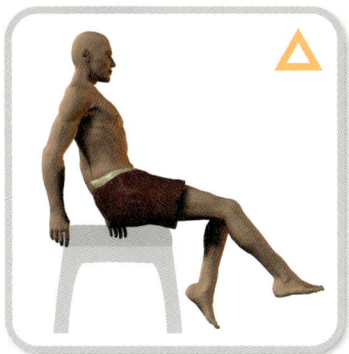

体幹部や股関節などの固定筋（安定筋）の筋力が十分にないと、膝関節を十分に動かすことができない（膝関節可動域・小）

Chapter 1 筋と「動き」「姿勢（骨の配列）」のとらえ方

運動指導に活かす"学び方"のヒント
「関節運動」のとらえ方

　目的とする身体運動がうまくできない、十分にできないということは、「関節運動"縮む"と"ゆるむ"の原則」から考えると、次のことを意味します。

① 主働筋の収縮力（筋力）が低下している。
② 拮抗筋がうまく弛緩しない（筋緊張がある、柔軟性低下がある）。
③ ①と②の両方。

　さらに、ある部位の運動を行うためには、固定筋（安定筋）の十分な筋力が必要ですから、目的とする身体運動がうまくできないような場合、次のことも言えます。

④ 固定筋（安定筋）の収縮力（筋力）が低下している。

　したがって、もし目的とする身体運動が十分できなかったり、うまくできないクライアントに出会ったら、次のように考えるとよいでしょう。

① 主働筋である、○○筋の収縮力（筋力）が低下しているかもしれない。
→ ○○筋の筋トレを行って、○○筋の筋力を高めるとよさそう

② 拮抗筋の□□筋の柔軟性が低下しているかもしれない。
→ □□筋の柔軟性を高めるエクササイズ（ストレッチングなど）を行って□□筋の「柔軟性」を高めるとよさそう

③ 固定筋（安定筋）である筋の筋力が低下しているかもしれない。
→ ○○筋の筋トレを行って、筋の筋力を高めるとよさそう
（※ここでは、「腹圧を高めるトレーニング」や「関節の安定性を高めるトレーニング」も「筋トレ」のひとつとして考えています）

　主働筋の筋力が低下していたら、そこの筋トレ、拮抗筋の柔軟性が低下していたら、そこの柔軟性を高めるエクササイズ（ストレッチングなど）……と当てはめていくだけで、クライアント（運動指導依頼者）の現在の身体コンディションに合った、最もタイムリーで基本的なパーソナルトレーニングプログラムを作ることができます。

　ただ、最近は運動不足や偏った身体の動かし方、精神的なストレスな

どで、身体がこわばっている、柔軟性が低下している方がたくさんいます。そういう方は、いきなり筋トレなどを行うより、まずは、拮抗筋のこわばり、柔軟性低下をゆるめてから行うほうが効率的かもしれません。

その理由を、腹筋運動（クランチャー、クランチなどとも呼ばれる）を例にとって説明します。

脊柱起立筋のあたりに柔軟性低下やこわばりがある人は、背中や腰部を十分に丸くすることができません。

例えば、四つ這い位で背中を丸める（ネコのポーズ）と、背部や腰部の輪郭に直線部が見られたりします。

このように、ネコのポーズで腰背部に直線部がある人は、腹筋運動で、腹直筋の起始部と停止部を十分に近づけることができるでしょうか？

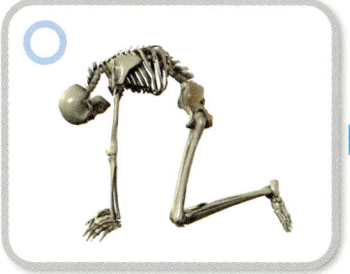
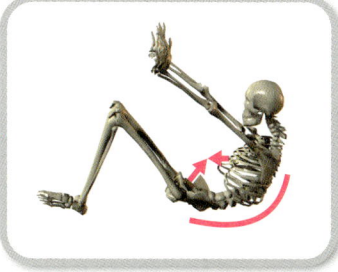

脊柱は一つひとつの椎骨が椎間板をはさんで積まれているような構造なので、椎間関節などが十分に動き、脊柱起立筋に十分な柔軟性があれば、脊柱が描くラインは、均等で曲線的なものになる

腰背部が均等に十分丸まっている人が腹筋運動を行うと、腹直筋の起始部と停止部を十分に近づけることができる

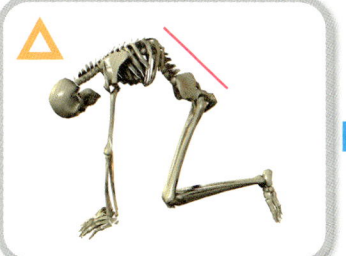
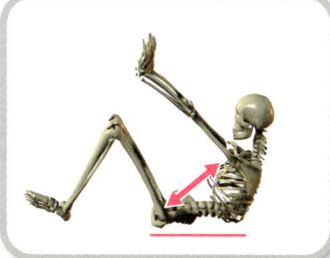

椎間関節などが十分に動かない箇所や、脊柱起立筋あたりの柔軟性が十分でないところは、輪郭が直線的になる

腰背部の輪郭に直線部がある人が腹筋運動を行うと、腰が丸まらないので、腹直筋の起始部と停止部を十分に近づけることができない

答えは「No」です。椎間関節が十分に動かなかったり、拮抗筋である脊柱起立筋の柔軟性が十分にない人は、腰背部を十分に丸くすることができませんから、腹筋運動を行っても、腹直筋に十分に刺激が入りません。腹直筋をうまく収縮させることができないため、効果的な筋トレになりません。

それでも一生懸命起き上がろうとすると、腸腰筋(股関節前面の筋)をたくさん使わなくてはなりません。腸腰筋のひとつ、大腰筋は腰椎部についていますので、がんばりすぎると腰に負担をかけ、腰痛の原因になることもあります。

運動を効果のないもの、身体に負担をかけるものにしないために、まずは拮抗筋のこわばり、柔軟性低下からみていくことをおすすめします。

その観点から、第2章以降では、目的とした筋・筋群の柔軟性低下、その周辺のこわばりの有無をチェックする方法を、判断する目安とともに紹介しています。

5 筋と姿勢（骨の配列）

「動き」や「姿勢」を効率よく学ぶために、「筋コンディション」と「姿勢（骨の配列）」の関係を知っておきましょう。

筋コンディションは姿勢（骨の配列）に表れる

　筋は、基本的には関節をまたいで、骨と骨に付着するような構造になっています。

　したがって、特徴的な姿勢（骨の配列）が見られた場合、その骨について縮んだりゆるんだりする筋の「筋コンディション（筋の状態）」が、姿勢（骨の配列）に関係しているかもしれないと言えます。

　言い換えれば、「筋コンディション（筋の状態）」が姿勢（骨の配列）に表れるかもしれないということです。

　もちろん、骨自体の変形や関節部のトラブルが骨の配列や姿勢に表れる場合もありますので、姿勢（骨の配列）の状態が、すべて筋コンディションの表れであるとは言えません。あくまで、ひとつの見方としてとらえてください。

　また、「筋コンディション」と言った場合、本来はさまざまな内容が含まれますが、本書では簡単に、①筋に十分な柔軟性があるか（緊張、こわばりがないか）、②十分な筋力があるか、の2点について考えます。

　さて、関節運動の基本を、もう一度肘関節で確認しておきましょう。

　肘関節の前面には、肩甲骨と前腕の骨についている上腕二頭筋と、上腕骨と前腕の骨についている上腕筋があります。この上腕二頭筋と上腕筋が短くなると前腕の骨が引き上げられ、肘が曲がります。

　同時に、拮抗筋である上腕三頭筋は弛緩（柔軟性が必要）します。その時、上腕三頭筋は起始部と停止部が遠ざかり、本来より長くなっています。

　この基本を押さえながら、姿勢（骨の配列）と筋コンディションの関係を考えてみましょう。

Chapter 1 筋と「動き」「姿勢（骨の配列）」のとらえ方

▼ 肘関節の屈曲

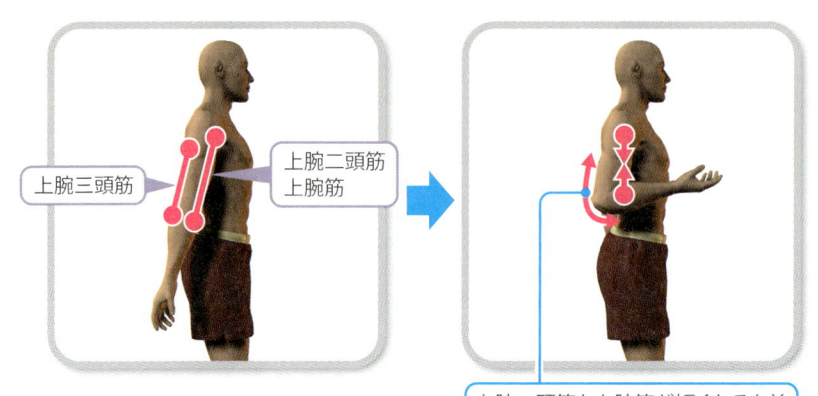

上腕三頭筋
上腕二頭筋
上腕筋

上腕二頭筋と上腕筋が短くなると前腕の骨が引き上げられ、肘が曲がる。同時に、拮抗筋である上腕三頭筋は弛緩して起始部と停止部が遠ざかり、本来より長くなる

例① 肘関節屈曲＝上腕骨と前腕の骨の配列の変化

「肘関節の屈曲」は、少し見方を変えると、上腕骨と前腕の骨の位置関係が変わった、配列が変わった、と言うことができます。

骨自体は動かないので、骨の位置が変わったということは、その骨についている筋の長さが変わった（短くなった、長くなった）ということです。

これを姿勢（骨の配列）と筋コンディションの関係へと発展させてみましょう。なお、ここでは話をわかりやすくするために、関節や腱、骨、神経など他の問題はないという前提で考えています。

次ページの図①が、本来の上腕骨と前腕の骨の配列、位置関係だとします。

②は、肘が大きく曲がっている姿勢（骨の配列）の人です（こんな人はあまりいないかもしれませんが、説明のために少し大きめに肘を曲げてあります）。

②の肘が曲がった人（上腕骨と前腕の骨の配列、位置関係が本来と違っている人）は、上腕前面の筋は本来より短くなっていて、上腕後面の筋は本来より長くなっていることがわかります。

そこで、上腕骨と前腕の骨が②のような配列になっている人の筋コンディションは、次のように考えられます。

- 上腕前面の筋が本来より短くなっているので、上腕前面の筋あたりに柔軟性低下（緊張・こわばり）があるかもしれない（硬くなって、短く縮んでいるというイメージです）。
- 上腕後面の筋は本来より長くなっているので、上腕後面の筋には筋力低下があるか筋力低下しやすい状態かもしれない（いつも伸びていて、ゆるんでしまっているイメージです）。

▼ 肘関節の屈曲

① 上腕三頭筋　上腕二頭筋・上腕筋

本来の上腕骨と前腕の骨の配列、位置関係

② 肘が曲がっている人は、上腕前面の筋が本来より短くなっていて、上腕後面の筋は本来より長くなっている

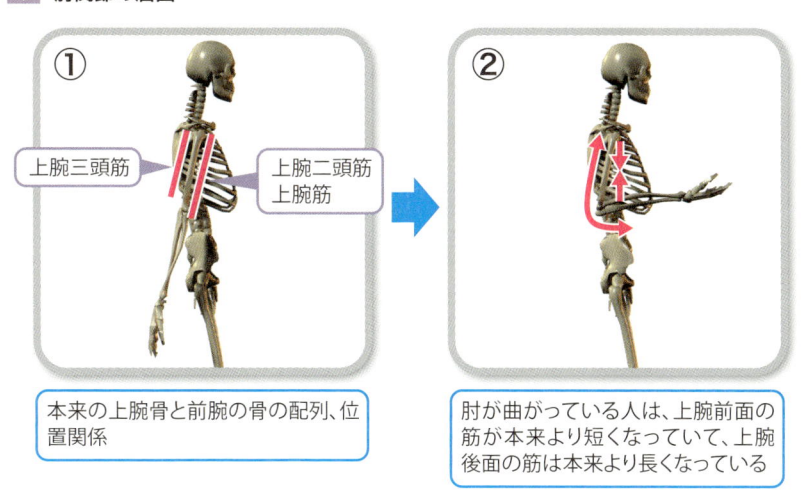

例②骨盤前傾が小さい（骨盤後傾）姿勢

　次は、脊柱（椎骨）の配列、胸郭と骨盤の配列が標準とは異なるケースについて考えてみましょう。

　次ページ図①は標準の配列、図②は脊柱（椎骨）の配列および胸郭と骨盤の配列が本来と違っている「骨盤前傾が小さい（骨盤後傾）姿勢」の人になります。

　ここでは、「腹部の筋」と「背部の筋」から考えてみます。

　脊柱（椎骨）および胸郭と骨盤の配列が図②のような人は、腹部の筋が本来より短くなっていて、背部の筋が本来より長くなっていることがわかります。

　そこで、図②のような人の筋コンディションは、次のように考えられます。

- 腹部の筋が本来より短くなっているので、腹部の筋あたりに柔軟性の低下（緊張・こわばり）があるかもしれない（硬くなって、短く縮んでいるというイメージです）。
- 背部の筋は本来より長くなっているので、背部の筋には筋力低下があるか、筋力低下しやすい状態かもしれない（いつも伸びていて、ゆるんでしまっているイメージです）。

▼ 骨盤前傾が小さい（骨盤後傾）姿勢

① 腹直筋　脊柱起立筋

本来の脊柱（椎骨）および胸郭と骨盤の配列

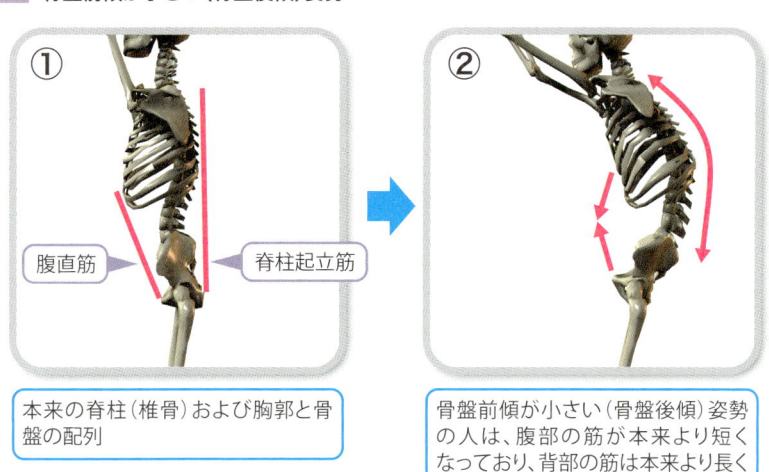

※見やすいように上肢を上に上げています。

② 骨盤前傾が小さい（骨盤後傾）姿勢の人は、腹部の筋が本来より短くなっており、背部の筋は本来より長くなっている

例③ 骨盤左右の傾きが大きい姿勢

　ここでは、次ページ図②のような姿勢における筋コンディションについて考えてみましょう。標準タイプの①と比べて、②は脊柱（椎骨）の配列、胸郭と骨盤の配列が本来と違っている「骨盤左右の傾きが大きい姿勢」です。
　体幹部側屈筋のひとつ「脊柱起立筋」から考えてみます。
　脊柱（椎骨）および胸郭と骨盤の配列が図②のような人は、体幹部については左側の脊柱起立筋が本来より短くなっていて、右側の脊柱起立筋は本来より長くなっていることがわかります。
　そこで、図②のような人の筋コンディションは、次のように考えられます。

1-5 筋と姿勢（骨の配列）

- 左側の脊柱起立筋が本来より短くなっているので、そのあたりに柔軟性低下（緊張、こわばり）があるかもしれない（硬くなって、短く縮んでいるというイメージです）。
- 右側の脊柱起立筋は本来より長くなっているので、筋力低下があるか筋力低下しやすい状態かもしれない（いつも伸ばされていて、ゆるんでしまっているイメージです）。

▼ 骨盤左右の傾きが大きい姿勢

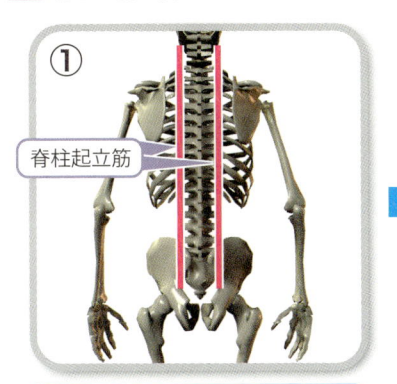

① 脊柱起立筋

本来の脊柱（椎骨）および胸郭と骨盤の配列

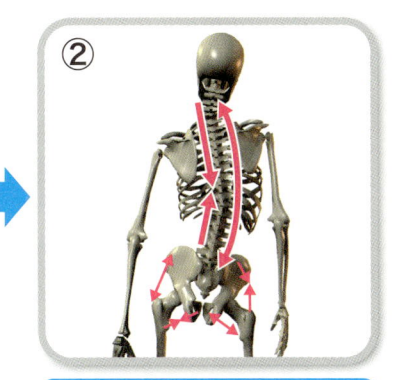

② 左側の脊柱起立筋が本来より短くなっていて、右側の脊柱起立筋は本来より長くなっている

運動指導に活かす"学び方"のヒント
「姿勢」「骨の配列」のとらえ方

姿勢（骨の配列）が本来の形と違っていたら、次のように考えてみましょう。

① 起始部と停止部が本来より近づいている筋（起始部と停止部の間の距離が本来より短い筋）→柔軟性低下があるかもしれません。
② 起始部と停止部が本来より遠ざかっている筋（起始部と停止部の間の距離が本来より長い筋）→筋力低下があるかもしれません。

「起始部と停止部が本来より近づいている筋」があったら、その拮抗筋は、起始部と停止部が本来より遠ざかっています。

「起始部と停止部が本来より遠ざかっている筋」があったら、その拮抗筋は、起始部と停止部が本来より近づいています。

「起始部と停止部が本来より近づいている筋」があったら柔軟性をチェックし、柔軟性低下があったら、そこの柔軟性を高めるエクササイズ（ストレッチングなど）を、「起始部と停止部が本来より遠ざかっている筋」があったら、筋力をチェックしてみて、筋力低下があったら、そこの筋トレをと当てはめていくだけで、クライアントの現在の身体コンディションに合った、最もタイムリーで基本的なパーソナルトレーニングプログラムを作ることができます。

姿勢（骨の配列）などの「静的情報」だけでなく、実際に身体を動かしてみる「動的情報」と併せて、クライアントのコンディションを判断することが大切です。

▼「動き」と「筋コンディション」の関係

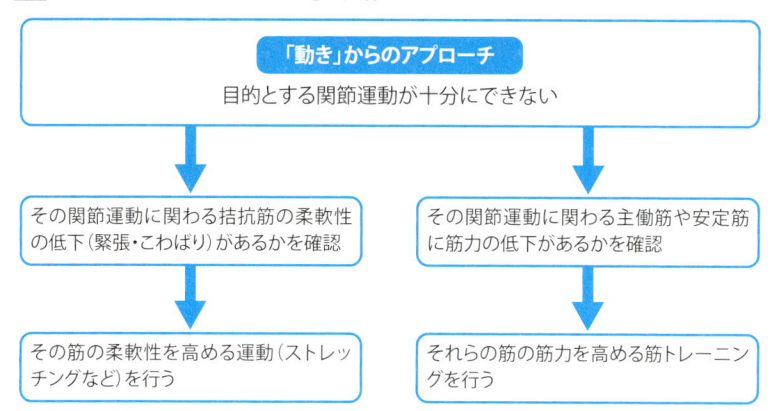

「動き」からのアプローチ
目的とする関節運動が十分にできない

↓ ↓

| その関節運動に関わる拮抗筋の柔軟性の低下（緊張・こわばり）があるかを確認 | その関節運動に関わる主働筋や安定筋に筋力の低下があるかを確認 |

↓ ↓

| その筋の柔軟性を高める運動（ストレッチングなど）を行う | それらの筋の筋力を高める筋トレーニングを行う |

1-5 筋と姿勢（骨の配列）

▼「姿勢（骨の配列）」と「筋コンディション」の関係

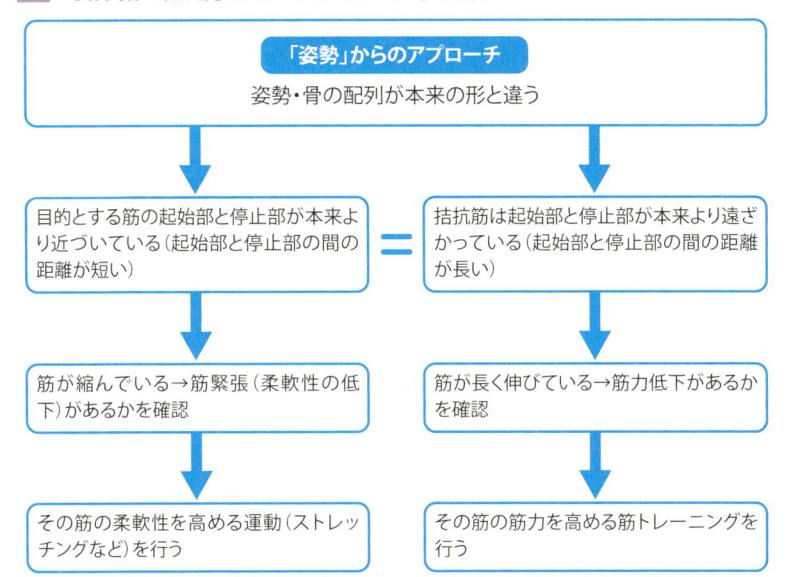

```
┌─────────────────────────────────┐
│        「姿勢」からのアプローチ        │
│     姿勢・骨の配列が本来の形と違う     │
└─────────────────────────────────┘
```

| 目的とする筋の起始部と停止部が本来より近づいている（起始部と停止部の間の距離が短い） | ＝ | 拮抗筋は起始部と停止部が本来より遠ざかっている（起始部と停止部の間の距離が長い） |

↓ ↓

筋が縮んでいる→筋緊張（柔軟性の低下）があるかを確認 ／ 筋が長く伸びている→筋力低下があるかを確認

↓ ↓

その筋の柔軟性を高める運動（ストレッチングなど）を行う ／ その筋の筋力を高める筋トレーニングを行う

「姿勢」をみるための骨格の知識〜脊柱

Chapter 1 - 6

身体の中心である脊柱をみる目を養うために、脊柱の基本知識を解説します。

脊柱

脊柱とは、32〜34個の椎骨が上下に連結してできている骨格です。脊柱を構成する椎骨は、上から頸椎(7個)、胸椎(12個)、腰椎(5個)、仙椎(5個)、尾椎(3〜5個)ですが、仙椎と尾椎は20代中頃から後半くらいの間に癒合して、それぞれ仙骨、尾骨というひとつの骨になります。

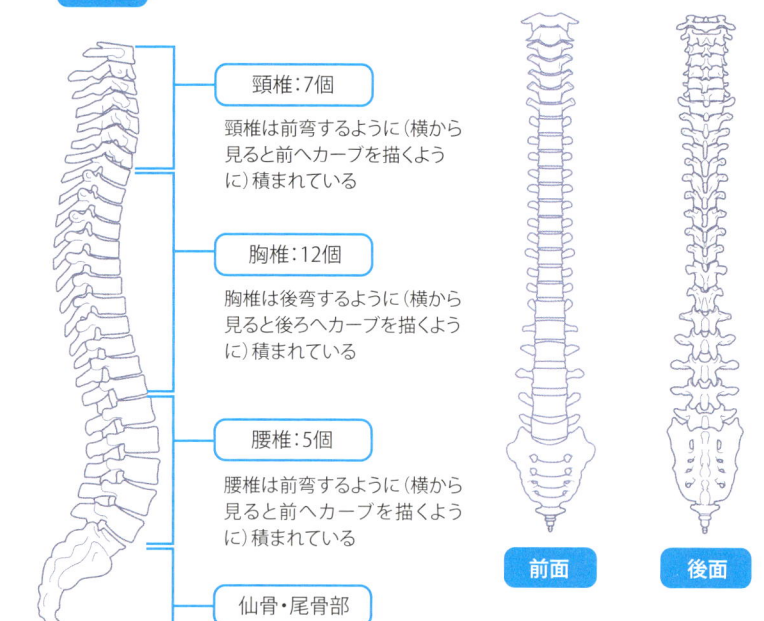

▼ 脊柱の構造

右側面

- 頸椎：7個
  頸椎は前弯するように（横から見ると前へカーブを描くように）積まれている

- 胸椎：12個
  胸椎は後弯するように（横から見ると後ろへカーブを描くように）積まれている

- 腰椎：5個
  腰椎は前弯するように（横から見ると前へカーブを描くように）積まれている

- 仙骨・尾骨部
  後弯している

後　前

前面 **後面**

前後から見ると、椎骨はほぼまっすぐに積まれている

1-6 「姿勢」をみるための骨格の知識〜脊柱

▼ 椎骨の例

第一頸椎（環椎）

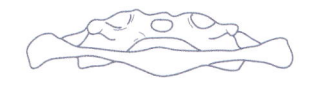

（後面）

第二頸椎（軸椎）

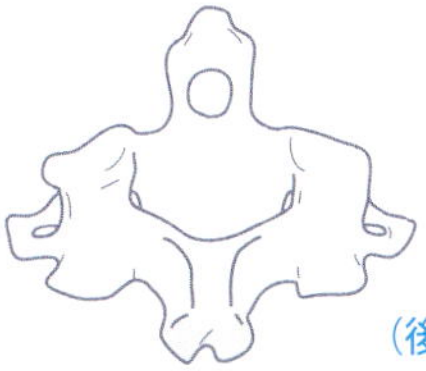

（後面）

第四頸椎

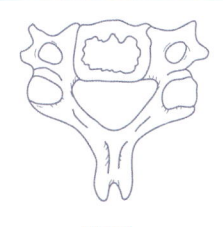

（上面）

第七頸椎（隆椎）

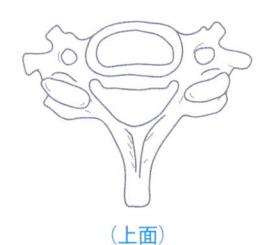

（上面）

第六胸椎

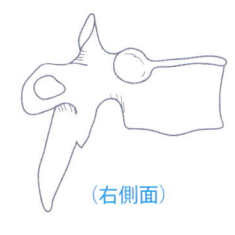

（右側面）

第三腰椎

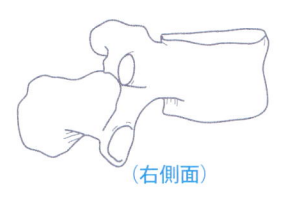

（右側面）

仙骨（仙椎）

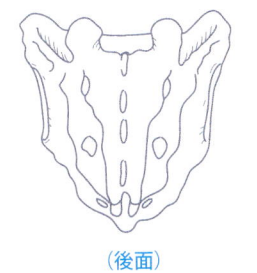

（後面）

尾骨（尾椎）

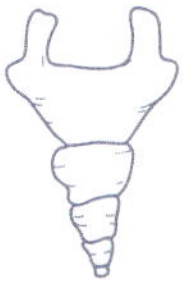

（後面）

これら椎骨が、積み木のように縦に積まれているのが「脊柱」です。この積み木(椎骨)と積み木(椎骨)の間には、**椎間板(椎間円板)**というクッションがあります(ないところもあります)。

　歳をとると身長が縮むのは、椎間板の変性(水分が減少して厚さが薄くなり、椎骨と椎骨の間が狭くなる)が大きな要因です。

　椎間板がさらに縮んだり、薄くなるとやがて椎骨と椎骨がぶつかって、そのままくっついてしまうこともあります。

　椎間板の新陳代謝(酸素や栄養物を供給し、老廃物などを除去する)をスムーズに行うためには、椎骨一つひとつが動く時に椎間板にかかるいろいろな方向からの適度な圧の変化が必要です。

　超高齢化の現代において、椎間板を若々しく保ち続けるためにも、「椎骨一つひとつを動かす習慣」は、健康づくり運動の大切なポイントのひとつです。

▼ 腰部の椎間板

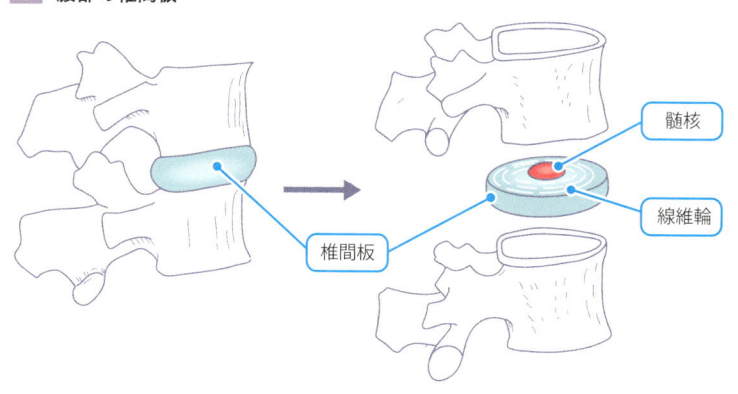

▼ 椎骨を連結する靭帯と付着する筋

間に椎間板(椎間円板)をはさんだ積み木(椎骨)は、たくさんの靭帯や筋によって支えられています。

(1) 上と下の椎骨を連結する靭帯	①黄色靭帯 ②棘間靭帯 ③横突間靭帯
(2) 広い範囲の椎骨を連結する靭帯	①前縦靭帯(椎体前面を後頭骨底から仙骨までを連結) ②後縦靭帯(椎体後面を後頭骨から仙骨までを連結) ③項靭帯(後頭骨から第7頸椎棘突起までを連結) ④棘上靭帯(第7頸椎棘突起から仙骨までを連結)

椎骨に付着する筋	①椎前筋群（頸長筋、頭長筋、前頭直筋、外側頭直筋） ②斜角筋群（前斜角筋、中斜角筋、後斜角筋） ③板状筋 ④脊柱起立筋群（腸肋筋、最長筋、棘筋） ⑤横突棘筋群（半棘筋、多裂筋、回旋筋） ⑥棘間筋 ⑦横突間筋 ⑧後頭下筋群（大・小後頭直筋、上・下頭斜筋） ⑨肋骨挙筋 ⑩上後鋸筋 ⑪下後鋸筋 ⑫横隔膜 ⑬僧帽筋 ⑭広背筋 ⑮肩甲挙筋 ⑯菱形筋 ⑰大腰筋 ⑱小腰筋

脊柱と脊髄

脊柱は、脊髄という神経の入れものとしての役割もあります。脊髄は中枢神経のひとつです。

椎孔が連なってできる脊柱管という管の中を脊髄が通り、椎間孔という穴を通って、脊髄神経が出ていきます。

椎間孔から出ていく脊髄神経は、脳からの指令を伝え、筋肉を動かしたり（運動神経）、内臓などの働きを調整したり（自律神経）、皮膚や関節その他の情報を脳に伝えたり（感覚神経）しています。

もし、脊髄をしっかり守るためだけなら、脊柱は1本の骨のほうがよいかもしれません。

しかし、実際は32〜34個の積み木（椎骨）が連なり、一つひとつがいろいろな方向に動けるようにつくられています。

脊柱は大事な脊髄の入れものでありながら、機能的に動くことも必要ということです。このような「脊柱のつくり」を知ると、運動不足で脊柱周辺が固まらないように、「椎骨一つひとつを動かす習慣」がとても大切であることがわかります。

Chapter 1 筋と「動き」「姿勢（骨の配列）」のとらえ方

▼ 脊髄の入れものとしての脊柱

中枢神経
- 大脳
- 中脳
- 小脳
- 橋
- 延髄
- 脊髄

「中枢神経の入れもの」
頭蓋骨・脊柱

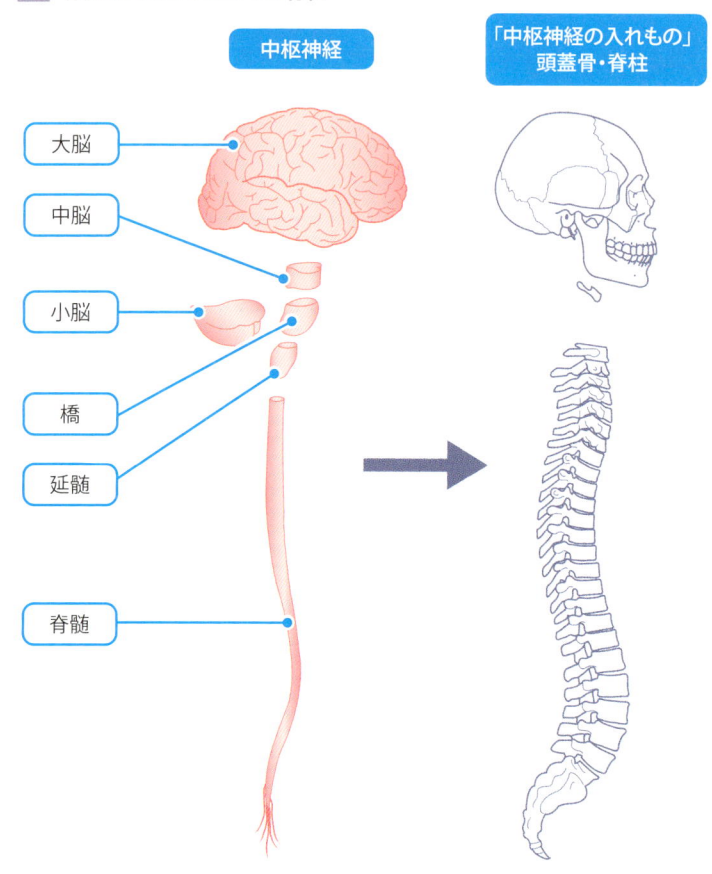

椎骨の基本の形

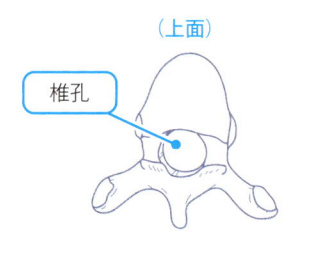

（上面）
- 椎孔

連なって脊柱管になり、脊髄が入る

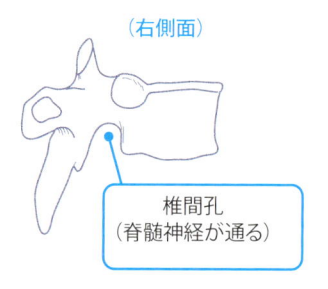

（右側面）
- 椎間孔（脊髄神経が通る）

1-6 「姿勢」をみるための骨格の知識〜脊柱

▼ **神経系の構成**

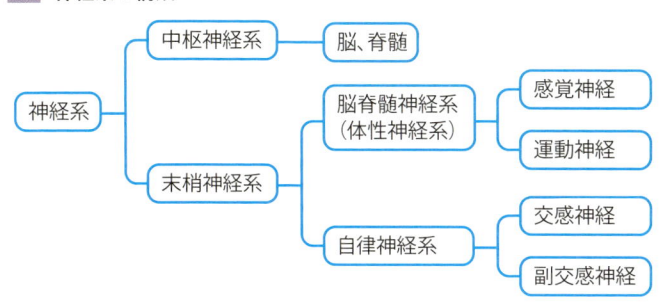

```
神経系 ─┬─ 中枢神経系 ─── 脳、脊髄
        │
        └─ 末梢神経系 ─┬─ 脳脊髄神経系 ─┬─ 感覚神経
                      │   （体性神経系） └─ 運動神経
                      │
                      └─ 自律神経系 ─┬─ 交感神経
                                    └─ 副交感神経
```

▼ **末梢神経系**

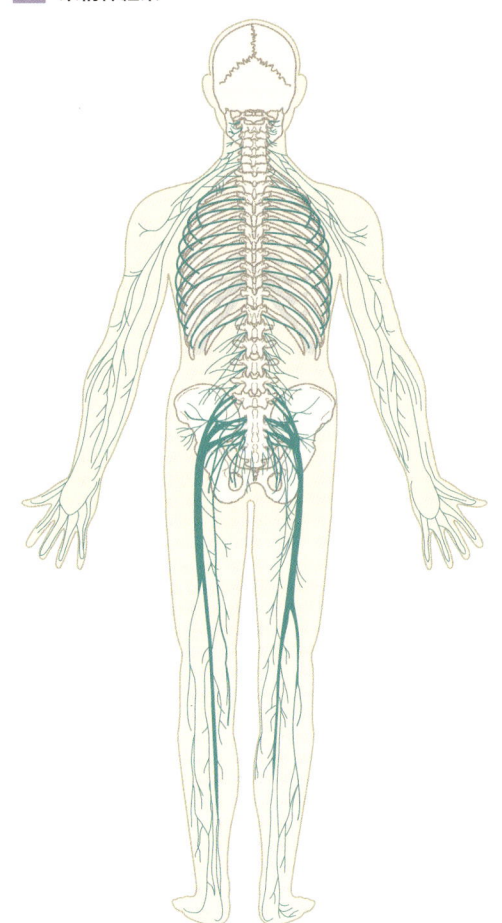

7 「姿勢」をみるための骨格の知識〜骨盤

身体の中心に位置する骨盤をみる目を養うために、骨盤の基本知識を解説します。

骨盤とは

「骨盤」という言葉はよく使われるのですが、具体的にはどこのことを言うのか案外わからないまま使われている場合が多いようです。

骨盤とは、下位腰椎（第五腰椎。第四腰椎も含む場合あり）、寛骨、仙骨、尾骨を指して言います。

骨盤もたくさんの靭帯や筋によって支えられています。

▼ 骨盤

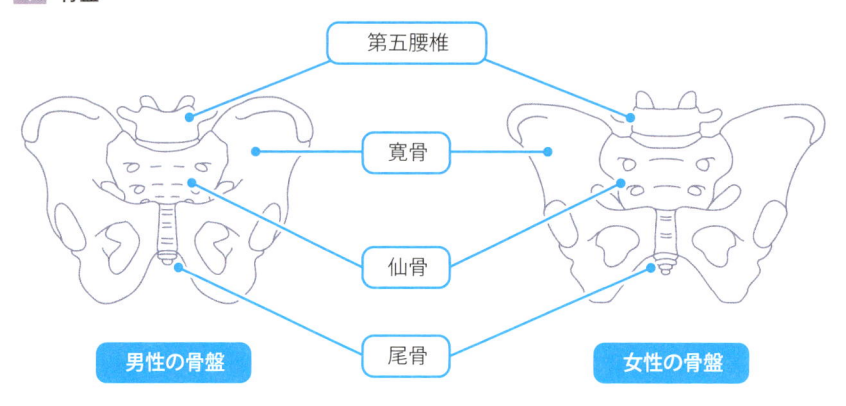

第五腰椎
寛骨
仙骨
尾骨

男性の骨盤　　女性の骨盤

骨盤の前傾と後傾

ここではもうひとつ「骨盤の前傾と後傾」という言い方についても確認しておきましょう。

「骨盤の前傾と後傾」というのは、横からみた時の「骨盤の傾き具合」のことです。

1-7 「姿勢」をみるための骨格の知識〜骨盤

　「骨盤の前後の傾き具合」をみる具体的な目安としては、**寛骨の上前腸骨棘という部位と、上後腸骨棘という部位を結んだ線と、水平線がつくる角度**が参考になります。

　また、横からみた時のズボン上端線の傾き具合や、ベルトと水平線がつくる角度なども参考にするとよいでしょう。

　細かくは、仙腸関節や腰仙関節の状態も併せてみていきますが、ここではまずはおおまかにとらえてみましょう。

▼「骨盤の前後の傾き具合」をみる目安

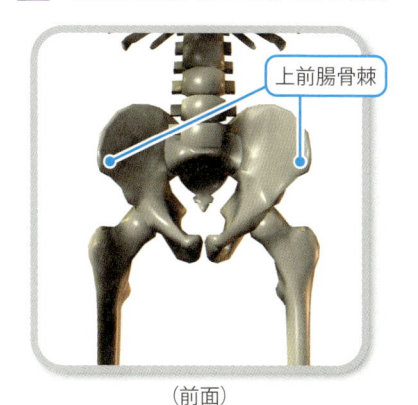

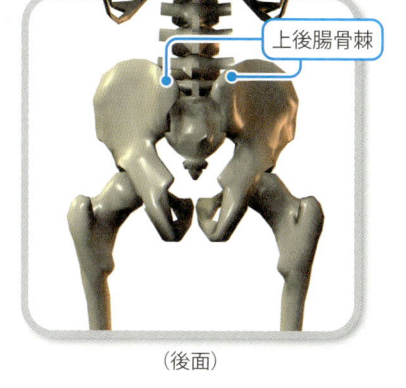

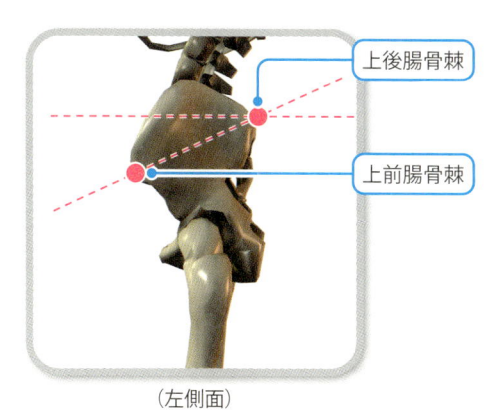

（前面）　　　　　　　　　　　　　（後面）

（左側面）

骨盤の前傾の大小による姿勢の違い

腰椎部は前弯(腰椎部はやや反っている)しているのが標準です。骨盤は、やや前傾(30度ほど)しているのが「基準となる目安」と考えてください。

▼ **標準タイプ**

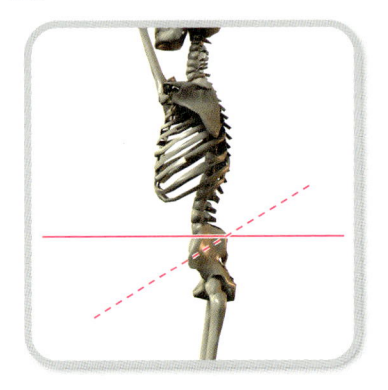

骨盤：やや前傾（30度ほど）
腰椎部：前弯、やや反っている

このタイプが本来の姿勢に近い

この「標準タイプ」を基準にして、次ページの図(左)のような立位姿勢を「**骨盤の前傾が大きい姿勢**」と言います。

骨盤が前傾すると、連動して腰椎部は伸展する(腰椎部が反る)ことになります。よって、「骨盤の前傾が大きい姿勢」とは、腰椎部が「**過伸展**」(反りすぎ)である姿勢です。

逆に次ページの図(右)は、「**骨盤の前傾が小さい(少ない)姿勢**」です。「**骨盤後傾**」とも言います。

骨盤が後傾すると連動して、腰椎部は屈曲する(腰椎部が丸くなる)ことになりますので、「骨盤の前傾が小さい(少ない)姿勢」とは、腰椎部が「**過屈曲**」である姿勢です。本書では「**腰丸まり姿勢**」とも呼んでいます。

▼ 骨盤の前傾が大きい姿勢・骨盤の前傾が小さい(少ない)姿勢

骨盤の前傾が大きい姿勢

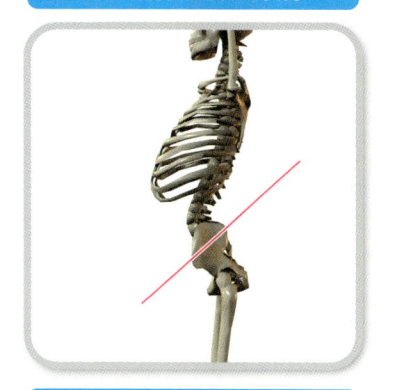

骨盤：前傾
腰椎部：過伸展（反りすぎ）

骨盤の前傾が小さい(少ない)姿勢

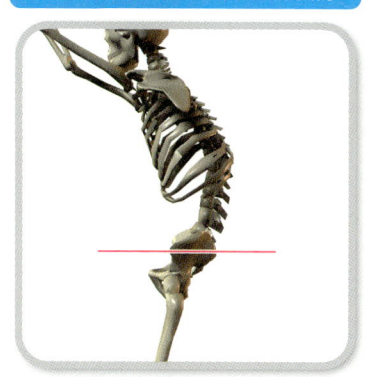

骨盤：後傾
腰椎部：過屈曲（丸まっている）

いろいろな体位での骨盤の傾き具合

　立位姿勢だけでなく、スポーツや健康づくりの場面で体操やストレッチングを行う時などに使う運動体位やポジションでも、骨盤の傾き具合（腰椎部の伸展具合）をチェックしてみましょう。

● 仰臥位

　仰臥位（ぎょうがい）では、リラックスして脱力できれば、重力のかかり方から言って、腰部と床の間には大きな隙間はできません。逆に腰部と床の間に大きな隙間ができていれば、骨盤の前傾が大きすぎる（＝腰椎部伸展が大きい）タイプです。

▼ 仰臥位での骨盤の傾き（腰椎部の伸展具合）

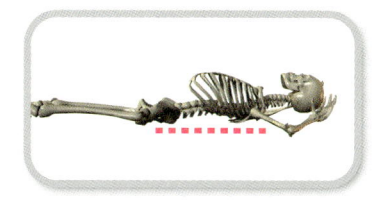

仰臥位での標準的な骨盤の傾き（腰椎部の伸展具合）

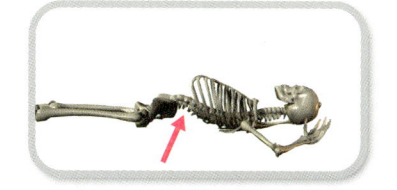

腰部と床の間に大きな隙間ができている状態。立位姿勢に当てはめると、骨盤の前傾が大きすぎる（＝腰椎部伸展が大きい）例

● 伏臥位

　伏臥位では、リラックスして脱力できれば、重力のかかり方から言って、脚のつけ根と床の間に隙間ができるようにはなりません（お尻が上がったような感じにはなりません）。逆にお尻が上がったような感じなら、股関節屈曲に作用する筋、体幹部伸展に作用する筋などに緊張があるのかもしれません。

　立位姿勢に当てはめると、骨盤の前傾が大きすぎる（＝腰椎部伸展が大きい）タイプです。

▼ 伏臥位での骨盤の傾き（腰椎部の伸展具合）

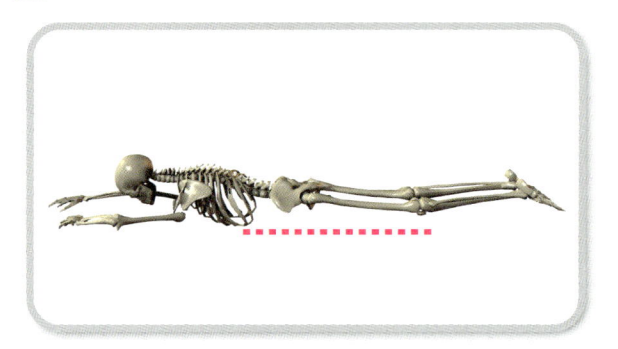

伏臥位での標準的な骨盤の傾き（腰椎部の伸展具合）

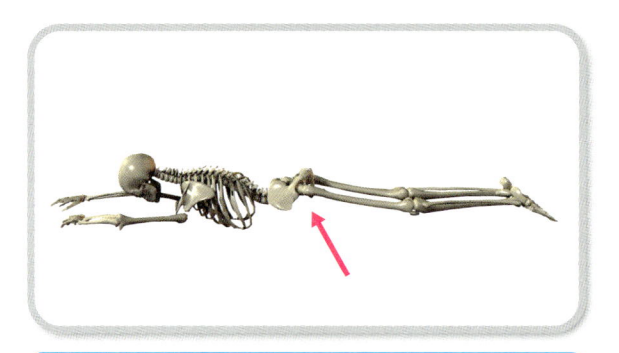

脚のつけ根と床の間に隙間ができ、お尻が上がったような状態。立位姿勢に当てはめると、骨盤の前傾が大きすぎる（＝腰椎部伸展が大きい）例

● 四つ這い位

　四つ這い位では、股関節は屈曲位ですので、立位姿勢とは違いますが、腰椎部の伸展具合について確認してみましょう。

▼ 四つ這い位での骨盤の傾き（腰椎部の伸展具合）

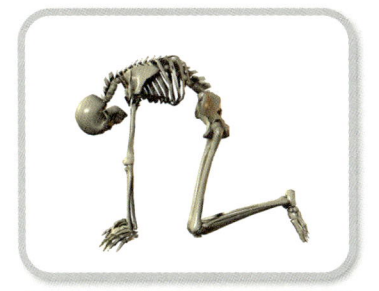

別名「ネコのポーズ」。腰椎部は屈曲している。立位姿勢に当てはめると、骨盤前傾が小さい（骨盤後傾）タイプと同様の状態

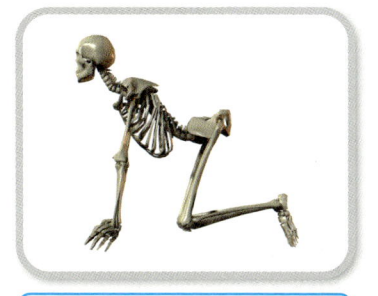

別名「イヌのポーズ」。腰椎部は伸展している。立位姿勢に当てはめると、骨盤前傾が大きいタイプと同様の状態

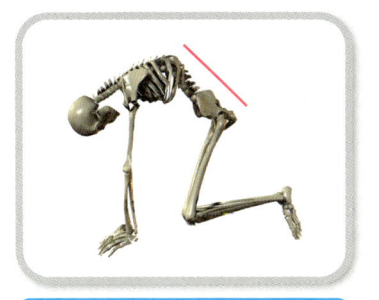

「ネコのポーズ」でも、あまり腰椎部が屈曲していないと、腰背部に直線部分が生じる

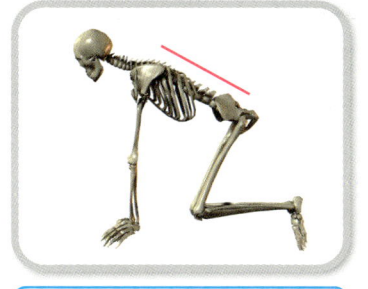

「イヌのポーズ」でも、あまり腰椎部が伸展していないと、腰背部が直線に近くなる

Chapter 1 筋と「動き」「姿勢（骨の配列）」のとらえ方

● 側臥位

側臥位（そくがい）（横向きに寝たところ）を天井から見た図です。骨盤の傾き（腰椎部の伸展具合）に注目して確認してみましょう。

▼ 側臥位での骨盤の傾き（腰椎部の伸展具合）

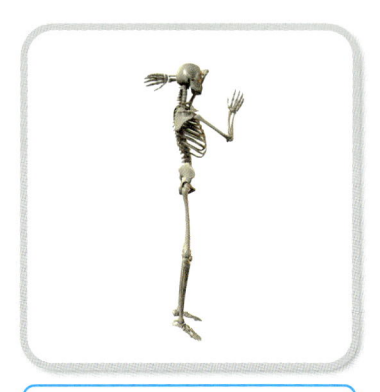

側臥位での標準的な骨盤の傾き（腰椎部の伸展具合）

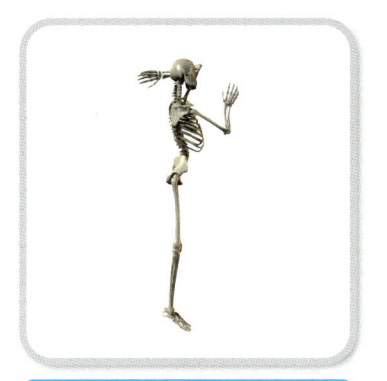

側臥位での骨盤前傾が大きい（＝腰椎部伸展が大きい）例

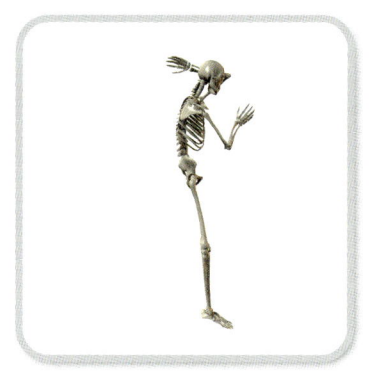

側臥位での骨盤前傾が小さい（骨盤後傾）（＝腰椎部伸展が少ない、腰椎部屈曲位）例

8 骨盤の傾き具合、胸椎部の後弯具合のチェック法

「脊柱の配列」や「骨盤の傾き具合」を判断する目を養うために、大まかではありますが役に立つチェック法を紹介します。

矢状面の骨配列（前後のバランス）をみる目安

　ヒトは「直立二足歩行」の動物です。「動き」や「姿勢」を探求していくにあたって基本となるのが「立位姿勢」です。

　「立位姿勢」の"中心"に位置するのが「骨盤」「脊柱」です。これから「動き」や「姿勢」への理解を深めていくためには、「骨盤の傾き具合」や「脊柱の配列」をみる目を養う練習が必要です。

　しかし、練習するにしても「参考になる手がかりも何もない」状態では、お手上げです。

　そこで、「骨盤の傾き具合」と「脊柱の配列」をチェックする方法を紹介します（ここでは「胸椎部の後弯具合」も判断する目安をお伝えします）。

方法

①クライアントに、壁から30〜50cm程度離れたところで、壁に背を向け、リラックスして立ってもらいます。

②後ろ向きのまま、ゆっくりと5cmくらいずつ壁のほうへ後ずさってもらい、身体の一部が壁についたらストップします。この時、なるべくはじめの「立位姿勢」を変えないで進んでもらいます。はじめの「立位姿勢」から大きく変化していないか、パートナーはチェックしておきます。

③身体のどこの部分がはじめに壁についたかチェックします。(1)お尻、(2)背中(腰部)、(3)お尻と背中がほぼ同時、の大きく3つに分けて考えます。

④その後、お尻と背中をゆっくりと壁につけ、パートナーは腰椎部と壁の間の隙間に手を入れて、隙間の大きさをチェックします。

Chapter 1　筋と「動き」「姿勢（骨の配列）」のとらえ方

> 判断の目安

③と④のチェック結果の組み合わせで、骨盤の前傾具合が「標準」「大きい」「小さい（骨盤後傾）」のいずれであるかを判断します。

● Ⅰ．骨盤の前傾具合：標準型

③のチェックで、お尻と背中がほぼ同時に壁につき、④のチェックでは、腰椎部と壁の隙間に手を入れると、「腰部や壁に手が触れながらやっと手が通るくらい」という感じであれば、骨盤の前傾具合は「標準型」と考える目安とします。

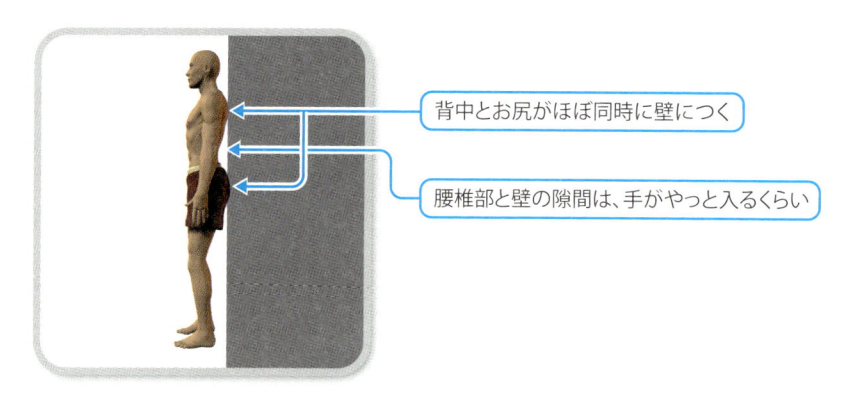

- 背中とお尻がほぼ同時に壁につく
- 腰椎部と壁の隙間は、手がやっと入るくらい

● Ⅱ．骨盤の前傾具合：大きい型

③のチェックでは、お尻が先に壁につきます。④のチェックでは、腰椎部と壁の隙間が大きく、手を入れると、「腰部や壁に手があまり触れないで、スコスコ通る」という感じになります。

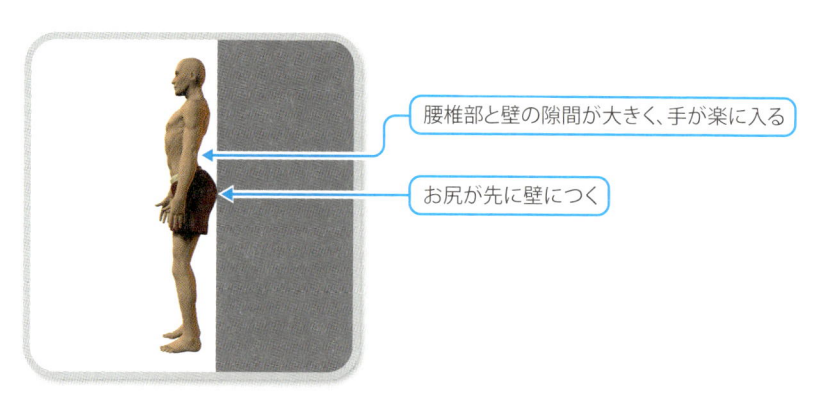

- 腰椎部と壁の隙間が大きく、手が楽に入る
- お尻が先に壁につく

● 骨盤の前傾具合：前傾・小さい型（後傾ぎみ）

③のチェックでは、背中（腰部）が先に壁につきます。④のチェックでは、腰椎部と壁の隙間があまりなく、手が通らないという感じになります。

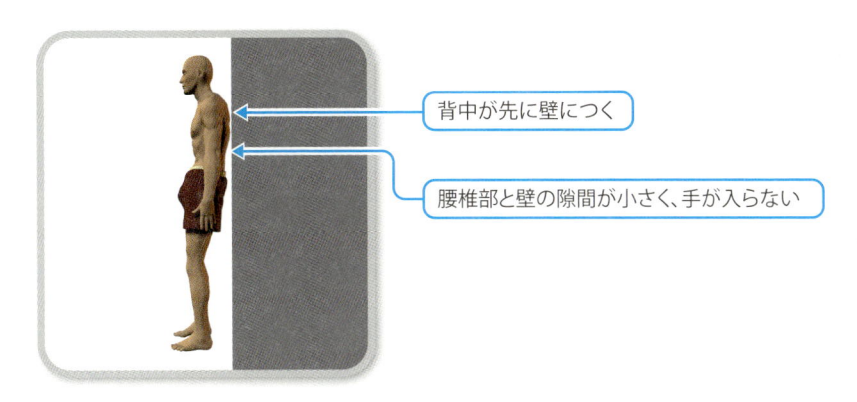

- 背中が先に壁につく
- 腰椎部と壁の隙間が小さく、手が入らない

● 胸椎部の後弯具合のチェック

上記④のチェックの後で、⑤後頭部と壁の間に隙間がないかチェックします。

⑤は、胸椎部の後弯具合をみるチェックです。胸椎部後端の垂線と後頭部との間に隙間があいていたら、胸椎部の後弯が大きすぎるかもしれない、と判断する目安になります。

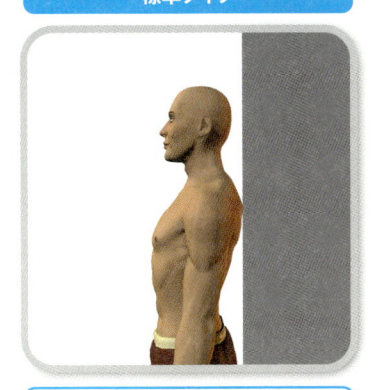

標準タイプ
後頭部と壁の間に隙間があまりない

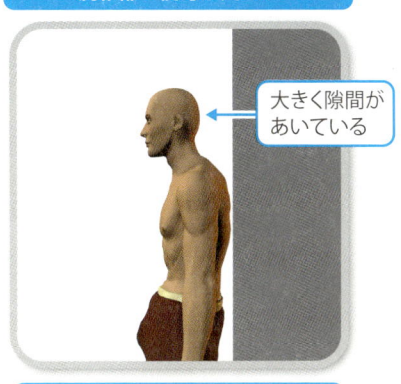

胸椎部の後弯が大きい
大きく隙間があいている
胸椎部の後弯が大きすぎるかもしれない、と判断する目安になる

前額面(前頭面)の骨配列(左右のバランス)をみる目安

骨盤が左右どちらかに傾けば、その影響は全身に及びます。身体を前後から見た時の左右の高さの違いをチェックしてみましょう。基本的には、次の①〜④の位置の高さが左右同じであることが基準です。

❶ 耳垂(耳たぶ)や乳様突起(うなじ横あたりの後頭骨の下端)
❷ 肩峰(肩さき)
❸ 腸骨稜(腰骨上端)
❹ 膝蓋骨(膝のお皿の上端)

▼ 骨盤左右の傾きが大きいタイプ

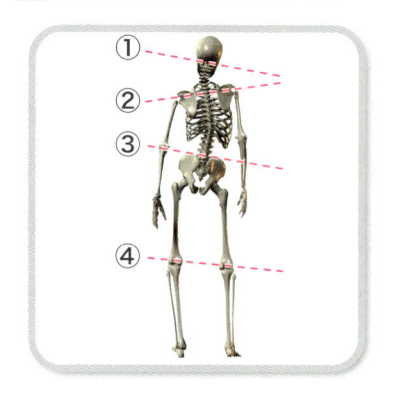

次に、背中の脊柱(椎骨の棘突起)の上を、中指で上から下へと何度も素早くなぞって、後ろから見たおおまかな脊柱の配列具合を調べましょう。

基本的には、後ろから見た脊柱の配列は、まっすぐに近いはずですが、様々なパターンがあります。次のページのパターンを参考にしてみてみましょう。

身体全体の左右の高さの違い、骨の配列の歪み具合、後ろから見た脊柱の配列具合を紙に書いてみましょう。「立位姿勢」をみる目を養うよい練習になります。

▼ 後ろから見た脊柱の配列具合（例）

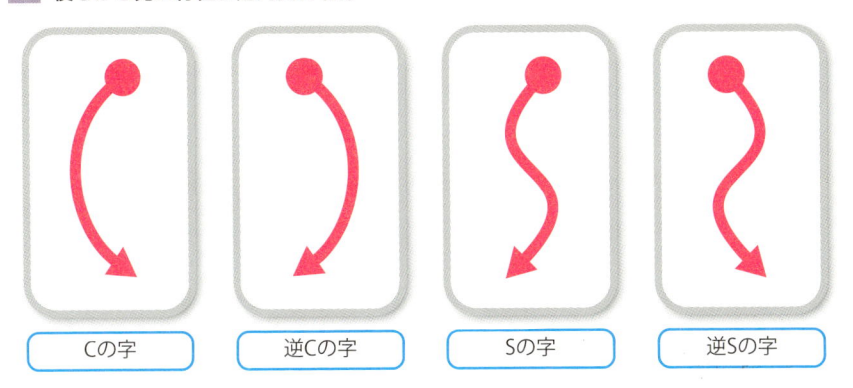

| Cの字 | 逆Cの字 | Sの字 | 逆Sの字 |

水平面の骨配列（ねじれ具合）をみる目安

　基本的には、膝蓋骨など下肢の部位は、左右対称の位置にあるはずです（左右で前後差はないはずです）。頭蓋骨、胸郭、骨盤は正面を向いているはずです。
　みるポイントとしては下記があります。身体の下部から順番にみていきましょう。

❶ 膝蓋骨（左右どちらが前に出ているか）
❷ 骨盤の向き（左右どちら方向へ向いているか）
❸ 胸郭の向き（左右どちら方向へ向いているか）
❹ 肩甲骨（肩峰）（左右どちらが前に出ているか）
❺ 頭蓋骨の向き（左右どちら方向へ向いているか）

　実際に身体全体の水平面での骨の配列のねじれ具合、バランスのとり方を判断するためには、どこか基準となる部位を決める必要があります。
　そのための方法を紹介します。

❶ クライアントに、何も意識せず自然に立ってもらい、その時の左右の足の前後差や、つま先の開き具合の違いなどを記録します。
❷ 次の図のように両足を腰幅くらいに開いて、左右対称にして立ってもらい、両つま先を結んだ線を基準にして身体各部位位置のねじれ具合をみていきます。

Chapter 1 筋と「動き」「姿勢（骨の配列）」のとらえ方

▼ 水平面の骨配列（ねじれ具合）の見方

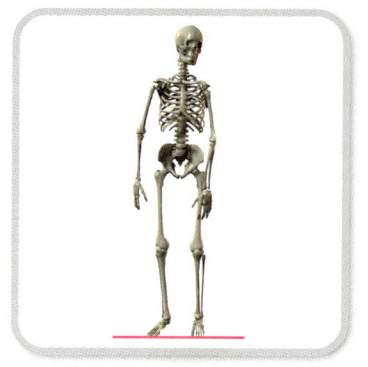

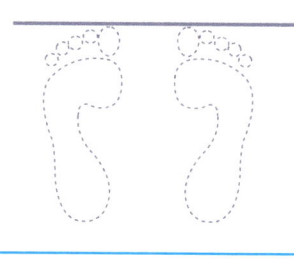

両足を腰幅くらいに開き、左右対称にして立ってもらい、両つま先を結んだ線を基準にする

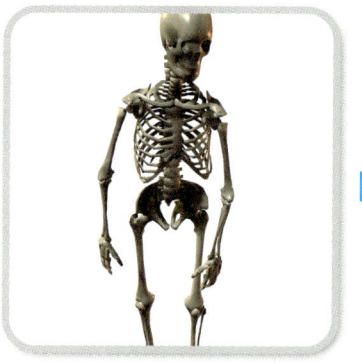

水平面の骨配列（ねじれ具合）

① 膝蓋骨は左の膝蓋骨の位置のほうが右の膝蓋骨の位置よりも前に出ている。
② 骨盤は左の方向を向いている（骨盤の右側が前に出ている）。
③ 左の肩甲骨が右の肩甲骨より前に出ている。
④ 頭蓋骨は左の方向を向いている（頭蓋骨の右側が前に出ている）。
……など。

　「解剖学的運動器系左右対称の原則」と言って、解剖学的には筋系、骨格系（筋系と骨格系を合わせて「運動器系」と言います）は左右対称である、という原則があります。ですから、これが、前額面（前頭面）の骨配列（左右のバランス）、水平面の骨配列（ねじれ具合）をみる目安となります。

　ただし、長年たくさんの方の「立位姿勢（骨配列）チェック」を行ってきましたが、左右対称の方には出会ったことがありません。実際は骨盤の左右の傾き具合のアンバランスや骨の配列のねじれなど"左右非対称"の中で全体としてバランスをとって立っているのがヒトのようです。

　骨の配列のズレ方・歪み方、全体のバランスのとり方は十人十色です。

　身体運動指導者は一人ひとり違う骨の配列のズレ方・歪み方、バランスのとり方を見極めることができるようになるのが理想です。

まずは、自分の主観でよいので、身体の左右のバランスが大きく違うと感じた人を、「骨盤左右の傾き・大きいタイプ」、身体の骨の配列のねじれ具合が大きいと感じた人を「骨盤位置のねじれ・大きいタイプ」としてみましょう。

> **プラスαの知識**
> ## 脊柱（椎骨の配列）と腰部への負担
>
> 脊柱（椎骨の配列）が標準の形と違ってくると、腰部にどんな負担がかかるのでしょうか？
> 例えば、骨盤前傾が小さい（腰椎部屈曲位）姿勢では、椎骨と椎骨の間にある椎間板に過度の負担がかかることが知られています。この姿勢でスクワットをしたり、重いものを持ち上げたりすることは危険です。この姿勢が定着してしまうと、脊柱を後部で支える靭帯などもいつも伸ばされた状態が続くことになるので、負担がかかってしまいます。
> また、骨盤前傾が大きい（腰椎部伸展位）姿勢では、腰部が反りすぎてしまうので、椎間関節や棘突起など椎骨の後部に過度の負担がかかりやすくなってしまいます。
> 骨盤左右の傾きが大きいタイプ、骨盤位置のねじれが大きいタイプも習慣化すると脊髄神経を圧迫したり、脊柱周辺の特定部位（関節部、靭帯、筋など）に負担がかかってきます。腰部は反りすぎても、丸まりすぎても、左右に傾きすぎても、ねじれすぎてもいけないということです。
> ヒトの身体は連動しているので、身体の中心である脊柱（椎骨の配列）が標準の形と違ってくると、肩部、頸部、膝部、足部……と、身体の末端まで影響を及ぼします。
> 今、身体の不調を訴えている人の脊柱（椎骨の配列）が、標準の形とどのように違うかがみえてくると、不調箇所になぜ負担がかかりやすくなっているかみえてきます。みる目を養うことが大切です。

Chapter 1-9 骨盤につく30の筋＋α

運動指導者が、まず押さえておきたい、身体の"中心"である骨盤につく筋は次のとおりです。第2章以降では、これらの筋について確認していきます。

筋の知識を学ぶ第1ステップは「骨盤につく筋」

人体には、600を超える筋があります。これだけたくさんの筋があるわけですから、これから運動指導者・トレーナーを目指す皆さんやレベルアップを目指す方々が短期間で、効率よく、運動指導に必要な筋の知識を学んでいくためには、その"道すじ"と"全体像"を明確にすることがとても大切であると感じます。

そこで、今まで教育現場に携わってきた経験から、安全で効果的な運動指導を行うための基礎づくりとして、次のステップ順に、筋の知識を確認することをおススメしています。

- 第1ステップ：骨盤につく筋
- 第2ステップ：上肢帯につく筋
- 第3ステップ：上腕の筋
- 第4ステップ：下腿の筋

本書で扱っているのは、第1ステップの「骨盤につく筋」です。第2章以降、詳しく解説していきます。

安全で効果的な運動指導のために、まず押さえておきたい「骨盤につく筋」は全部で30個＋α（短背筋群）です。

これらは、「身体の中心」である脊柱、骨盤の配列に直接的に関係し、体幹部や股関節を動かす筋です。

	筋名	補足
1	腹直筋(ふくちょくきん)	
2	外腹斜筋(がいふくしゃきん)	
3	内腹斜筋(ないふくしゃきん)	
4	腹横筋(ふくおうきん)	
5	腰方形筋(ようほうけいきん)	
6	脊柱起立筋(せきちゅうきりつきん)	※脊柱起立筋＝(腸肋筋、最長筋、棘筋)
7	大腰筋(だいようきん)	
8	小腰筋(しょうようきん)	※(大腰筋、腸骨筋、小腰筋)＝腸腰筋
9	腸骨筋(ちょうこつきん)	
10	大殿筋(だいでんきん)	
11	縫工筋(ほうこうきん)	
12	大腿直筋(だいたいちょくきん)	※(大腿直筋、外側広筋、中間広筋、内側広筋)＝大腿四頭筋
13	大腿二頭筋(だいたいにとうきん)	※(大腿二頭筋、半腱様筋、半膜様筋)＝ハムストリングス
14	半腱様筋(はんけんようきん)	
15	半膜様筋(はんまくようきん)	
16	中殿筋(ちゅうでんきん)	
17	小殿筋(しょうでんきん)	
18	大腿筋膜張筋(だいたいきんまくちょうきん)	※腸脛靭帯へ合流、脛骨へ(大殿筋も腸脛靭帯へ合流)
19	恥骨筋(ちこつきん)	※(恥骨筋、長内転筋、短内転筋、大内転筋、薄筋)＝大腿内転筋群
20	短内転筋(たんないてんきん)	
21	長内転筋(ちょうないてんきん)	
22	大内転筋(だいないてんきん)	
23	薄筋(はっきん)	
24	梨状筋(りじょうきん)	※(梨状筋、上双子筋、下双子筋、内閉鎖筋、外閉鎖筋、大腿方形筋)＝深層外旋六筋
25	上双子筋(じょうそうしきん)	
26	下双子筋(かそうしきん)	
27	外閉鎖筋(がいへいさきん)	
28	内閉鎖筋(ないへいさきん)	
29	大腿方形筋(だいたいほうけいきん)	
30	広背筋(こうはいきん)	
＋α	短背筋群(たんはいきんぐん)	

Column コラム 「身体の中心を決める」ことの大切さ

椅子に座って骨盤を後傾させると、背中の丸まりが大きくなり、上肢帯が外転（肩甲骨が脊柱から遠ざかる）してきます。さらに、頭が前に出て、頸椎部の前弯は少なくなり、"ストレートネック"と呼ばれる状態になりやすくなります。

頸椎の際からは頸部や上肢の筋、皮膚へ伸びている頸神経が出ていますから、頸椎部・骨配列の変化が習慣化すると、頸部や上肢の不調につながるかもしれません。

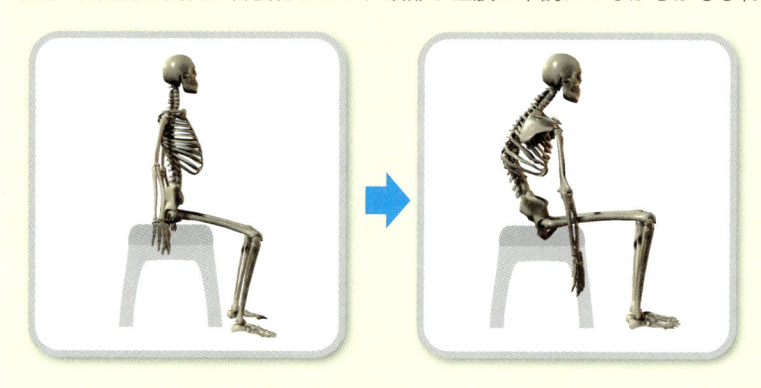

また、骨盤の前傾が小さい（骨盤後傾）・腰丸まり姿勢が習慣化してしまった人が立位で膝の曲げ伸ばしを行うと、図のようにつま先から膝が大きく前に出てしまいます。この形は膝に負担がかかる動作であることが知られています。

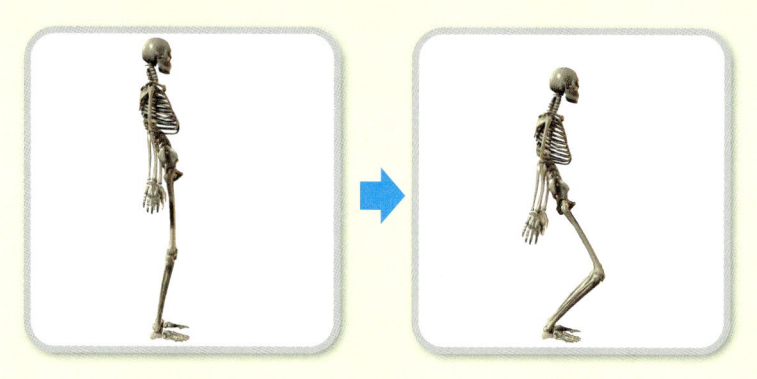

ヒトの身体は連動で成り立っていますから、身体の中心である"骨盤"の傾き具合やポジションの変化は、身体の末端へも影響を及ぼします。

このようにみてくると、「身体の中心を決める」ことの大切さを感じます。

2

腹直筋と脊柱起立筋
~体幹部の屈曲・伸展に作用する筋~

第2章からはいよいよ、各筋肉に関係する「動きと姿勢」の探求を開始します。手始めに「体幹部の屈曲と伸展」に作用する筋の主働筋である腹直筋（ふくちょくきん）と脊柱起立筋（せきちゅうきりつきん）からみていきましょう。

腹部や背部は多層構造になっていて、「体幹部の屈曲・伸展」に関する姿勢・動きには、腹直筋、脊柱起立筋より下の層にある筋も関係してきますが、それらの筋については、第7章で取り上げます。

- ●「体幹部の屈曲」に作用する筋
  - 主働筋　腹直筋（ふくちょくきん）
  - 補助動筋　外腹斜筋（がいふくしゃきん）、内腹斜筋（ないふくしゃきん）
- ●「体幹部の伸展」に作用する筋
  - 主働筋　脊柱起立筋（せきちゅうきりつきん）
  - 補助動筋　短背筋群（たんはいきんぐん）※

※短背筋群については、第7章で解説します。

1 腹直筋の起始部・停止部と作用

まず、腹直筋はどこの骨からどこの骨へついているのか確認してみましょう。

起始部と停止部の確認

腹部の筋は多層構造になっていますが、その表層にあるのが腹直筋です。

他の腹部の筋については、後ほど詳しく取り上げますので、ここでは腹直筋について、どこの骨からどこの骨へついているのか確認していきましょう。

起始部 恥骨（骨盤）

停止部 肋軟骨（胸郭）

▼ 腹直筋の起始部と停止部

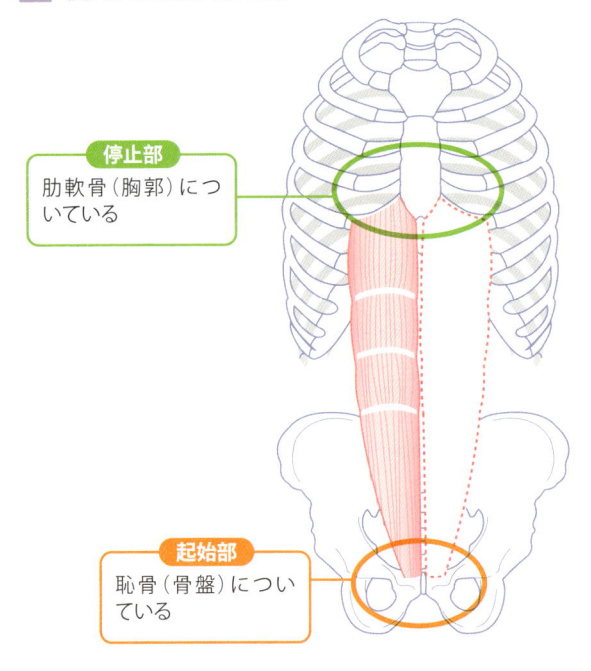

停止部 肋軟骨（胸郭）についている

起始部 恥骨（骨盤）についている

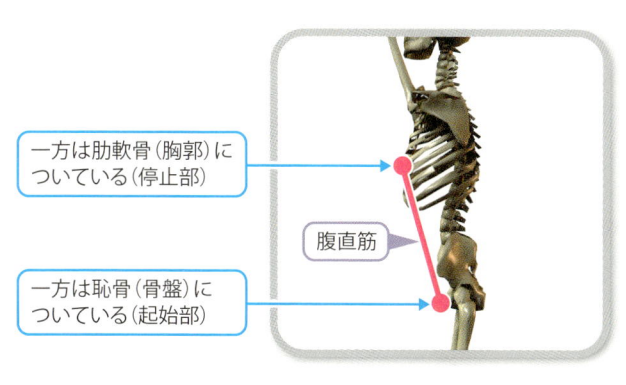

2-1 腹直筋の起始部・停止部と作用

一方は肋軟骨（胸郭）に
ついている（停止部）

腹直筋

一方は恥骨（骨盤）に
ついている（起始部）

※体幹部が見やすいように、
　上腕骨から先は上に上げ
　ています（以下同）。

作用の確認

　筋は収縮すると短くなる、つまり「起始部」と「停止部」の距離が短くなります。言い換えると、筋が収縮すると、筋の両端についている骨と骨が近づく運動が起こるということです。

　筋が収縮した時に生じる運動を「筋の作用」または「筋の機能」と言います。

　ここでは、説明しやすいように「起始部」をA、「停止部」をBとして、腹直筋の作用を確認していきましょう。

　A（起始部）の位置はそのままで、腹直筋が収縮すると、B（停止部）がA（起始部）に近づき、A—Bの距離が短くなります。つまり、腹直筋がついている骨盤（恥骨）と胸郭（肋軟骨）が近づき、「**体幹部の屈曲**」が起こります。

▼ 体幹部の屈曲

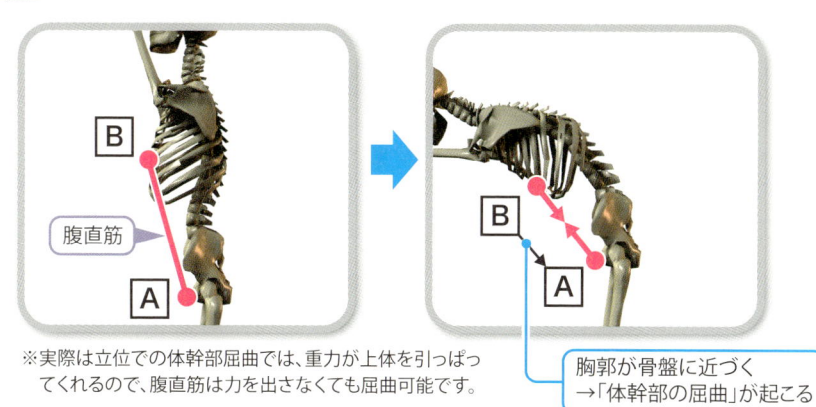

腹直筋

※実際は立位での体幹部屈曲では、重力が上体を引っぱってくれるので、腹直筋は力を出さなくても屈曲可能です。

胸郭が骨盤に近づく
→「体幹部の屈曲」が起こる

Chapter **2** 腹直筋と脊柱起立筋 〜体幹部の屈曲・伸展に作用する筋〜

● 次のような形も考えてみましょう

　B（停止部）の位置はそのままで、腹直筋が収縮すると、A（起始部）がB（停止部）に近づきます。これも「体幹部屈曲」ですが、「骨盤の後傾」という言い方もできます。

▼ 体幹部の屈曲（骨盤の後傾）

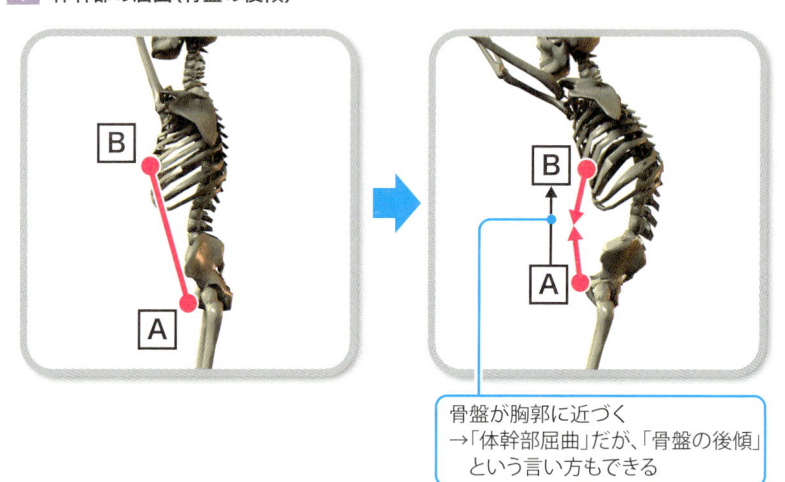

骨盤が胸郭に近づく
→「体幹部屈曲」だが、「骨盤の後傾」
　という言い方もできる

● その他の作用

　腹直筋の片側だけが収縮すると「体幹部側屈」運動を補助します。

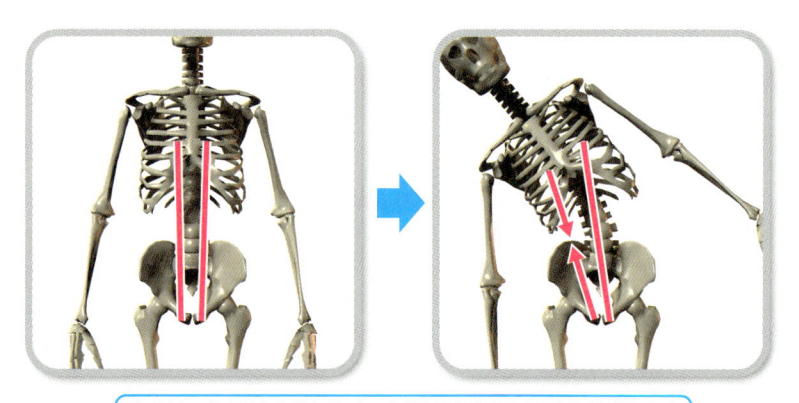

腹直筋の片側だけが収縮すると「体幹部側屈」運動を補助します

2-1 腹直筋の起始部・停止部と作用

まとめ

	起始部	停止部	主な作用	支配神経
腹直筋	恥骨、恥骨結合	第5〜第7肋軟骨など	【両側】 体幹部（胸腰部）の屈曲（前屈） 骨盤の後傾 【片側】 体幹部（胸腰部）の側屈	肋間神経 T7〜T12

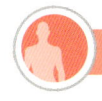

トレーニング
腹直筋がたくさん働く「動き」の例

● 体幹部屈曲（1）

胸郭（肋軟骨）（腹直筋の「停止部」）が、骨盤（恥骨）（腹直筋の「起始部」）に近づく動き（例）

トランクカール、シットアップなど

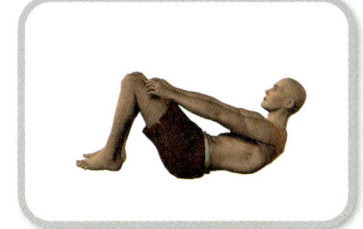

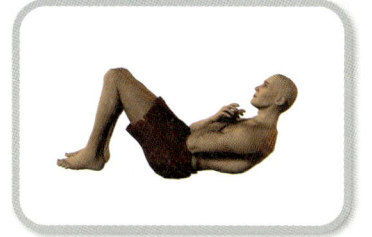

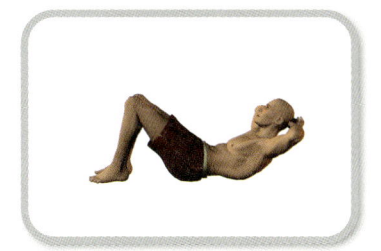

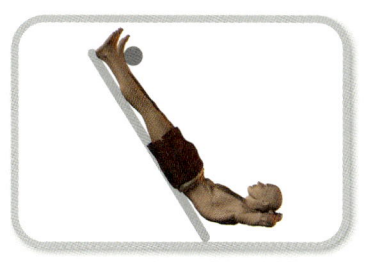

すべて胸郭が骨盤に近づく動きです（腹直筋の上部にたくさん負荷がかかるとされています）。

体幹部屈曲が十分にできない人は、腹直筋がうまく機能していない、筋力低下があるかもしれません。体幹部屈曲に上手に負荷を与えると、その人の腹直筋の機能低下、筋力低下をチェックすることができます。

● **体幹部屈曲（2）**
骨盤（恥骨）（腹直筋の「起始部」）が、胸郭（肋軟骨）（腹直筋の「停止部」）に近づく動き（例）

> レッグレイズなど

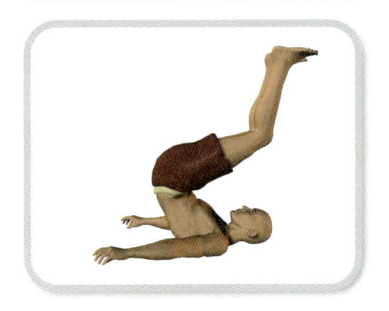

　骨盤が胸郭に近づく動きに負荷がかかっています（腹直筋の下部にたくさん負荷がかかるとされています）。
　これらの腹直筋の「起始部」と「停止部」の距離が短くなる（収縮する）動きに、自体重やウエイト、チューブなどで負荷をかけると、腹直筋の「筋力トレーニング」になります。

Chapter 2 脊柱起立筋の起始部・停止部と作用

脊柱起立筋は、腹直筋と反対の働きをする筋です。どこの骨からどこの骨へついているのか確認してみましょう。

起始部と停止部の確認

背部の筋も多層構造になっていますが、ここでは脊柱起立筋について確認していきます。

脊柱起立筋は、外側の柱である腸肋筋、中間の柱である最長筋、内側の柱である棘筋という3つの筋の総称です。

起始部 仙椎、腰椎、第11～12胸椎棘突起、腸骨稜

停止部 腰椎、肋骨角、頸椎、胸椎、乳様突起、後頭骨

▼ 脊柱起立筋の起始部と停止部

停止部
腰椎・肋骨角・頸椎・胸椎・乳様突起・後頭骨についている

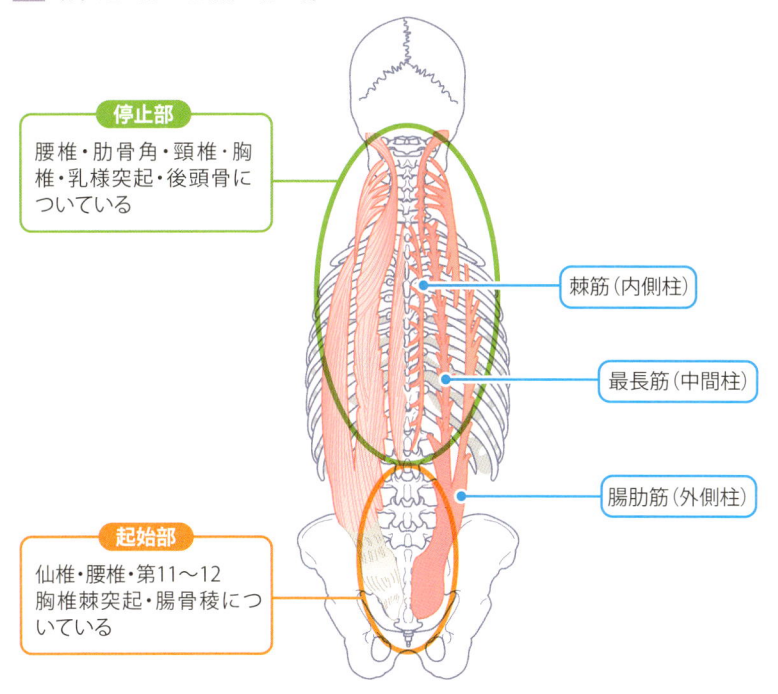

- 棘筋（内側柱）
- 最長筋（中間柱）
- 腸肋筋（外側柱）

起始部
仙椎・腰椎・第11～12胸椎棘突起・腸骨稜についている

Chapter **2** 腹直筋と脊柱起立筋　〜体幹部の屈曲・伸展に作用する筋〜

一方は腰椎・肋骨角・頸椎・胸椎・乳様突起・後頭骨についている（停止部）

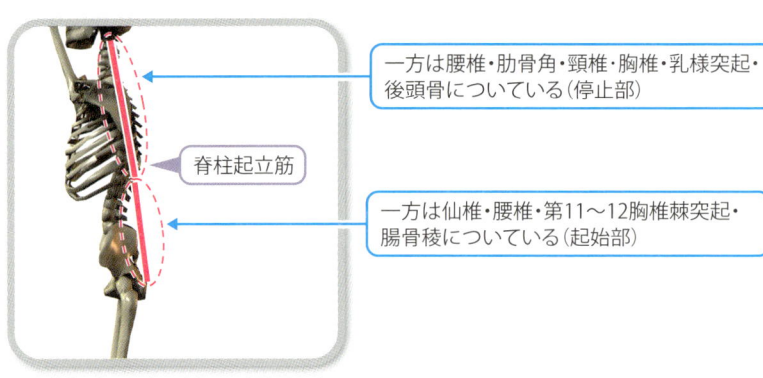

脊柱起立筋

一方は仙椎・腰椎・第11〜12胸椎棘突起・腸骨稜についている（起始部）

※体幹部が見やすいように、上腕骨から先は上に上げています（以下同）。

作用の確認

　それでは、説明しやすいように「起始部」をA、「停止部」をBとして、脊柱起立筋の作用を確認してみましょう。

　脊柱起立筋が収縮すると、A（起始部）とB（停止部）の距離が短くなります。言い換えれば、A（起始部）とB（停止部）が近づくということです。これが「**体幹部の伸展**」です。

▼ 体幹部の伸展

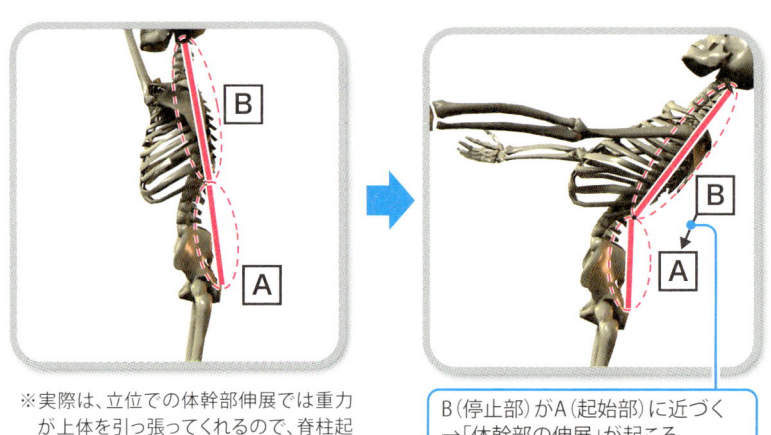

※実際は、立位での体幹部伸展では重力が上体を引っ張ってくれるので、脊柱起立筋は力を出さなくても伸展可能です。

B（停止部）がA（起始部）に近づく
→「体幹部の伸展」が起こる

● 次のような形も考えてみましょう

B（停止部）の位置はそのままで脊柱起立筋が収縮すると、A（起始部）がB（停止部）に近づきます。「**体幹部伸展**」ですが、「**骨盤の前傾**」という言い方もできます。

▼ 体幹部伸展（骨盤の前傾）

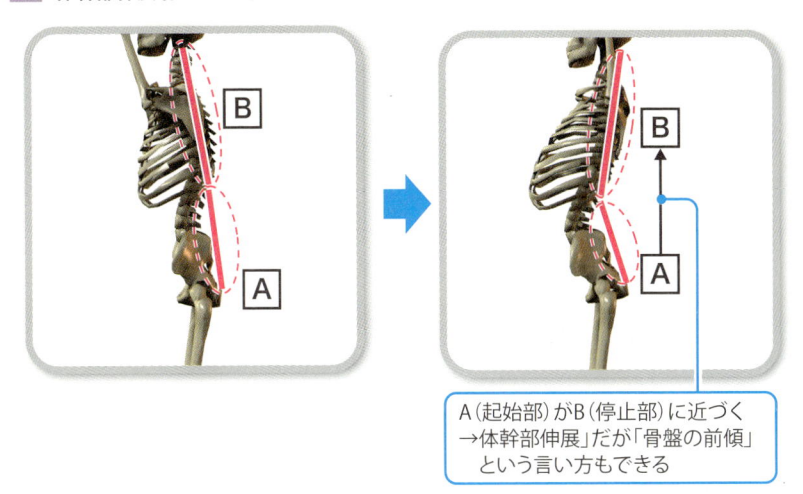

A（起始部）がB（停止部）に近づく
→体幹部伸展」だが「骨盤の前傾」という言い方もできる

● その他の作用

脊柱起立筋の片側だけが収縮すると、同じ側へ「**頸部・体幹部側屈（同側側屈）**」「**頸部・体幹部回旋（同側回旋）**」運動が起こります（※同側回旋については、第7章で解説します）。

▼ 同側側屈

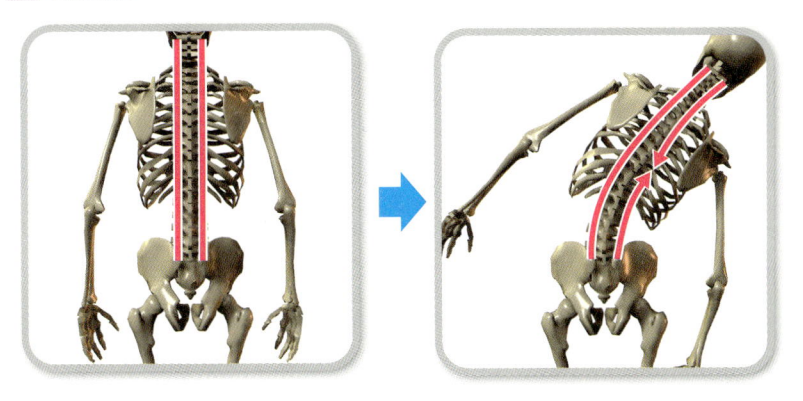

Chapter 2 腹直筋と脊柱起立筋　～体幹部の屈曲・伸展に作用する筋～

▼ 同側回旋

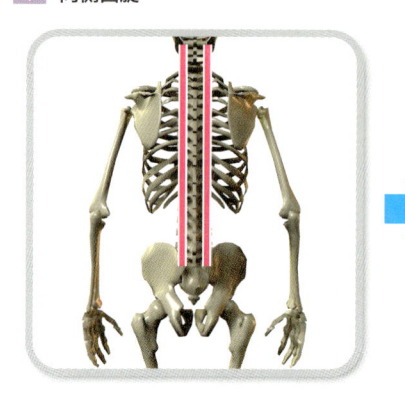

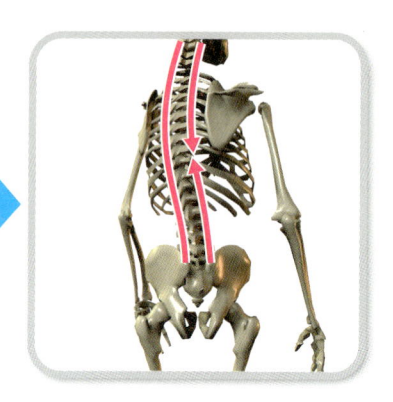

まとめ

	起始部	停止部	主な作用	支配神経
脊柱起立筋	仙椎、腰椎、第11～12胸椎棘突起、腸骨稜	腰椎、肋骨角、頸椎、胸椎、乳様突起、後頭骨	【両側】 頸部、体幹部(胸腰部)の伸展(後屈) 骨盤の前傾 【片側】 頸部、体幹部(胸腰部)の同側側屈、同側回旋	脊髄神経後枝、頸・胸神経 C2～T6

脊柱起立筋がたくさん働く「動き」の例

●体幹部伸展（1）

脊柱起立筋の「起始部」に「停止部」が近づく動き（例）

バックエクステンション

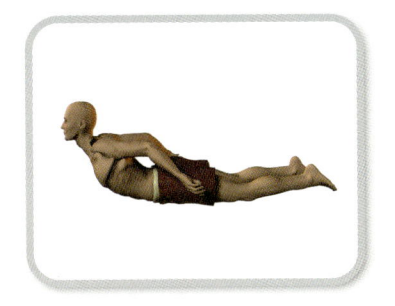

●体幹部屈曲（2）

脊柱起立筋の「停止部」に「起始部」が近づく動き（例）

四つ這い位で腰を反らす　　　**伏臥位で腰を反らす**

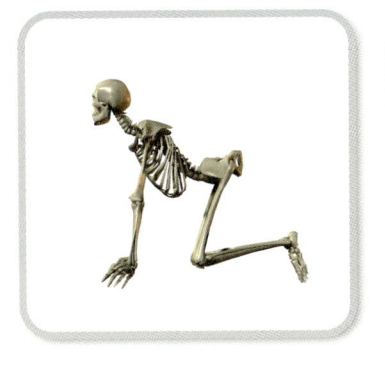

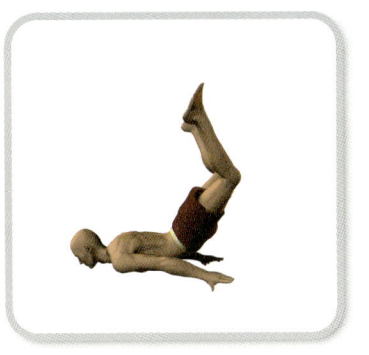

　これらの脊柱起立筋の「起始部」と「停止部」の距離が短くなる（収縮する）動きに、自体重やウエイト、チューブなどで負荷をかけると脊柱起立筋の「筋力トレーニング」になります。

Chapter 2 - 3 体幹部屈曲―伸展の動きでみる「腹直筋と脊柱起立筋の筋コンディション」

ここでは、「体幹部屈曲―伸展の動き」と、「腹直筋と脊柱起立筋の筋コンディション」について考えてみましょう。

体幹部屈曲の運動と腹直筋・脊柱起立筋の関係

「筋コンディション」とは、本書では簡単に「筋緊張があるかないか（柔軟性の低下があるかないか）」と「筋力低下があるかないか」の2点と考えます。

腹直筋と脊柱起立筋は、体幹部の運動においてちょうど反対の働きをする拮抗の関係になっています。

体幹部屈曲の運動では、腹直筋が収縮する（「起始部」と「停止部」の距離が短くなる）と同時に、脊柱起立筋が弛緩します（「起始部」と「停止部」の距離が長くなります）。

つまり、腹直筋の「起始部」と「停止部」の距離が短くなれば、脊柱起立筋の「起始部」と「停止部」の距離が長くなります。

▼ 体幹部・屈曲（胴体の前曲げ）動作

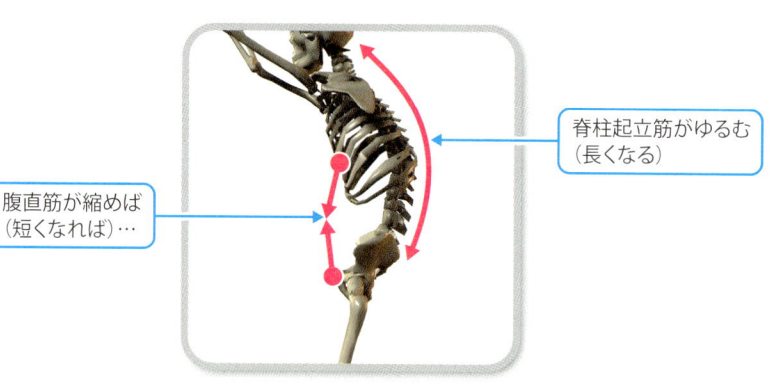

腹直筋が縮めば（短くなれば）…

脊柱起立筋がゆるむ（長くなる）

体幹部屈曲の動きが十分でないケース

体幹部屈曲の動きを十分に行うためには、「腹直筋が十分に縮む（短くなる）＝腹直筋の筋力」と、「脊柱起立筋が十分にゆるむ（長くなる）＝脊柱起立筋の柔軟性」が必要です。

したがって、体幹部屈曲の動きが十分にできない人については、下記の2点が推測されます（2点とも当てはまる場合もあります）。

❶ 腹直筋の筋力低下があるかもしれない。
❷ 脊柱起立筋の柔軟性低下があるかもしれない。

体幹部伸展の動きと腹直筋・脊柱起立筋の関係

同じように、体幹部伸展の運動では脊柱起立筋が収縮する（「起始部」と「停止部」の距離が短くなる）と同時に、腹直筋が弛緩します（「起始部」と「停止部」の距離が長くなります）。

つまり、脊柱起立筋の「起始部」と「停止部」の距離が短くなれば、腹直筋の「起始部」と「停止部」の距離が長くなります。

▼ 体幹部・伸展（胴体の反らし）動作

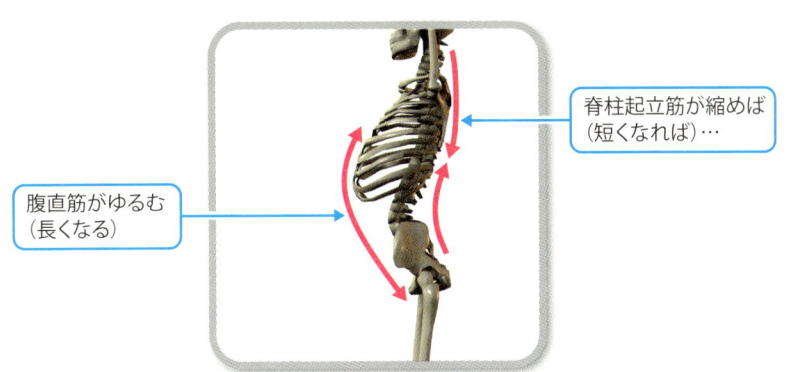

腹直筋がゆるむ（長くなる）

脊柱起立筋が縮めば（短くなれば）…

体幹部伸展の動きが十分でないケース

体幹部伸展の動きを十分に行うためには、「脊柱起立筋が十分に縮む（短くなる）＝脊柱起立筋の筋力」と、「腹直筋が十分にゆるむ（長くなる）＝腹直筋の柔軟性」が必要です。

したがって、体幹部伸展の動きが十分にできない人については、下記の2点が推測されます（2点とも当てはまる場合もあります）。

❶ 脊柱起立筋の筋力低下があるかもしれない。
❷ 腹直筋の柔軟性低下があるかもしれない。

まとめ

- 体幹部屈曲では
  → 腹直筋：収縮（「起始部」と「停止部」の距離が短くなる）、脊柱起立筋：弛緩（「起始部」と「停止部」の距離が長くなる）。

- 体幹部屈曲の動きが十分でない
  → 腹直筋の筋力低下、または脊柱起立筋の柔軟性低下の可能性がある（両方とも当てはまる場合もある）。

- 体幹部伸展では
  → 脊柱起立筋：収縮（「起始部」と「停止部」の距離が短くなる）、腹直筋：弛緩（「起始部」と「停止部」の距離が長くなる）。

- 体幹部伸展の動きが十分でない
  → 脊柱起立筋の筋力低下、または腹直筋の柔軟性低下の可能性がある（両方とも当てはまる場合もある）。

Chapter 2 — 4 立位姿勢（骨盤の前傾具合）でみる「腹直筋と脊柱起立筋の筋コンディション」

ここでは、立位姿勢（骨盤の前傾具合）と「腹直筋と脊柱起立筋の筋コンディション」について考えてみましょう。

骨盤の前傾具合と「筋コンディション」の関係

まず、「姿勢（骨の配列）」と「筋コンディション」の関係については、次のように考えられます。

❶ その筋の「起始部」と「停止部」の距離が本来より短い場合
　→筋が硬くなっている（緊張している、柔軟性が低下している）可能性がある（硬くなりやすい）。

❷ その筋の「起始部」と「停止部」の距離が本来より長い場合（短くなって力を発揮する短縮性収縮の逆で、筋が伸びたような状態）
　→筋力低下の可能性がある（筋力低下しやすい）。

したがって、「骨盤前傾の具合が小さい（骨盤後傾）、腰が丸まった姿勢」の場合、腹直筋と脊柱起立筋の筋コンディションについては次のように言えます。

❶ 標準的な立位姿勢に比べて、腹直筋の「起始部」「停止部」の距離が短い
　→腹直筋が、本来より短くなっている・縮んでいる・硬くなっている。

❷ 標準的な立位姿勢に比べて、脊柱起立筋の「起始部」「停止部」の距離が長い
　→脊柱起立筋が、本来より長くなっている・伸びている・ゆるんでいる。

逆に、骨盤の前傾が大きく、腰が反りすぎている姿勢の場合、下記のことが言えます。

Chapter 2 腹直筋と脊柱起立筋 〜体幹部の屈曲・伸展に作用する筋〜

❶ 標準的な立位姿勢に比べて、脊柱起立筋の「起始部」「停止部」の距離が短い
→脊柱起立筋が、本来より短くなっている・縮んでいる・硬くなっている。

❷ 標準的な立位姿勢に比べて、腹直筋の「起始部」「停止部」の距離が長い
→腹直筋が本来より長くなっている・伸びている・ゆるんでいる。

▼ 「骨盤前傾が小さい（骨盤後傾）型・腰丸まり姿勢」と「骨盤前傾が大きい型・腰反りすぎ姿勢」

標準的な立位姿勢

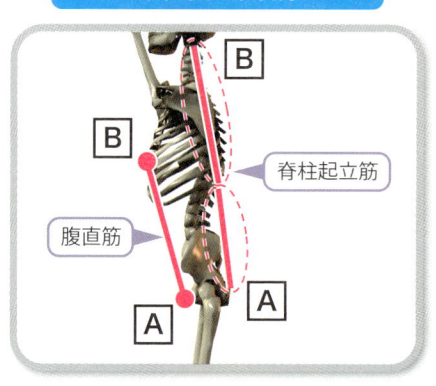

骨盤前傾が小さい（骨盤後傾）型・腰丸まり姿勢

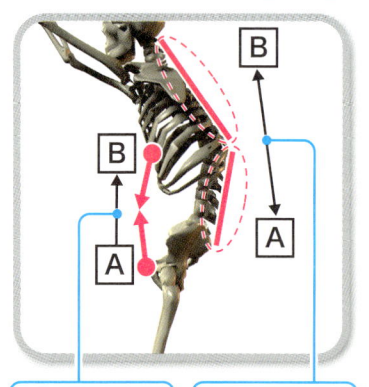

- 標準的な立位姿勢に比べて腹直筋の「起始部」「停止部」の距離が短い
- 標準的な立位姿勢に比べて脊柱起立筋の「起始部」「停止部」の距離が長い

骨盤前傾が大きい型・腰反りすぎ姿勢

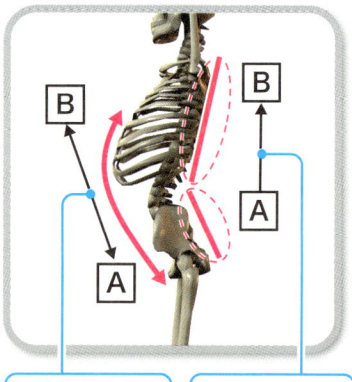

- 標準的な立位姿勢に比べて腹直筋の「起始部」「停止部」の距離が長い
- 標準的な立位姿勢に比べて脊柱起立筋の「起始部」「停止部」の距離が短い

2-4 立位姿勢（骨盤の前傾具合）でみる「腹直筋と脊柱起立筋の筋コンディション」

運動指導に活かす"学び方"のヒント
立位姿勢と腹直筋・脊柱起立筋

「標準の形」と比べ、骨盤の前傾具合が大きすぎる、もしくは小さすぎる人に対しての考え方です。

立位姿勢では、骨盤を横から見ると、やや前傾しているのが、元々の標準の形です。骨盤の前傾具合が大きすぎたり小さすぎたりして「元々の標準の形」と違ってくると、腰部などに負担がかかってきます。

また、「姿勢（骨の配列）」と「筋コンディション」の関係については、次のように考えられます。

- その筋の「起始部」と「停止部」の距離が本来より短い
  → 筋が硬くなっている（緊張している、柔軟性が低下している）可能性がある（硬くなりやすい）。

- その筋の「起始部」と「停止部」の距離が本来より長い（短くなって力を発揮する短縮性収縮の逆で、筋が伸びたような状態）
  → 筋力低下の可能性がある（筋力低下しやすい）。

以上を踏まえて、「骨盤前傾が小さい（骨盤後傾）型・腰丸まり姿勢」で例えば腰痛の人に対し、どういう運動指導を考えればよいでしょうか。

❶ 骨盤の前傾が小さすぎて、腰に負担がかかっているかもしれない。
  → もともとの「骨盤やや前傾」姿勢に近づける

❷ 腹直筋に柔軟性の低下があるかもしれない。
  → 腹直筋の柔軟性を高めるエクササイズ（ストレッチングなど）

❸ 脊柱起立筋の筋力低下があるかもしれない。
  → 脊柱起立筋の筋トレ

腹直筋の柔軟性を高め、脊柱起立筋の筋力を高めることによって、骨盤の前後の引っ張り具合（基礎張力）を変えることができます。すると骨盤の前傾具合が改善しやすくなり、腰への負担が軽減し、結果として腰

痛が改善に向かうと考えられます。

逆に、「骨盤の前傾が大きく、腰が反りすぎている姿勢」の場合は、下記のように考えられます。

❶ 骨盤の前傾が大きすぎて、腰に負担がかかっているかもしれない。
→ もともとの「骨盤やや前傾」姿勢に近づける

❷ 脊柱起立筋に柔軟性の低下があるかもしれない。
→ 脊柱起立筋の柔軟性を高めるエクササイズ(ストレッチングなど)

❸ 腹直筋の筋力低下があるかもしれない。
→ 腹直筋の筋トレ

今度は逆に、脊柱起立筋の柔軟性を高め、腹直筋の筋力を高めることによって、骨盤の前後の引っ張り具合(基礎張力)を変えることができます。すると骨盤の前傾具合が改善しやすくなり、腰への負担が軽減し、結果として腰痛が改善に向かうと考えられます。

ただし、「姿勢(骨の配列)」と「筋コンディション」の関係については、骨の配列(姿勢)がまず変わり、筋がそれに適応するように硬くなったり筋力低下を起こす場合と、筋が硬くなったり筋力が低下した結果、骨の配列(姿勢)が変わってくる場合など、いろいろなケースがあります。

Chapter 2 - 5 腹直筋、脊柱起立筋の柔軟性の見方

腹直筋、脊柱起立筋あたりの柔軟性の低下を判断するひとつの目安として活用してください。

腹直筋の柔軟性の見方（例）

方法

① 腕を前に伸ばして、伏臥位になります。この時、骨盤の傾き具合を確認しておきます。
② 次に上腕を肩幅くらいの間隔にして、肘を曲げながら上体を起こし、上腕骨が床と垂直になるところまで持っていきます。

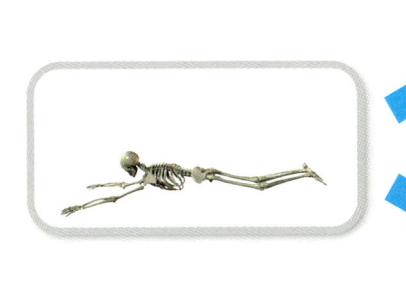

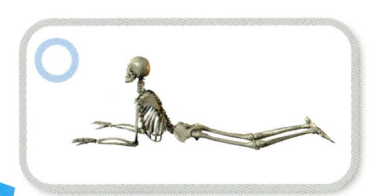

○ 腹直筋が伸びている、基本的な柔軟性がある

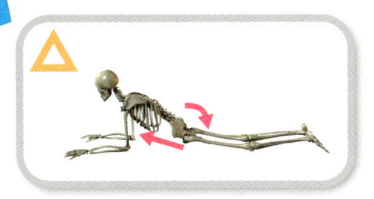

△ 腹直筋が十分に伸びていない、柔軟性がないので、骨盤が引っ張られて骨盤の傾きが変わった（後傾した）

判断の目安

①→②の動きは、腹直筋の起始部〔骨盤（恥骨）〕と停止部〔胸郭（肋軟骨）〕が遠ざかる動きで、「体幹部の伸展」です。

Chapter 2 腹直筋と脊柱起立筋　〜体幹部の屈曲・伸展に作用する筋〜

　上体を起こした際に骨盤の傾き具合が変わらない、つまり、起始部〔骨盤（恥骨）〕が動かない（骨盤の傾きが変わらない）ということは、「腹直筋あたりが十分に伸びている、柔軟性がある」ということですので、腹直筋の基本的な柔軟性はあると判断します。

　逆に腹直筋あたりの柔軟性が低下している場合に、腹直筋の停止部〔胸郭（肋軟骨）〕を起始部〔骨盤（恥骨）〕から遠ざけてやると、起始部〔骨盤（恥骨）〕が引っ張られて骨盤が動き、骨盤の傾き具合が変わってしまいます。

　したがって、①→②の動きで骨盤の傾きが変わったら（後傾したら）、腹直筋の基本的な柔軟性がない（こわばりがある）と判断してください。

❄ 腹直筋の柔軟性が低下した人の特徴

①「骨盤前傾が小さい（骨盤後傾）型・腰丸まり姿勢」かもしれません。

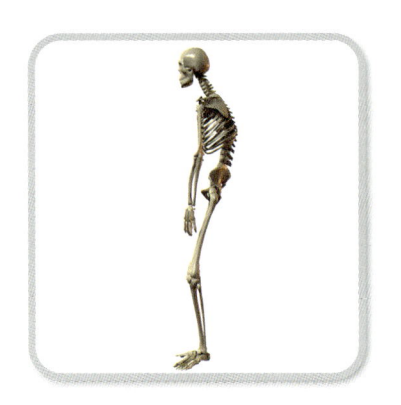

②「体幹部伸展」の動きやポーズが十分にできません。腰椎部にはいつも屈曲（丸まりすぎ）の負担がかかりやすい状態になっています。

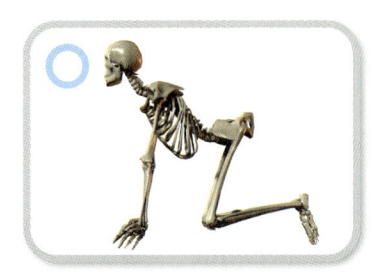

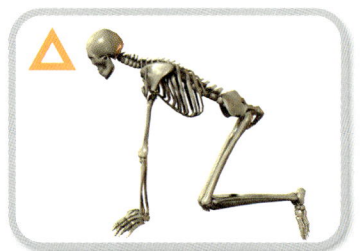

| 体幹部の伸展ができている | 体幹部の伸展ができていない |

2-5 腹直筋、脊柱起立筋の柔軟性の見方

③柔軟性に左右差がある場合には、「骨盤左右の傾きが大きい型」の立位姿勢かもしれません。

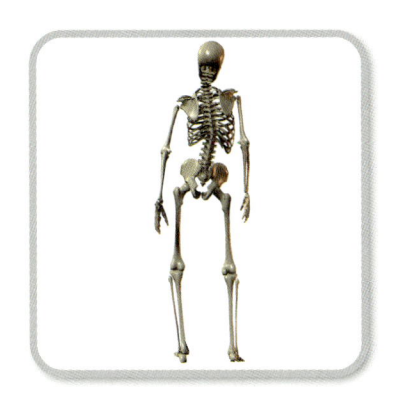

脊柱起立筋の柔軟性の見方（例）

方法

四つ這い位で「体幹部屈曲」の動きを行ってもらいます。「ネコのポーズ」などとも呼ばれているものです。

判断の目安

脊柱起立筋に十分な柔軟性があれば、脊柱が描くラインは均等で曲線的なものになります。腰部、背部がうまく丸まらず、腰背部の輪郭が直線的になっている箇所がある場合は、脊柱起立筋の柔軟性が十分でないと判断します。

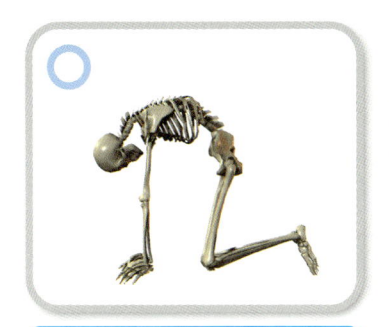

○ 腰部、背部が丸まっている
（輪郭が均等な曲線的）

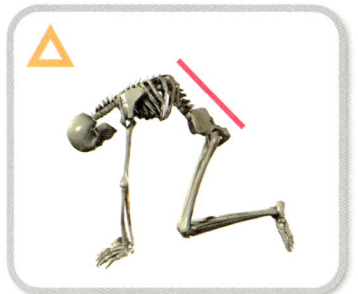

△ 腰背部の輪郭に直線部がある

脊柱起立筋の柔軟性が低下した人の特徴

①「骨盤前傾が大きい型・腰反りすぎ姿勢」かもしれません。

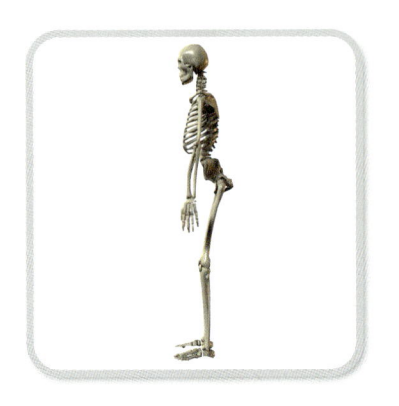

②「体幹部屈曲」の動きやポーズが十分にできません。腰椎部にはいつも伸展（反りすぎ）の負担がかかりやすい状態になっています。

③柔軟性に左右差がある場合には、「骨盤左右の傾きが大きい型」（下図左）か「骨盤位置のねじれが大きい型」（下図右）の立位姿勢かもしれません。

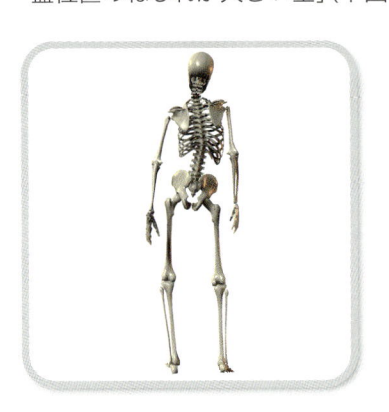

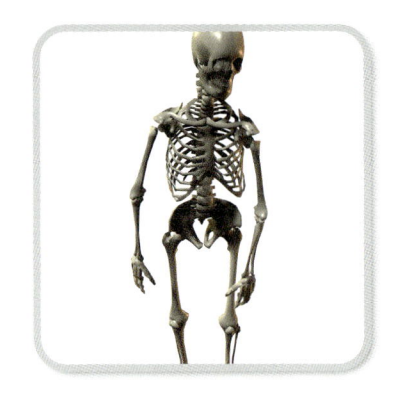

3 腸腰筋と大殿筋
～股関節の屈曲・伸展に作用する筋①～

ここでは「股関節の屈曲・伸展に作用する筋①」として、腸腰筋と大殿筋を取り上げます。

股関節の屈曲・伸展に作用する筋のうち、腸腰筋と大殿筋は「股関節はまたいで膝関節はまたがない筋」です。「股関節はまたいで膝関節はまたがない筋」とは、違う言い方をすれば、「股関節の動きには直接作用する（関係する）が、膝関節の動きには作用しない（関係しない）筋」となります。

腸腰筋と大殿筋から「動きや姿勢」をみるための基礎知識について確認していきましょう。

● 「股関節の屈曲」に作用する筋
  - 主動筋　腸腰筋、恥骨筋※
  - 補助動筋　中殿筋、小殿筋、長内転筋、短内転筋、大内転筋

● 「股関節の伸展」に作用する筋
  - 主動筋　大殿筋
  - 補助動筋　中殿筋、小殿筋

※恥骨筋は大腿内転筋群のひとつとして分類されるので、第5章で確認します。

1 腸腰筋の起始部・停止部と作用

大腰筋、腸骨筋、小腰筋を合わせて「腸腰筋」と言います。

起始部と停止部の確認

まず、「腸腰筋」はどこの骨からどこの骨へついているのか確認してみましょう。

● 大腰筋
- **起始部** 腰椎部（ようついぶ）
- **停止部** 大腿骨（だいたいこつ）

● 腸骨筋
- **起始部** 腸骨（ちょうこつ）、仙骨（せんこつ）（骨盤）
- **停止部** 大腿骨（だいたいこつ）

● 小腰筋
- **起始部** 第12胸椎（きょうつい）と第1腰椎
- **停止部** 寛骨（かんこつ）

ちなみに、小腰筋は欠ける（ない）ことが多いそうです。渡辺正仁監修『理学療法士・作業療法士・言語聴覚士のための解剖学　第3版』〔廣川書店〕によると、約40％が欠けているとのことです。

3-1 腸腰筋の起始部・停止部と作用

▼ 腸腰筋の起始部と停止部

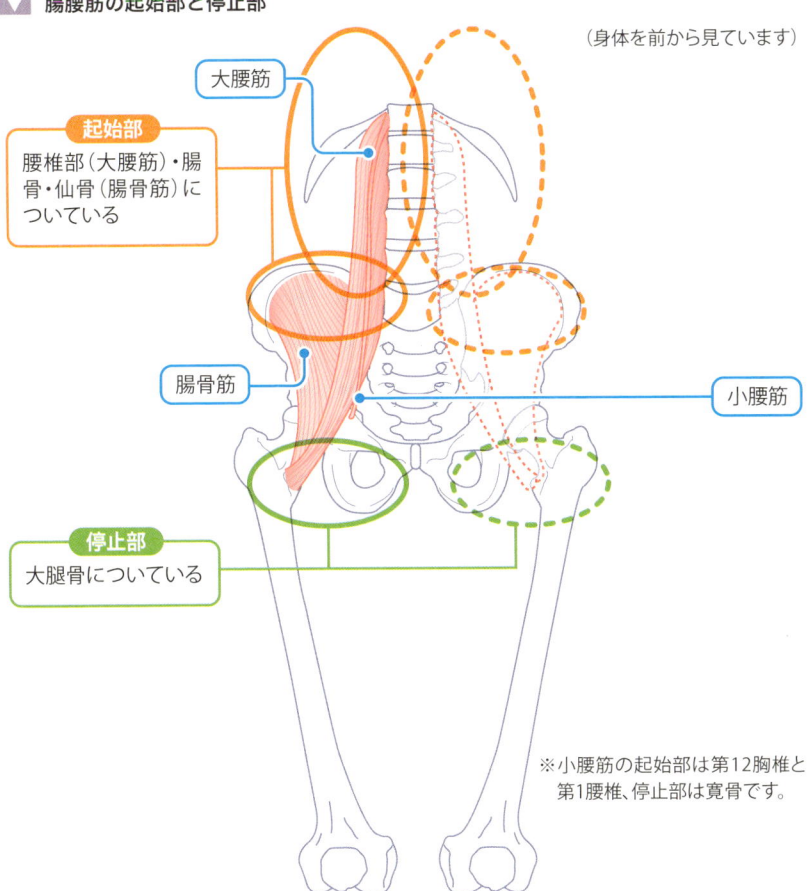

（身体を前から見ています）

大腰筋

起始部
腰椎部（大腰筋）・腸骨・仙骨（腸骨筋）についている

腸骨筋

小腰筋

停止部
大腿骨についている

※小腰筋の起始部は第12胸椎と第1腰椎、停止部は寛骨です。

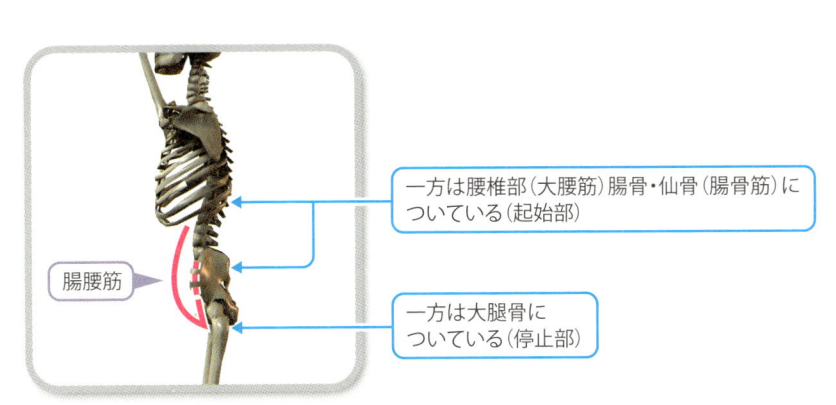

腸腰筋

一方は腰椎部（大腰筋）腸骨・仙骨（腸骨筋）についている（起始部）

一方は大腿骨についている（停止部）

※体幹部が見やすいように、上腕骨から先は上に上げています（以下同）。

Chapter 3 腸腰筋と大殿筋 〜股関節の屈曲・伸展に作用する筋①〜

作用の確認

「起始部」をA、「停止部」をBとして、腸腰筋の作用を確認していきましょう。

A（起始部）の位置はそのままで、腸腰筋が収縮するとB（停止部）がA（起始部）に近づきます（AとBの距離が短くなります）。

腸腰筋がついている腰椎部（大腰筋）・腸骨（腸骨筋）と大腿骨が近づくということです。これが「股関節の屈曲」です。

▼ 股関節の屈曲

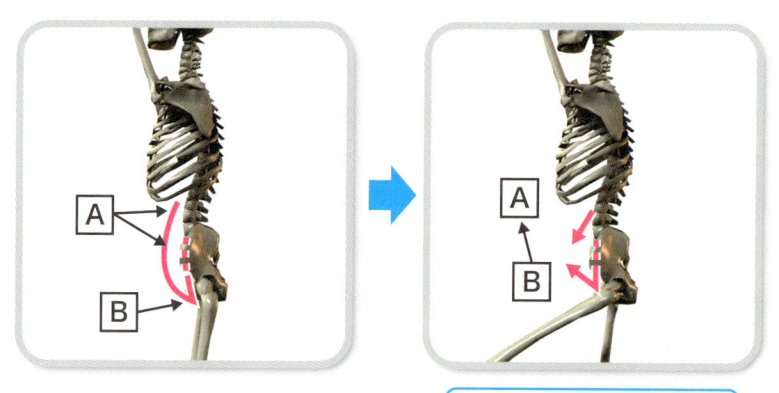

大腿骨が腰椎部、腸骨に近づく
→「股関節の屈曲」が起こる

● 次のような形も考えてみましょう

B（停止部）の位置はそのままで、腸腰筋が収縮するとA（起始部）がB（停止部）に近づきます。

「股関節屈曲」ですが、「骨盤の前傾」という言い方もできます。

▼ 股関節屈曲（骨盤の前傾）

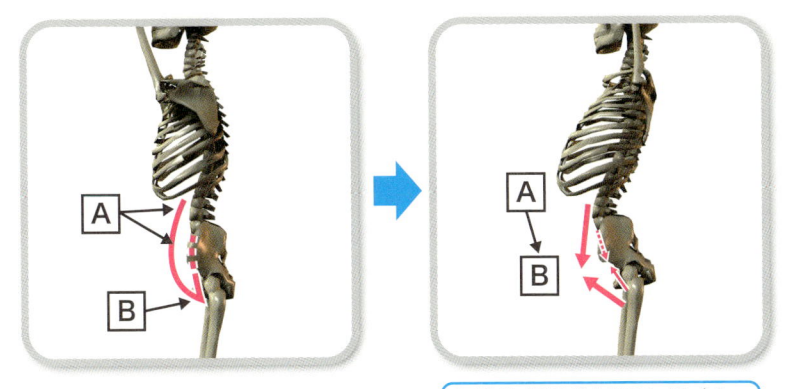

腰椎部、腸骨が大腿骨に近づく
→股関節屈曲だが、「骨盤の前傾」
という言い方もできる

● その他の作用

　腸腰筋には、他にも例えば「股関節外旋」の作用があります。
　腸腰筋の停止部である小転子は、大腿骨の内側で後方にあり、やや後方に突出しているので、腸腰筋が収縮すると股関節が外旋します。
　イメージできるでしょうか？　ぜひ人体模型などで確認してみてください。
　（※細かく見ていくと、他の作用も考えられます）

▼ 股関節・外旋作用

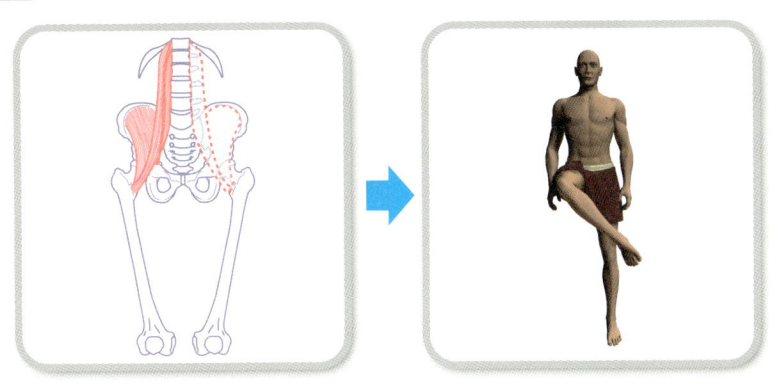

まとめ

	起始部	停止部	主な作用	支配神経
大腰筋	腰椎体、肋骨突起	大腿骨小転子	股関節の屈曲、外旋 骨盤の前傾	腰神経叢 L2～L3
小腰筋	第12胸椎体、第1腰椎体	寛骨弓状稜、腸腰筋膜	大腰筋の補助	腰神経叢 L1
腸骨筋	腸骨窩、仙骨翼	大腿骨小転子	股関節の屈曲、外旋 骨盤の前傾	大腿神経 L2～L4

※骨盤と大腿骨の位置の変化により、作用が変わる場合があります。

Column コラム 遅筋線維と速筋線維

　筋肉を作っている筋線維には、大別すると2種類あります（もっと細かく分ける場合もあります）。

　すばやく収縮できないが、疲れにくく長く収縮し続けることができる「遅筋線維」（赤筋線維とも言う）と、疲れやすいが、すばやく収縮できる「速筋線維」（白筋線維とも言う）です。

　筋力トレーニングを行う時の方法としては、速筋線維は高負荷低回数、遅筋線維は低負荷高回数がよいとされています。

　一般的には身体の表層にある筋には速筋線維の割合が多く、深層筋では遅筋線維の割合が多いことが知られています。

　腸腰筋は身体の深層にある筋です。

　したがって、腸腰筋を衰えさせないためには「低負荷高回数」に相当するトレーニングも効果的です。一般的なトレーニングも大切ですが、日常生活での姿勢保持などを意識し、低負荷でも長く刺激を入れ続けることがとても大切です。

　なお、腸腰筋（特に大腰筋）の衰えは次のことを招きます。

❶ 姿勢保持力や体幹部の安定性が低下する。
❷ 走力が低下する。
❸ 内臓脂肪がつきやすくなる。
❹ 特に高齢者では転倒のリスクが高まる。

トレーニング 腸腰筋がたくさん働く「動き」の例

●股関節屈曲(1)

大腿骨（腸腰筋の「停止部」）が、骨盤・腰椎部（腸腰筋の「起始部」）に近づく動き（例）

椅子に座ってのもも上げ運動

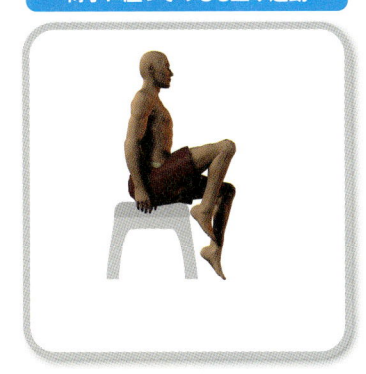

椅子に座ってのその場足踏み運動

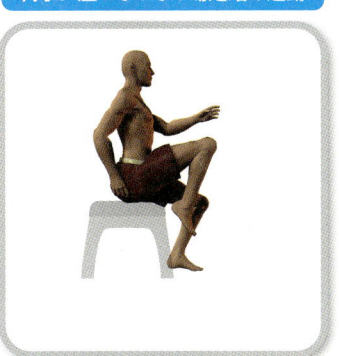

マシンなどを使って股関節屈曲運動

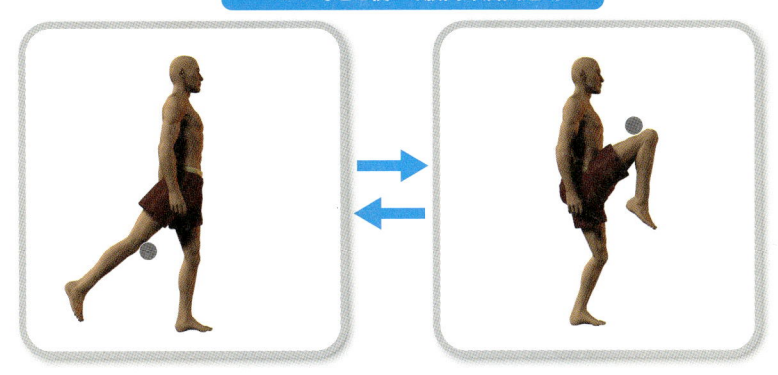

レッグレイズ

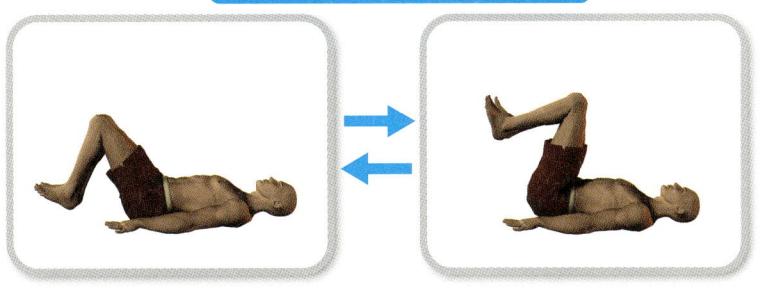

●股関節屈曲（2）

骨盤・腰椎部（腸腰筋の「起始部」）が、大腿骨（腸腰筋の「停止部」）に近づく動き（例）

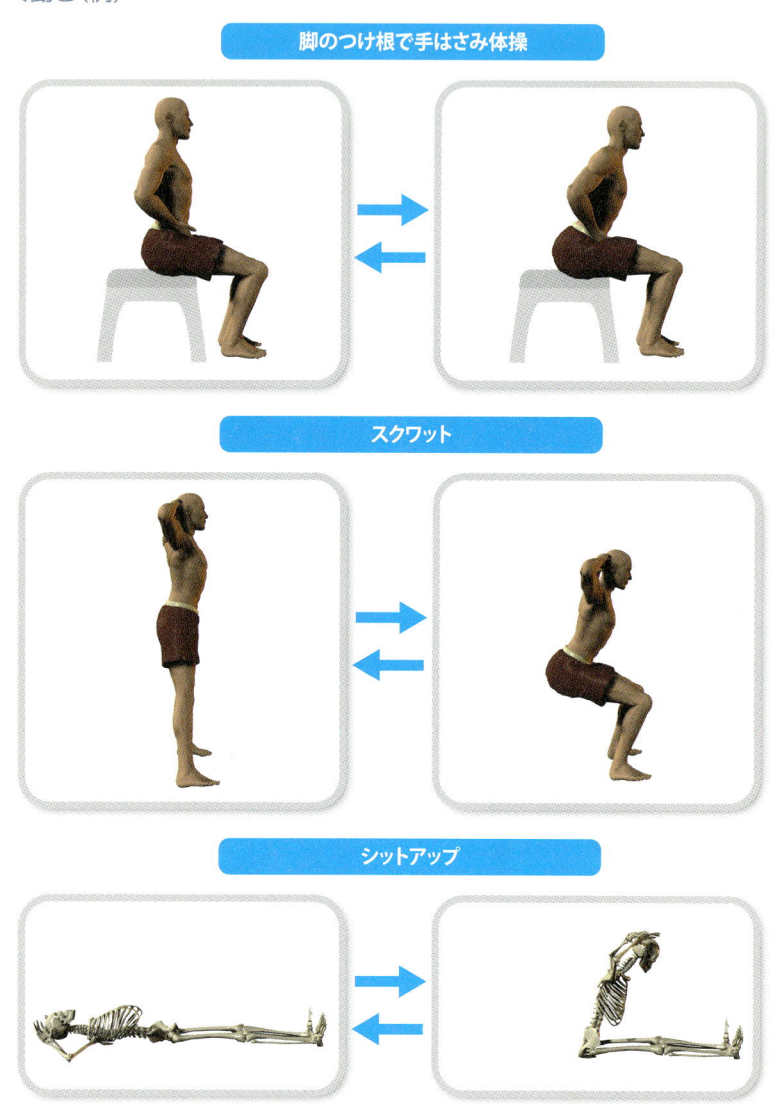

脚のつけ根で手はさみ体操

スクワット

シットアップ

　これらの腸腰筋の「起始部」と「停止部」の距離が短くなる（収縮する）動きに、自体重やウエイト、チューブなどで負荷をかけると、腸腰筋の「筋力トレーニング」になります。

2 大殿筋の起始部・停止部と作用

殿部の筋は、表層から深層に向かって「大殿筋」→「中殿筋」→「小殿筋」と三層構造になっています。

殿部筋の多層構造

この節では、まず殿部筋の多層構造について学びましょう。殿部の筋は、表層から深層に向かって「大殿筋」→「中殿筋」→「小殿筋」と三層構造になっています。

基本的には大殿筋が一番表層にありますが、腸骨の上部では、中殿筋が大殿筋に覆われていないところがあります。

小殿筋は、中殿筋にほとんど覆われるようにして、中殿筋の深部にあります。

▼ 殿部筋の多層構造

表層 → 深層

大殿筋　　中殿筋　　小殿筋

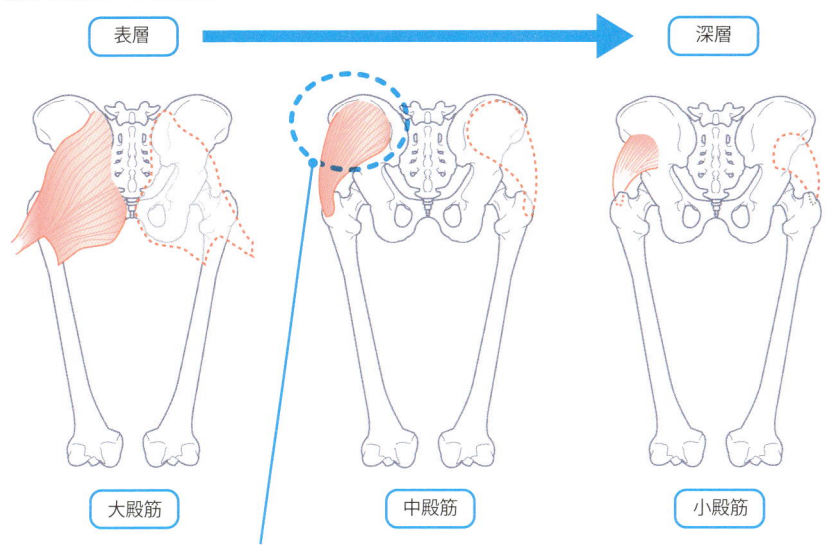

腸骨の上部では中殿筋が一部、大殿筋に覆われていないところがあります。

起始部と停止部の確認

次に、大殿筋はどこの骨からどこの骨へついているのか確認してみましょう。

起始部 腸骨・仙骨・尾骨の後面、仙結節靱帯
停止部 腸脛靱帯、大腿骨大転子

▼ 大殿筋の起始部と停止部

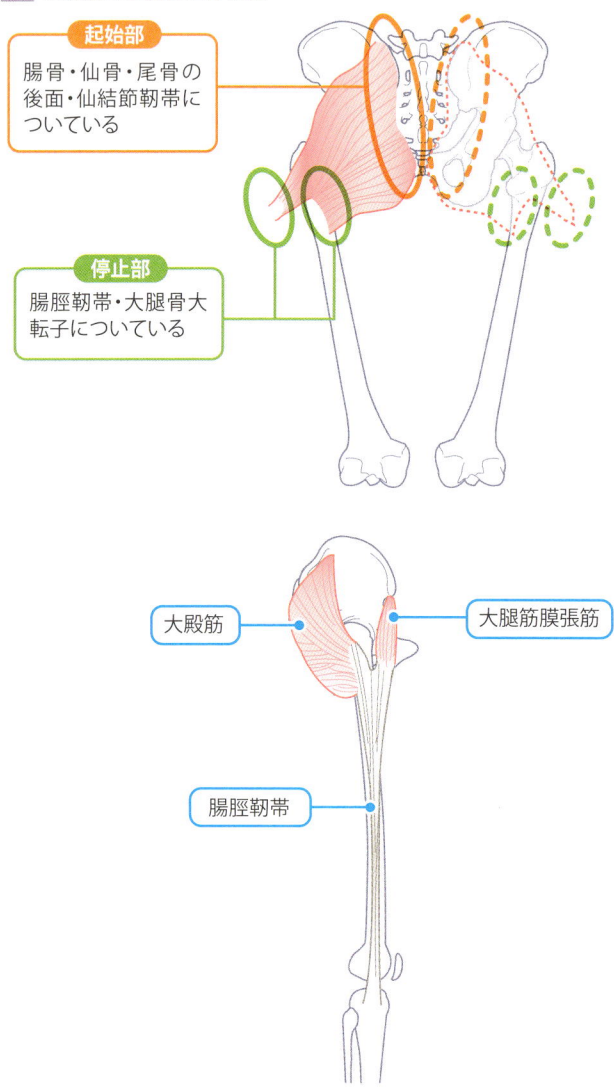

起始部
腸骨・仙骨・尾骨の後面・仙結節靱帯についている

停止部
腸脛靱帯・大腿骨大転子についている

大殿筋　　大腿筋膜張筋

腸脛靱帯

3-2 大殿筋の起始部・停止部と作用

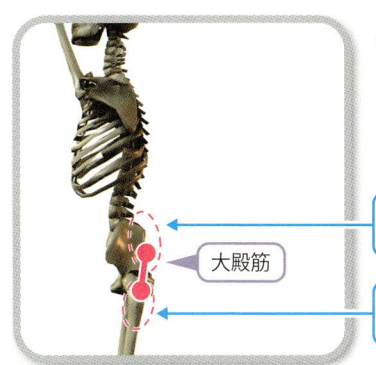

※体幹部が見やすいように、上腕骨から先は上に上げています（以下同）。

片方は腸骨・仙骨・尾骨・仙結節靱帯についている（起始部）

大殿筋

片方は腸脛靱帯・大腿骨大転子についている（停止部）

作用の確認

　腸骨・仙骨・尾骨の後面（起始部）と大腿骨大転子・腸脛靱帯（停止部）に「ゴムひも」（ラバーバンド、伸張性のテーピングでも）の両端がついているとイメージしてみましょう。このゴムひもが大殿筋です。

　腸骨・仙骨・尾骨の後面（起始部）を動かさないで、この「ゴムひも」が収縮して短くなると、大腿骨大転子・腸脛靱帯（停止部）が引っ張られて大腿骨が後ろに動きます。

　イメージできるでしょうか？

　それでは、説明しやすいように「起始部」をA、「停止部」をBとして、大殿筋の作用を確認してみましょう。ここでは、停止部「大腿骨大転子・腸脛靱帯」は、まとめてひとつの位置に表示しています。

　大殿筋が収縮するとA（起始部）とB（停止部）の距離が短くなります。B（停止部）がA（起始部）に近づくと、「股関節の伸展」となります。

Chapter 3 腸腰筋と大殿筋　〜股関節の屈曲・伸展に作用する筋①〜

▼ 股関節の伸展

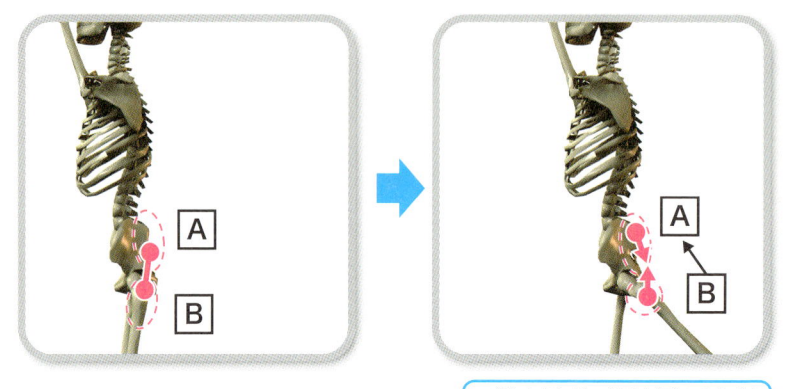

B（停止部）がA（起始部）に近づく
→「股関節の伸展」が起こる

● 次のような形も考えてみましょう。

　B（停止部）の位置はそのままで、大殿筋が収縮するとA（起始部）がB（停止部）に近づきます。

　「股関節の伸展」ですが、「骨盤の後傾」という言い方もできます。

▼ 股関節の伸展（骨盤の後傾）

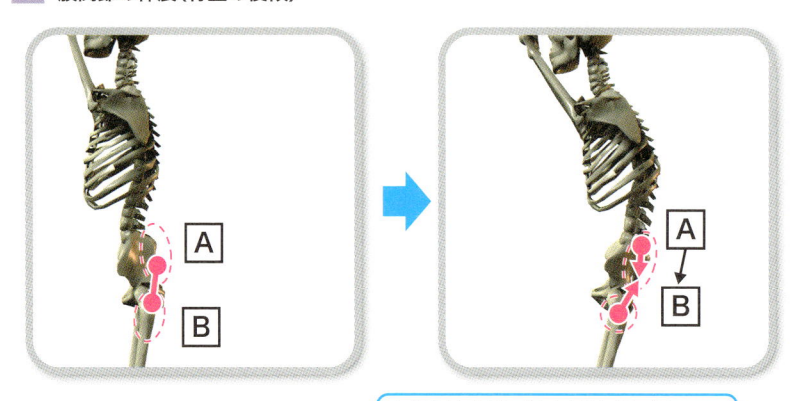

A（起始部）がB（停止部）に近づく
→「股関節の伸展」だが、「骨盤の後傾」という言い方もできる

● その他の作用

他にも例えば「股関節外旋(がいせん)」の作用があります。

大殿筋の大腿骨の停止部は、大腿骨の後方で外側にあるので、大殿筋が収縮すると股関節が外旋します。

ぜひ人体模型などで確認してみてください。

※他には股関節・外転の補助動筋としても作用します。

▼ 股関節外旋

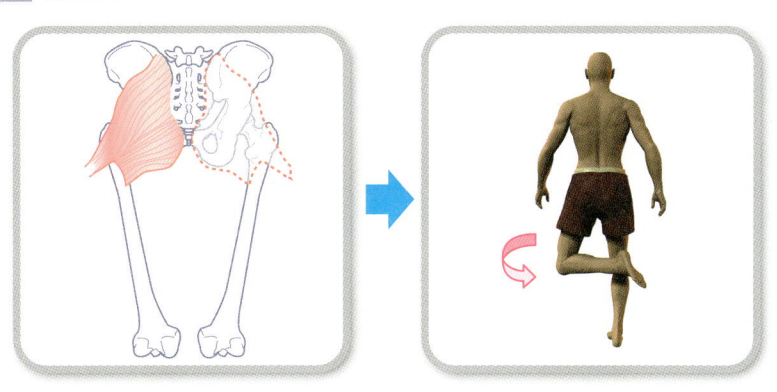

まとめ

	起始部	停止部	主な作用	支配神経
大殿筋	腸骨・仙骨・尾骨の後面、仙結節靭帯	腸脛靭帯、大腿骨大転子	股関節の伸展、外転、外旋 骨盤の後傾	下殿神経(L4)、L5、S1、(S2)

Chapter **3** 腸腰筋と大殿筋 ～股関節の屈曲・伸展に作用する筋①～

トレーニング
大殿筋がたくさん働く「動き」の例

●股関節伸展（1）

大腿骨（大殿筋の「停止部」）が、骨盤（大殿筋の「起始部」）に近づく動き（例）

| 仰臥位／股関節伸展運動 | 伏臥位／股関節伸展運動 |

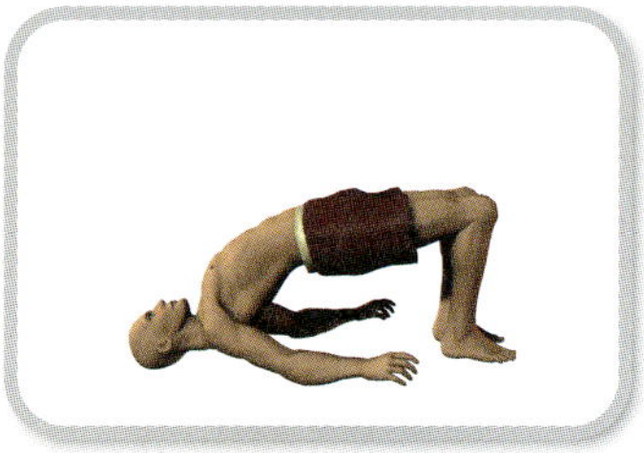

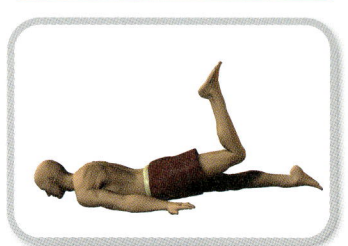

マシンなどを使った股関節伸展運動

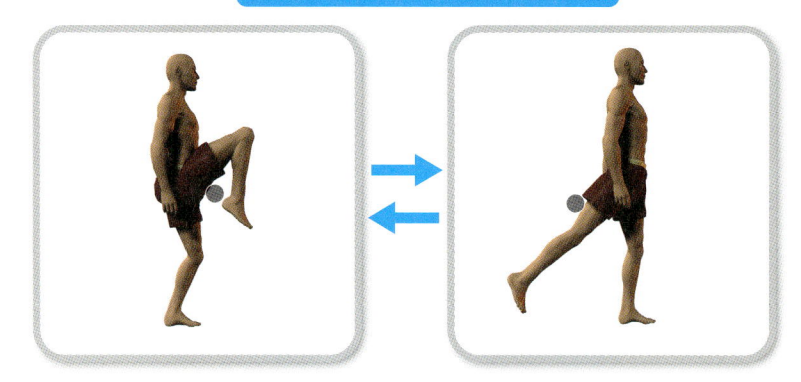

スクワット

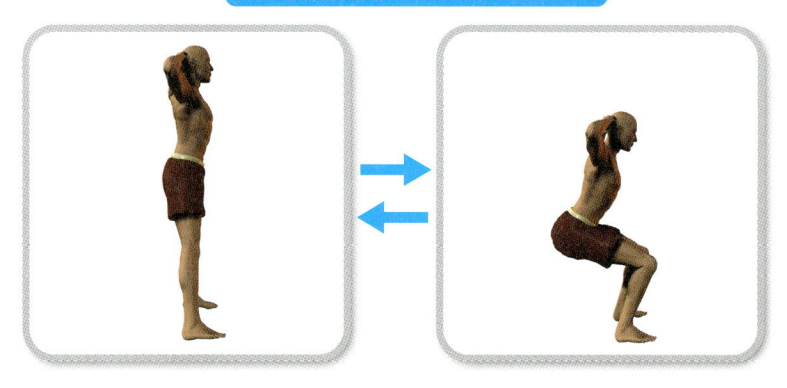

100

股関節伸展が十分にできない人は、大殿筋がうまく機能していない、筋力低下があるかもしれません。股関節伸展に上手に負荷を与えると、その人の大殿筋の機能低下、筋力低下をチェックすることができます。

● **股関節伸展(2)**
骨盤(大殿筋の「起始部」)が、大腿骨(大殿筋の「停止部」)に近づく動き(例)

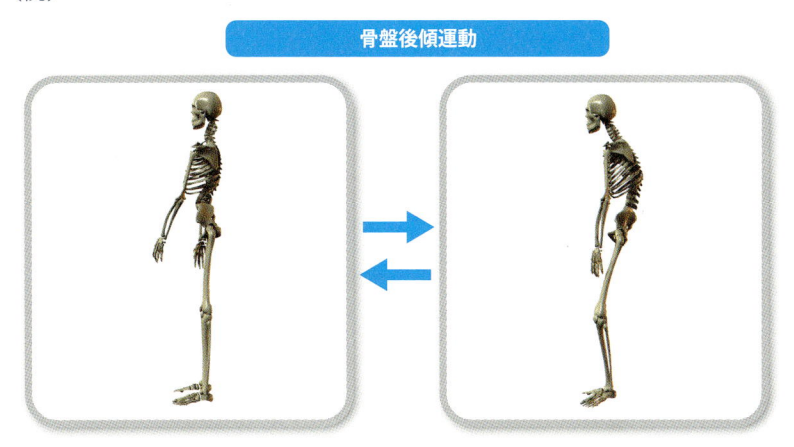

骨盤後傾運動

これらの大殿筋の「起始部」と「停止部」の距離が短くなる(収縮する)動きに、自体重やウエイト、チューブなどで負荷をかけると、大殿筋の「筋力トレーニング」になります。

Chapter 3
股関節屈曲―伸展の動きでみる「腸腰筋と大殿筋の筋コンディション」

ここでは、「腸腰筋と大殿筋の筋コンディション」と「股関節・屈曲―伸展の動き」について考えてみましょう。

股関節屈曲の運動と腸腰筋・大殿筋の関係

腸腰筋と大殿筋は、股関節の運動においてちょうど反対の働きをする拮抗の関係になっています。

股関節屈曲の運動では、腸腰筋が収縮する(「起始部」と「停止部」の距離が短くなる)と同時に、大殿筋が弛緩します(「起始部」と「停止部」の距離が長くなります)。

つまり、腸腰筋の「起始部」と「停止部」の距離が短くなれば、大殿筋の「起始部」と「停止部」の距離が長くなります。

▼ 股関節屈曲の運動

腸腰筋が縮めば(短くなれば)…　大殿筋がゆるむ(長くなる)

腸腰筋が縮めば(短くなれば)…　大殿筋がゆるむ(長くなる)

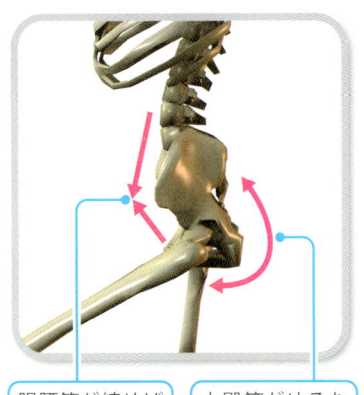

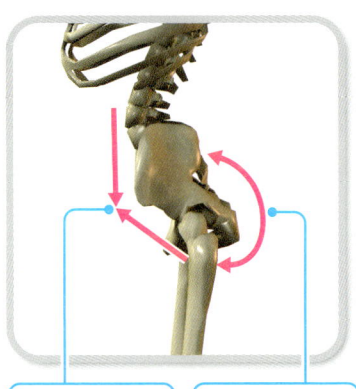

股関節屈曲の動きが十分でないケース

股関節屈曲の動きを十分に行うためには、「腸腰筋が十分に縮む（短くなる）＝腸腰筋の筋力」と、「大殿筋が十分にゆるむ（長くなる）＝大殿筋の柔軟性」が必要です。

したがって、股関節屈曲の動きが十分にできない人については、下記の2点が推測されます（2点とも当てはまる場合もあります）。

❶ 腸腰筋の筋力低下があるかもしれない。
❷ 大殿筋の柔軟性低下があるかもしれない。

股関節伸展の運動と腸腰筋・大殿筋の関係

股関節伸展の運動では、大殿筋が収縮する（「起始部」と「停止部」の距離が短くなる）と同時に、腸腰筋が弛緩します（「起始部」と「停止部」の距離が長くなります）。

つまり、大殿筋の「起始部」と「停止部」の距離が短くなれば、腸腰筋の「起始部」と「停止部」の距離が長くなります。

▼ 股関節伸展の運動

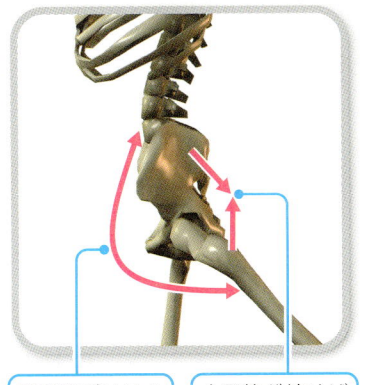

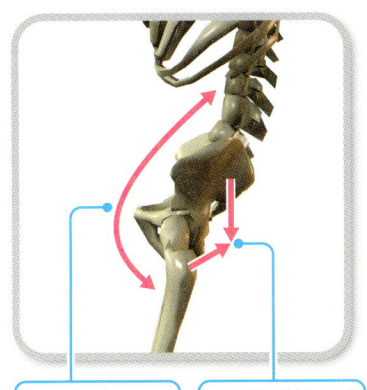

腸腰筋がゆるむ（長くなる）　大殿筋が縮めば（短くなれば）…

腸腰筋がゆるむ（長くなる）　大殿筋が縮めば（短くなれば）…

股関節伸展の動きが十分でないケース

股関節伸展の動きを十分に行うためには、「大殿筋が十分に縮む（短くなる）＝大殿筋の筋力」と、「腸腰筋が十分にゆるむ（長くなる）＝腸腰筋の柔軟性」が必要です。

したがって、股関節伸展の動きが十分にできない人については、下記の2点が推測されます（2点とも当てはまる場合もあります）。

❶ 大殿筋の筋力低下があるかもしれない。
❷ 腸腰筋の柔軟性低下があるかもしれない。

まとめ

- 股関節屈曲では
  → 腸腰筋：収縮（「起始部」と「停止部」の距離が短くなる）、大殿筋：弛緩（「起始部」と「停止部」の距離が長くなる）。

- 股関節屈曲の動きが十分でない
  → 腸腰筋の筋力低下、または大殿筋の柔軟性低下の可能性がある（両方とも当てはまる場合もある）。

- 股関節伸展では
  → 大殿筋：収縮（「起始部」と「停止部」の距離が短くなる）、腸腰筋：弛緩（「起始部」と「停止部」の距離が長くなる）。

- 股関節伸展の動きが十分でない
  → 大殿筋の筋力低下、または腸腰筋の柔軟性低下の可能性がある（両方とも当てはまる場合もある）。

4 立位姿勢（骨盤の前傾具合）でみる「腸腰筋と大殿筋の筋コンディション」

ここでは、立位姿勢（骨盤の前傾具合）と「腸腰筋と大殿筋の筋コンディション」について考えてみましょう。

骨盤前傾が小さい（骨盤後傾）型・腰丸まり姿勢

おさらいになりますが、骨盤前傾の度合いが小さい（骨盤後傾）、腰が丸まった姿勢の場合、下記のことが言えます。

❶ 標準的な立位姿勢に比べて、大殿筋の「起始部」「停止部」の距離が短い
→大殿筋が、本来より短くなっている・縮んでいる・硬くなっている。

❷ 標準的な立位姿勢に比べて、腸腰筋の「起始部」「停止部」の距離が長い
→腸腰筋が、本来より長くなっている・伸びている・ゆるんでいる。

▼ 骨盤前傾が小さい（骨盤後傾）型・腰丸まり姿勢

標準的な立位姿勢

腸腰筋　大殿筋

骨盤前傾が小さい（骨盤後傾）型・腰丸まり姿勢

標準的な立位姿勢に比べて腸腰筋の「起始部」「停止部」の距離が長い

標準的な立位姿勢に比べて大殿筋の「起始部」「停止部」の距離が短い

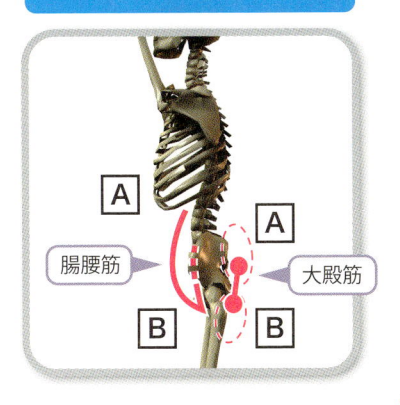

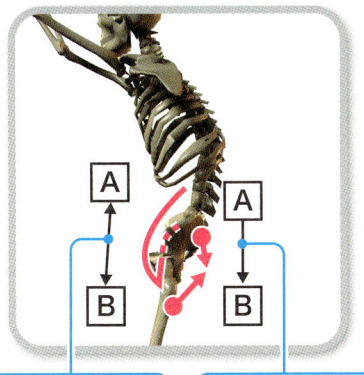

Chapter 3　腸腰筋と大殿筋　～股関節の屈曲・伸展に作用する筋①～

ヒトの身体の動き・連動のしくみ

　さらに、「ヒトの身体の動き・連動のしくみ」から「骨盤前傾が小さい（骨盤後傾）型・腰丸まり姿勢」の人について考えてみましょう。

　できれば、実際に自分で身体を動かして、確認してみてください。

　まず、「骨盤前傾が小さい（骨盤後傾）型・腰丸まり姿勢」で立ってみてください。

　次に壁かイスなどにつかまって、骨盤は「前傾が小さい」＝骨盤後傾のままで片方の股関節を伸展してみてください。

　「骨盤を後傾」したままで、股関節伸展はできないことがわかるでしょうか。

　「骨盤を後傾して立っていること」は、骨盤と大腿骨の位置関係からすると、すでに股関節伸展位になっているので、これ以上動かせないのです。

　これが「ヒトの身体の動き・連動のしくみ」のひとつです。

　つまり、立位姿勢で股関節伸展の運動をするためには、骨盤がある程度前傾していないとできないのです。

　ということは、「骨盤前傾が小さい（骨盤後傾）型・腰丸まり姿勢」が習慣になってしまうと、「股関節伸展」の運動刺激が入りにくいので、「股関節伸展」を起こす殿筋が、筋力低下を起こしやすくなってしまいます。

　「骨盤前傾が小さい（骨盤後傾）型・腰丸まり姿勢」の人は、殿筋が硬くなっていて、筋力低下も起こしやすく、筋力低下もしているかもしれません。

　標準的な立位姿勢に比べて、大殿筋の「起始部」「停止部」の距離が短くなっているということは、いつも筋トレしているような感じで、筋力低下しないのではないか、と考える人もいるかもしれません。

　ためしに、立位姿勢で「骨盤前傾が小さい（骨盤後傾）型・腰丸まり姿勢」をやってみてください。

　はじめは殿筋に力が入るかもしれませんが、慣れてくると「骨盤後傾姿勢」を重力が助けてくれるので、いつも殿筋に力を入れていなくてもできてしまいます。

　「骨盤後傾姿勢」が習慣になってしまうと、このように、殿筋も筋力低下しやすいので注意が必要です。

3-4 立位姿勢（骨盤の前傾具合）でみる「腸腰筋と大殿筋の筋コンディション」

▼ ヒトの身体の動き・連動のしくみ

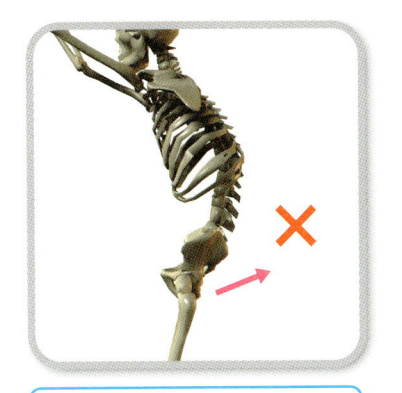

「骨盤を後傾」したままで股関節伸展はできません

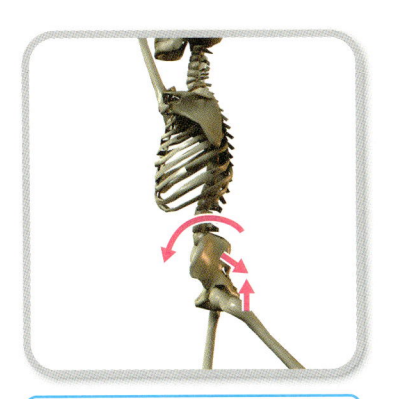

股関節を伸展するには、「骨盤の前傾」が必要です

骨盤前傾が大きい型・腰反りすぎ姿勢

▼ 骨盤前傾が大きい型・腰反りすぎ姿勢

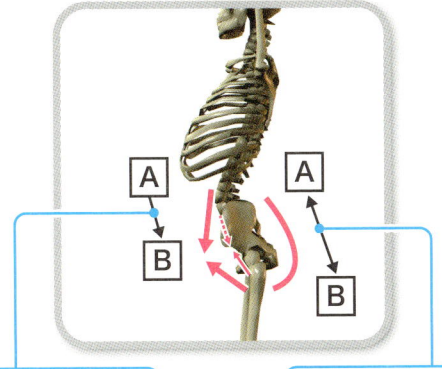

標準的な立位姿勢に比べて腸腰筋の「起始部」「停止部」の距離が短い

標準的な立位姿勢に比べて大殿筋の「起始部」「停止部」の距離が長い

　いっぽう、「骨盤の前傾が大きく、腰が反りすぎている姿勢」の人を考えてみましょう。

Chapter 3 腸腰筋と大殿筋　～股関節の屈曲・伸展に作用する筋①～

「骨盤前傾が大きい型・腰反りすぎ姿勢」の人は、標準的な立位姿勢に比べて大殿筋の「起始部」「停止部」の距離が長くなっています。したがって、大殿筋は本来より長くなっている・伸びている・ゆるんでいるかもしれません。よって、筋力低下があるか、筋力低下しやすいと言えます。

しかし、先ほど確認したように、「骨盤前傾姿勢」は股関節伸展運動と連動しているので、「骨盤前傾姿勢」の人は、歩行動作など普段の動きで殿部筋が使われやすいという側面があります。

このように身体を動かした時のことを考えると、「骨盤前傾が大きい型・腰反りすぎ姿勢」の人は「股関節伸展」の運動刺激が入りやすいので、殿筋の筋力が低下しやすいということはないかもしれません。

特に大殿筋の場合は、広範囲にわたってついており、表層にある肉厚な筋ですから、「本来より短くなっている」とか「長くなっている」という考え方をあてはめるには、少し無理があります。

姿勢のような「静的な情報」だけでなく、実際に身体を動かした時の「動的な情報」の両方から考えることが大切です。

運動指導に活かす"学び方"のヒント

立位姿勢と大殿筋・腸腰筋

「骨盤前傾が小さい（骨盤後傾）型・腰丸まり姿勢」で、例えば腰痛の人に対し、どう考え、運動指導するかのヒントです。

第2章では下記のことが考えられました。

❶ 骨盤の前傾が小さすぎて、腰に負担がかかっているかもしれない。
　→もともとの「骨盤やや前傾」姿勢に近づける

❷ 腹直筋に柔軟性の低下があるかもしれない。
　→腹直筋の柔軟性を高めるエクササイズ（ストレッチングなど）

❸ 脊柱起立筋の筋力低下があるかもしれない。
　→脊柱起立筋の筋トレ

3-4 立位姿勢（骨盤の前傾具合）でみる「腸腰筋と大殿筋の筋コンディション」

第3章の内容を踏まえると、さらに下記のことが予測できます。

❹ **大殿筋に柔軟性の低下があるかもしれない。**
→大殿筋の柔軟性を高めるエクササイズ（ストレッチングなど）

❺ **腸腰筋の筋力低下があるかもしれない。**
→腸腰筋の筋トレ

実際にチェックしてみてそうであれば、大殿筋の柔軟性を高め、腸腰筋の筋力を高めることによって、骨盤の前後の引っ張り具合（基礎張力）を変えることができます。そうすると骨盤の前傾具合が改善しやすくなり、腰への負担が軽減し、結果として腰痛が改善に向かうかもしれません。

いっぽう、「骨盤前傾が大きい型・腰反りすぎ姿勢」の人の場合、第2章では次のことを考えました。

❶ **骨盤の前傾が大きすぎて、腰に負担がかかっているかもしれない。**
→もともとの「骨盤やや前傾」姿勢に近づける

❷ **脊柱起立筋に柔軟性の低下があるかもしれない。**
→脊柱起立筋の柔軟性を高めるエクササイズ（ストレッチングなど）

❸ **腹直筋の筋力低下があるかもしれない。**
→腹直筋の筋トレ

第3章の内容を踏まえると、さらに下記のことが予測できます。

❹ **腸腰筋に柔軟性の低下があるかもしれない。**
→腸腰筋の柔軟性を高めるエクササイズ（ストレッチングなど）

❺ **大殿筋の筋力低下があるかもしれない。**
→大殿筋の筋トレ

今度は逆に、腸腰筋の柔軟性を高め、大殿筋の筋力を高めることによって、骨盤の前後の引っ張り具合（基礎張力）を変えることができます。すると骨盤の前傾具合が改善しやすくなり、腰への負担が軽減し、結果として腰痛が改善に向かうと考えられます。

　ただし、「骨盤前傾が大きい型・腰反りすぎ姿勢」でも、腸腰筋がうまく働いていない（筋力低下）場合があります。骨盤の前傾具合が大きすぎても、小さすぎても、下から引っ張ってくれる重力に任せやすくなるため、骨盤位置を支えている腸腰筋に必要なテンション（張力）が抜けやすくなります。

　そうすると、骨、関節や靭帯に負担がかかってきます。また、身体の他の部位にも負担がかかってきます。注意が必要です。

　このように、クライアントの「筋コンディション」（「筋緊張」と「筋力低下」）が判断できると、その人に必要な運動（例えば、柔軟性を高めるエクササイズや筋トレなど）がわかり、実際に運動を行うことで姿勢（骨の配列）が改善しやすくなり、結果として身体にかかっている負担を軽減できます。

Chapter 3 - 5 腸腰筋、大殿筋の柔軟性の見方

腸腰筋、大殿筋あたりの柔軟性の低下を判断するひとつの目安として活用してください。

腸腰筋の柔軟性の見方（例）①

方法

①伏臥位になります（この時、骨盤の傾き具合を確認しておきます。腸腰筋あたりの柔軟性が低下した人は、骨盤の前傾がすでに大きいかもしれません）。

②ゆっくりと片側の股関節を伸展していきます。同じ側の上前腸骨棘（骨盤の前の部位）が上に上がったりしないように、骨盤が動かない範囲で行います。

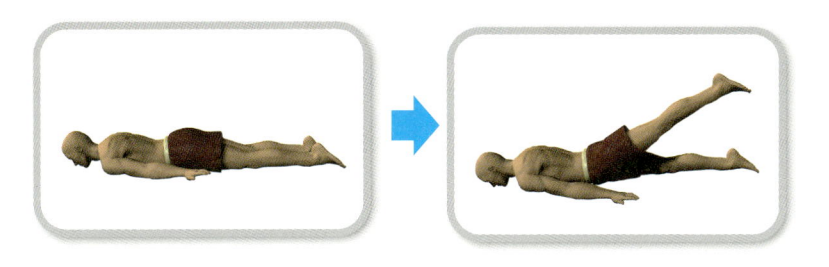

判断の目安

・床と大腿骨の角度が30度ほど

　腸腰筋の起始部（腸骨、腰椎部など）と停止部（大腿骨）が遠ざかる動きですから、腸腰筋の柔軟性が低下していると股関節伸展の角度が少なくなります。大腿骨と床の角度が30度未満だと、腸腰筋あたりの柔軟性低下があるかもしれません。

　ただし、自動運動で行うと、大殿筋やハムストリングス（大腿後面の筋）などの筋力も関係してきます。

　腸腰筋の柔軟性だけを特にみたい場合は、パートナーが脚（大腿部膝上あたり）を持って、股関節伸展の可動域を出してあげる他動可動域で判断しましょう。

Chapter 3 腸腰筋と大殿筋 〜股関節の屈曲・伸展に作用する筋①〜

その際、腰椎部が伸展して腰に負担がかからないように、反対の手で骨盤が動かないようしっかり固定しましょう。

腸腰筋の柔軟性の見方（例）②

方法
①仰臥位で片側の股関節と膝関節を屈曲して膝を胸に近づけます。
②両手で膝を持ってさらに胸に近づけます（骨盤を後傾させます）。

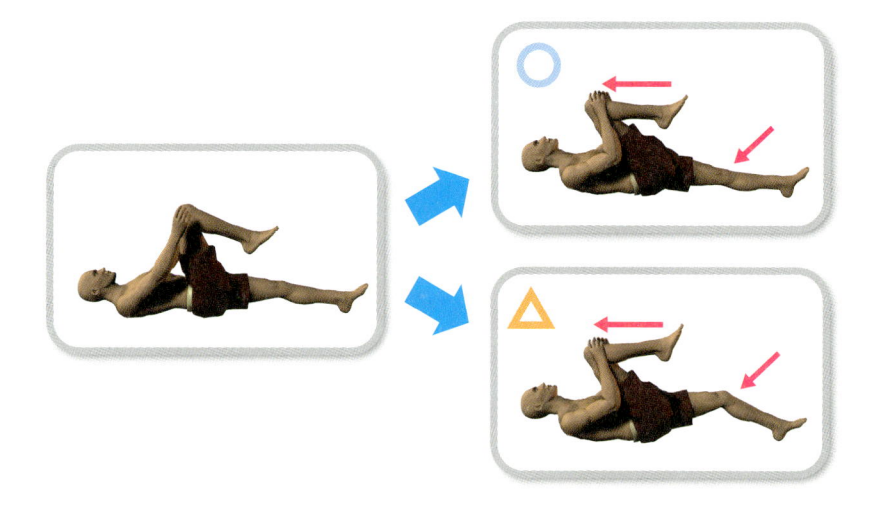

判断の目安

引きつけた側と反対側の腸腰筋に柔軟性の低下があると、その側の股関節がつられて屈曲します（膝が曲がります）。

腸腰筋の基本的な柔軟性がある人は、膝を胸に引きつけても（骨盤を後傾させても）、反対側の股関節はそのままです。

腸腰筋の柔軟性が低下した人の特徴

①「骨盤前傾が大きい型・腰反りすぎ姿勢」かもしれません（P.86①の図参照）。
②「股関節伸展」（骨盤後傾）の動きや姿勢、ポーズがうまくできません。
　「股関節伸展」の動きで「腰椎部伸展」の動きが大きく出るので、腰椎部に過伸

展(反りすぎ)の負担がかかりやすくなります。
③柔軟性に左右差がある場合には、「骨盤左右の傾きが大きい型」か「骨盤位置の
ねじれが大きい型」の立位姿勢かもしれません(P.86③の図参照)。

大殿筋の柔軟性の見方(例)

方法

仰臥位で、膝を胸に近づけるように、ゆっくりとできるだけ股関節を屈曲します(骨盤が後傾しない範囲で行います)。

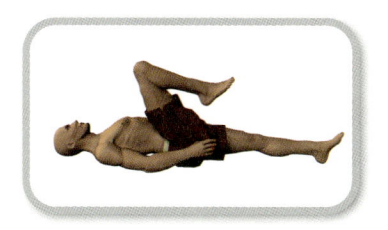

判断の目安

大腿と床の角度が120度くらいを基準とし、それ未満なら大殿筋あたりに柔軟性の低下があるかもしれません。

大殿筋の柔軟性が低下した人の特徴

①「骨盤前傾が小さい型(骨盤後傾型)の姿勢」かもしれません(P.84①の図参照)。
②「股関節屈曲」(骨盤前傾)の動きや姿勢、ポーズがうまくできません。
　「股関節屈曲」の動きで「腰椎部屈曲」の動きが大きく出るので、「腰椎部に過屈曲(丸まりすぎ)」の負担がかかりやすくなります。
③柔軟性に左右差がある場合には、「骨盤左右の傾きが大きい型」か「骨盤位置のねじれが大きい型」の立位姿勢かもしれません(P.86③の図参照)。

Chapter 3　腸腰筋と大殿筋　〜股関節の屈曲・伸展に作用する筋①〜

Column コラム 「動き」の実際

「身体各部の基本運動とその表し方」をしっかり習得したうえで、確認しておきたいのが、実際の動きは「身体各部の基本運動の複合運動である」ということです。

例えば、「上に持ったボールを投げる動作」での肩関節の動きで確認してみましょう。

この動作は、肩の基本運動である「屈曲」「伸展」「内転」「外転」「内旋」「外旋」「水平屈曲（水平内転）」「水平伸展（水平外転）」のどれかひとつだけで表すことはできません。

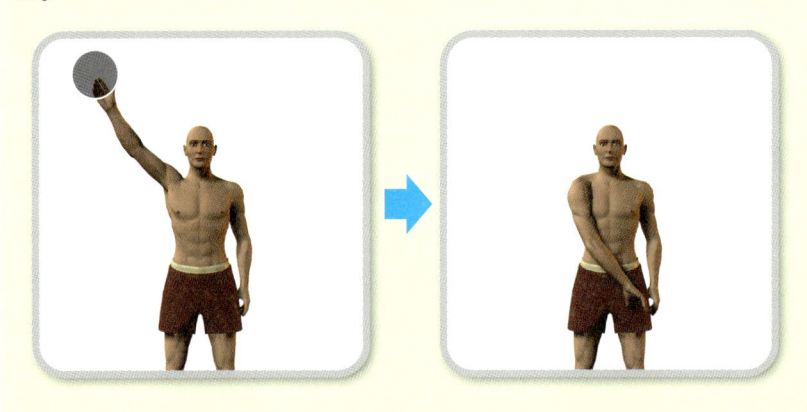

よくみると、上腕骨が後方に動きますから「伸展」、上腕骨が内側に動きますから「内転」、さらに上腕骨が内側にねじれるので「内旋」という複合運動で成り立っていることがわかります。

ということで、「上に持ったボールを投げる動作」での肩関節の動きは、「伸展―内転―内旋」と表したりします。

今回は、肩の動きのみに注目しましたが、実際にボールを投げるときは、足部の関節から足関節、膝関節、股関節、椎間関節……、とほとんど全身の関節が連動します。実際の動きは「全身の連動＝多関節運動の連鎖」によって成り立っているわけです。

「身体各部の基本運動」の理解から「身体各部の基本運動の複合運動」の理解へ、さらに「身体各部の基本運動の複合運動」から「全身の連動＝多関節運動の連鎖」の理解へと、「動き」をみる目をどんどん磨いていってください。

4

大腿直筋、縫工筋とハムストリングス
～股関節の屈曲・伸展に作用する筋②～

ここでは「股関節の屈曲・伸展に作用する筋②」として、「股関節と膝関節をまたぐ筋」を取り上げます。「股関節と膝関節をまたぐ筋」とは、違う言い方をすれば、「股関節の動き」と「膝関節の動き」に直接作用する（関係する）筋と言えます。「股関節と膝関節をまたぐ筋」のうち「股関節・屈曲」の主働筋である大腿直筋と、補助動筋である縫工筋、さらに「股関節・伸展」の主働筋である大腿二頭筋、半腱様筋、半膜様筋から、「姿勢や動き」をみるための基礎知識を確認していきましょう。

● 「股関節の屈曲」に作用する筋
　　主働筋　大腿直筋、大腿筋膜張筋※
　　補助動筋　縫工筋、薄筋

● 「股関節の伸展」に作用する筋
　　主働筋　大腿二頭筋、半腱様筋、半膜様筋

※大腿筋膜張筋については、股関節外転の作用を持つ筋ですので、第5章で確認します。

1 大腿直筋の起始部・停止部と作用

大腿直筋、外側広筋、中間広筋、内側広筋を合わせて、「大腿四頭筋」と言います。

🌀 大腿四頭筋の構造

　この4つの筋（大腿四頭筋）の停止部は、脛骨粗面、膝蓋骨底・両側縁です（図中緑色の○）。

　今度は起始部に注目してみましょう（図中オレンジ色の○）。

　大腿直筋の起始部は腸骨ですが、外側広筋、中間広筋、内側広筋の起始部は大腿骨です。

　大腿直筋は、股関節と膝関節をまたいでいますが、外側広筋、中間広筋、内側広筋は、膝関節だけをまたいでおり、股関節はまたいでいません。

▼ 大腿四頭筋の起始部と停止部

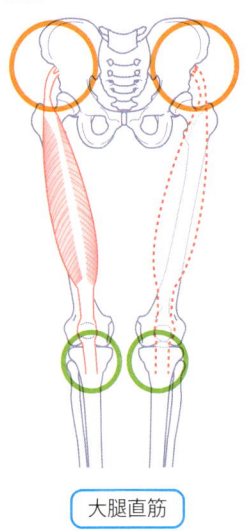

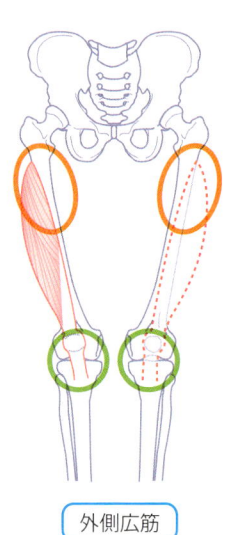

大腿直筋　　　　　　　外側広筋

（身体を前から見ています）

4-1 大腿直筋の起始部・停止部と作用

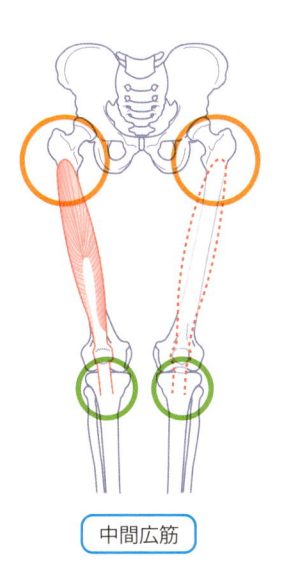

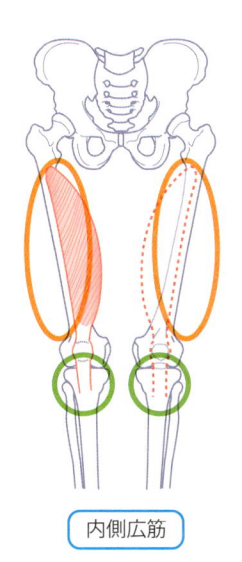

中間広筋

内側広筋

ですので、大腿直筋は直接的に、股関節と膝関節の動きに関係します。

外側広筋、中間広筋、内側広筋は、直接的には膝関節の動きだけに関係します。股関節の動きには直接は関係していません。

このことが、例えば静的ストレッチングには、次のように関係してきます。

外側広筋、中間広筋、内側広筋は、膝関節を屈曲すればストレッチできますが、大腿直筋は膝関節を屈曲するだけでなく、股関節も伸展しないと十分にストレッチできないということです。

大腿四頭筋は合流してひとつになり、共同腱として膝蓋骨につきます。一部は膝蓋骨の前面を越えて膝蓋靭帯となり、脛骨粗面につきます。

靭帯の中にできる骨のことを「種子骨」と言います。"膝蓋骨は大腿四頭筋の共同腱(大腿四頭筋腱)の中にできた「種子骨」である"という考え方があります。そのように考えた場合、膝蓋骨は人体最大の「種子骨」となります。

	起始部	またいでいる関節
大腿直筋	腸骨(骨盤)	股関節・膝関節
外側広筋・中間広筋・内側広筋	大腿骨	膝関節

Chapter 4　大腿直筋、縫工筋とハムストリングス　〜股関節の屈曲・伸展に作用する筋②〜

▼ 大腿直筋の静的ストレッチング（例）

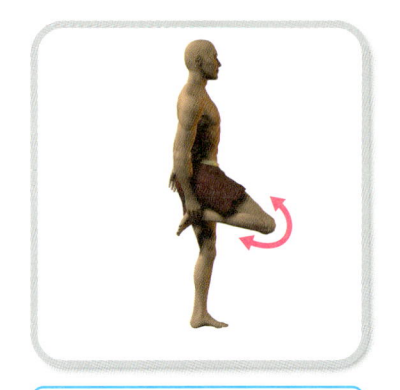

外側広筋、中間広筋、内側広筋は、膝関節を屈曲すれば、ストレッチできます

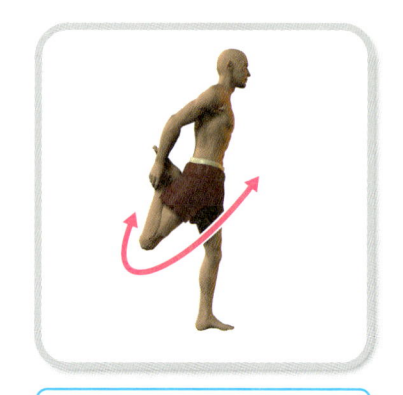

大腿直筋は、膝関節の屈曲だけでなく、股関節も伸展しないと十分にストレッチできません

起始部と停止部の確認

大腿直筋はどこの骨からどこの骨へついているのか確認してみましょう。

起始部 下前腸骨棘、寛骨臼（骨盤）
停止部 膝蓋骨、脛骨

▼ 大腿直筋の起始部と停止部

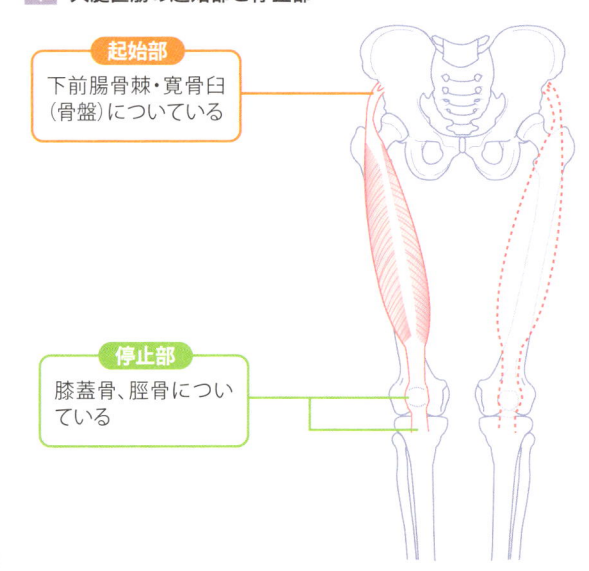

起始部
下前腸骨棘・寛骨臼（骨盤）についている

停止部
膝蓋骨、脛骨についている

4-1 大腿直筋の起始部・停止部と作用

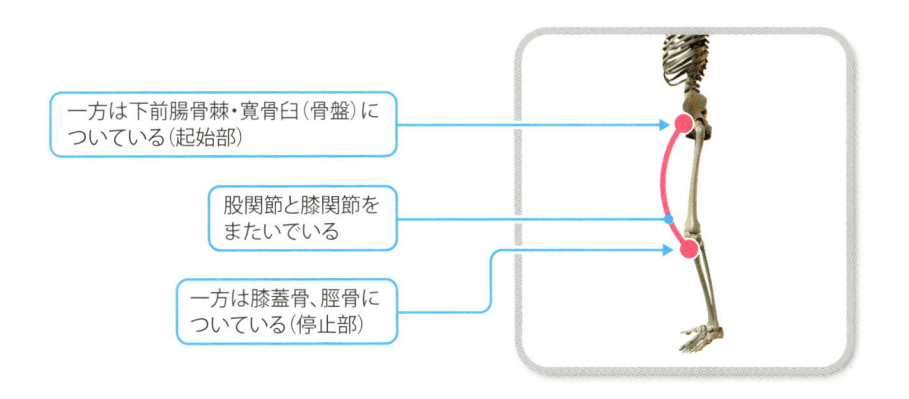

一方は下前腸骨棘・寛骨臼（骨盤）についている（起始部）

股関節と膝関節をまたいでいる

一方は膝蓋骨、脛骨についている（停止部）

作用の確認

「起始部」をA、「停止部」をBとして、大腿直筋の作用を確認していきましょう。

A（起始部）の位置はそのままで、大腿直筋が収縮するとB（停止部）がA（起始部）に近づきます（AとBの距離が短くなります）。

膝関節伸展のまま、脛骨が寛骨（骨盤）に近づいて、「股関節の屈曲」が起こります。

▼ 股関節の屈曲

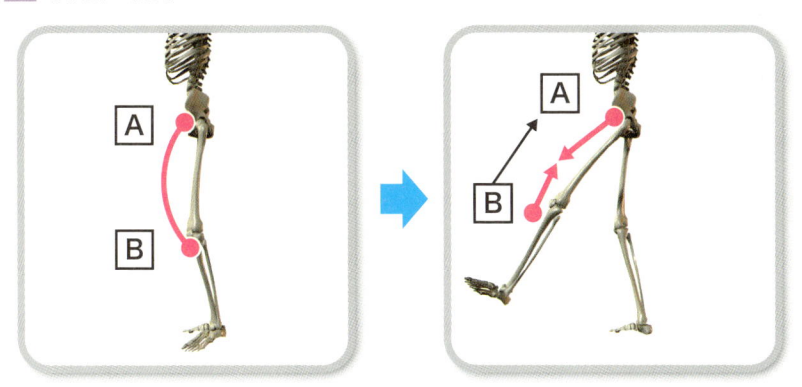

膝関節伸展のまま、脛骨が寛骨（骨盤）に近づく
→膝関節伸展のままで「股関節の屈曲」が起こる

Chapter 4 大腿直筋、縫工筋とハムストリングス　〜股関節の屈曲・伸展に作用する筋②〜

● 次のような形も考えてみましょう

B（停止部）の位置はそのままで、大腿直筋が収縮するとA（起始部）がB（停止部）に近づきます。「股関節屈曲」ですが、「骨盤の前傾」という言い方もできます。特に膝関節が屈曲すると、骨盤は前傾するように引っ張られます。

▼ 股関節屈曲（骨盤の前傾）

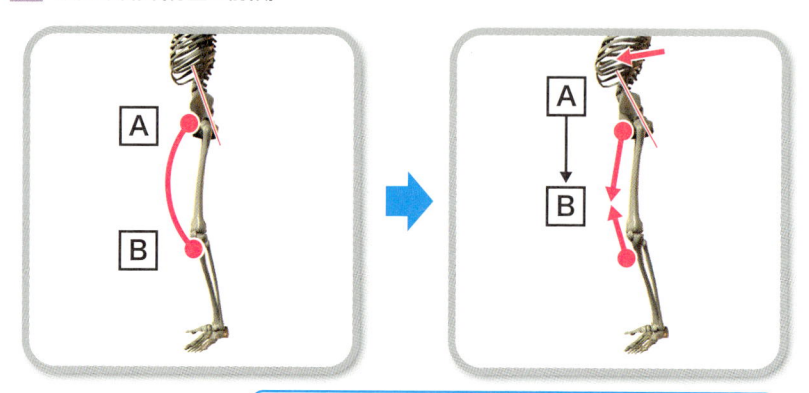

寛骨（骨盤）が脛骨に近づく
→股関節屈曲だが、「骨盤の前傾」という言い方もできる

● その他の作用

他には「膝関節の伸展」の作用があります。大腿四頭筋は運動不足や加齢などで特に衰えやすい筋であることが知られています。

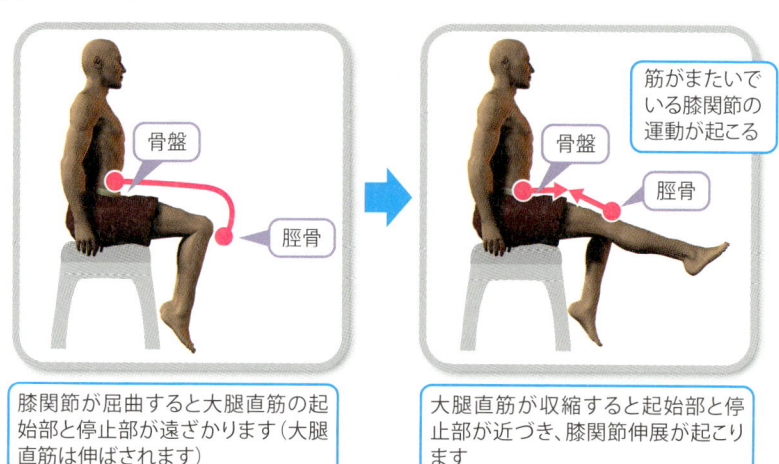

▼ 膝関節の伸展

筋がまたいでいる膝関節の運動が起こる

膝関節が屈曲すると大腿直筋の起始部と停止部が遠ざかります（大腿直筋は伸ばされます）

大腿直筋が収縮すると起始部と停止部が近づき、膝関節伸展が起こります

4-1 大腿直筋の起始部・停止部と作用

まとめ

	起始部	停止部	主な作用	支配神経
大腿直筋	下前腸骨棘、寛骨臼	脛骨粗面、膝蓋骨底・両側縁	股関節の屈曲 膝関節の伸展 骨盤の前傾	大腿神経 L2～L4
外側広筋	大腿骨大転子、大腿骨外側面		膝関節の伸展	大腿神経 L3～L4
中間広筋	大腿骨前面・外側面			大腿神経 L2～L4
内側広筋	大腿骨内側面			大腿神経 L2～L3

※大腿四頭筋＝大腿直筋、外側広筋、中間広筋、内側広筋

トレーニング
大腿四頭筋がたくさん働く「動き」の例

● 股関節屈曲、膝関節伸展

レッグエクステンション

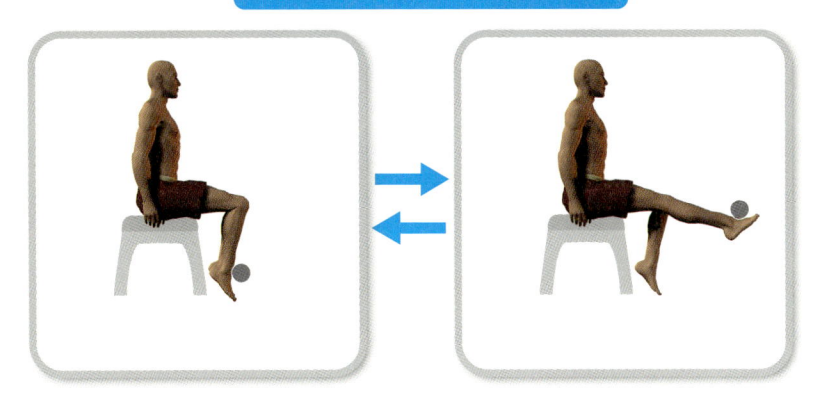

Chapter **4** 大腿直筋、縫工筋とハムストリングス　〜股関節の屈曲・伸展に作用する筋②〜

股関節の屈曲運動（＋膝伸展位）

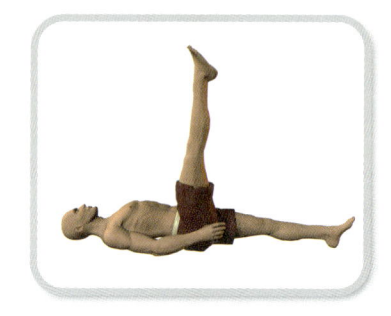

スクワット

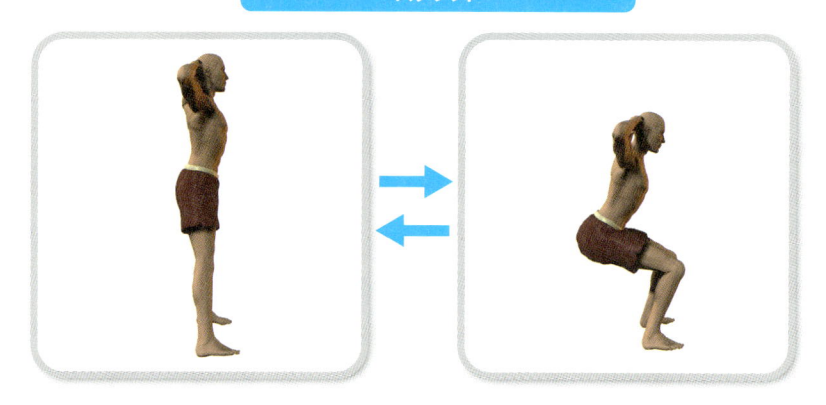

　股関節屈曲位で膝関節が十分に伸展できない人は、大腿四頭筋がうまく機能していない、筋力低下があるかもしれません。

　股関節屈曲位で膝関節伸展に上手に負荷を与えると、その人の大腿四頭筋の機能低下、筋力低下をチェックすることができます。

　これらの大腿四頭筋の「起始部」と「停止部」の距離が短くなる（収縮する）動きに、自体重やウエイト、チューブなどで負荷をかけると、大腿四頭筋の「筋力トレーニング」になります。

Chapter 4 - 2 縫工筋の起始部・停止部と作用

縫工筋はハムストリングスと拮抗関係にはありませんが、大腿直筋と同じ股関節前面にある筋ですので、起始、停止、作用について確認しておきましょう。

起始部と停止部の確認

縫工筋はどこの骨からどこの骨へついているのか確認してみましょう。

起始部 上前腸骨棘（骨盤）
停止部 鵞足（脛骨上部内側面）

　鵞足とは、脛骨上部内側面にある、縫工筋・半腱様筋・薄筋の腱（半膜様筋を含める文献もある）の付着部です。腱のつき方が放射状になっていてガチョウの足のような形に見えるため、この部分を鵞足と呼びます。

▼ 縫工筋の起始部と停止部

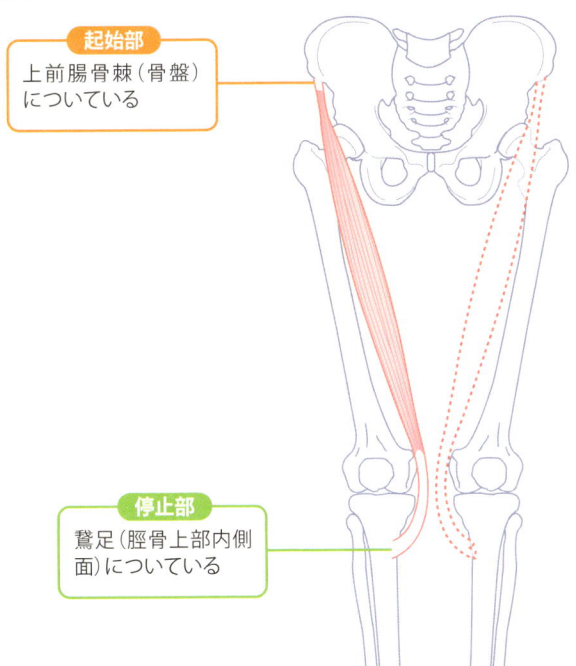

起始部
上前腸骨棘（骨盤）についている

停止部
鵞足（脛骨上部内側面）についている

Chapter 4 大腿直筋、縫工筋とハムストリングス　〜股関節の屈曲・伸展に作用する筋②〜

- 一方は上前腸骨棘（骨盤）についている（起始部）
- 股関節と膝関節をまたいでいる
- 一方は脛骨についている（停止部）

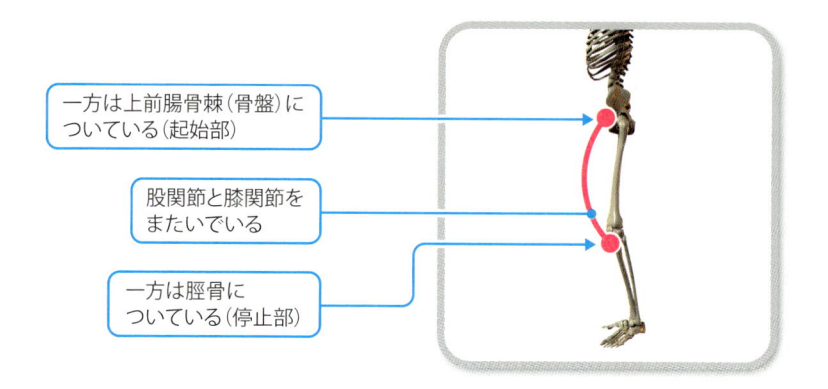

作用の確認

「起始部」をA、「停止部」をBとして、縫工筋の作用を確認していきましょう。

縫工筋が収縮するとA（起始部）とB（停止部）の距離が短くなります。

縫工筋がついている寛骨（骨盤）と脛骨が近づくということです。

縫工筋は膝関節の内側から脛骨上部内側面についているので、収縮すると膝関節は屈曲します。

ただし、縫工筋は立位姿勢で膝を曲げたとき、「起始部」と「停止部」が近づきゆるむ（たわむ）ような感じになり、骨盤にはあまり影響を及ぼしません。

そこが、大腿直筋との違いです。大腿直筋は、立位姿勢で膝を曲げたとき、骨盤を前傾させるように（引っぱるように）骨盤にテンションをかけることになります。

▼ 縫工筋の作用

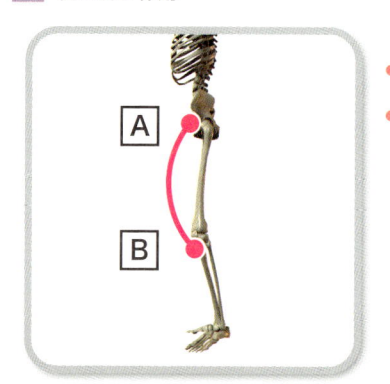

- 大腿直筋の作用……膝関節伸展、股関節屈曲
- 縫工筋の作用……膝関節屈曲、股関節屈曲

4-2 縫工筋の起始部・停止部と作用

● 次のような形も考えてみましょう。

A（起始部）の位置はそのままで、縫工筋が収縮するとB（停止部）がA（起始部）に近づきます。

膝関節が屈曲しながら、下腿も内旋しながら、「股関節の屈曲・外転・外旋」が起こります。

これは、ちょうど「あぐらをかく」姿勢と覚えましょう。

▼ 股関節の屈曲・外転・外旋

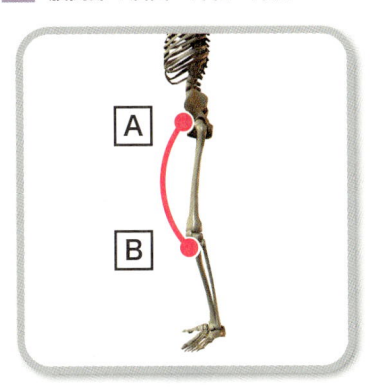

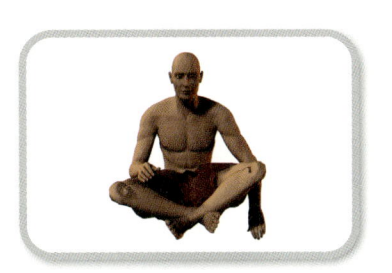

縫工筋の作用である股関節の屈曲・外転・外旋、膝関節屈曲、下腿内旋は、ちょうど「あぐらをかく」姿勢と覚えましょう

正面から見たところ

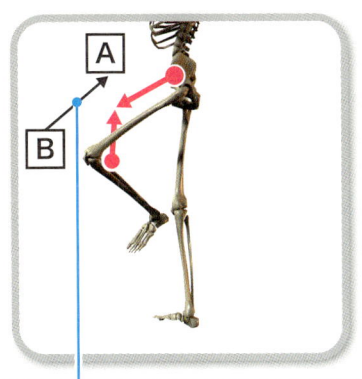

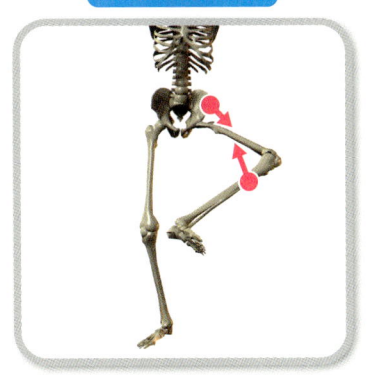

脛骨が寛骨（骨盤）に近づく
→膝関節が屈曲しながら、下腿も内旋しながら、「股関節の屈曲・外転・外旋」が起こる

※縫工筋は、股関節を屈曲する筋なので、「骨盤を前傾」させる作用も一応は考えられます。
※大腿直筋と縫工筋は両方とも股関節と膝関節をまたぐ二関節筋です。大腿直筋は膝が屈曲すると骨盤を前傾させるような張力がかかりますが、縫工筋は膝が屈曲するとゆるむので、骨盤を前傾させるような張力はかからないのが大きな違いです。

まとめ

	起始部	停止部	主な作用	支配神経
縫工筋	上前腸骨棘	鵞足（脛骨上部内側面）	股関節の屈曲、外転、外旋 膝関節の屈曲 下腿の内旋 骨盤の前傾	大腿神経 L2〜L3

Column コラム　縫工筋の名前の由来

「縫工筋（sartorius）」という名前は変わっていると思いませんか？　何でこの筋は「縫工筋」と言うのでしょう？

昔、縫工（仕立屋sartor、裁縫職人）はあぐらをかくような、脚を組んだ姿勢で作業を行いました。「縫工筋」という筋名は、股関節を屈曲・外転・外旋し、かつ膝関節を屈曲する縫工作業の姿勢（あぐら）にこの筋が働くと考え、名付けられたそうです。

3 大腿二頭筋・半腱様筋・半膜様筋(ハムストリングス)の起始部・停止部と作用

Chapter 4

大腿後面の筋(大腿二頭筋・半腱様筋・半膜様筋)を総称して「ハムストリングス」と呼びます。

起始部と停止部の確認

ハムストリングスを構成するそれぞれの筋の起始部と停止部を確認していきましょう。

● 大腿二頭筋

起始部 (長頭)坐骨結節、(短頭)大腿骨粗線
停止部 腓骨頭、脛骨外側顆

▼ 大腿二頭筋の起始部と停止部

起始部
(長頭)坐骨結節
(短頭)大腿骨粗線
についている

※二頭筋であるため、頭は2つあります。

停止部
腓骨頭・脛骨外側顆
についている

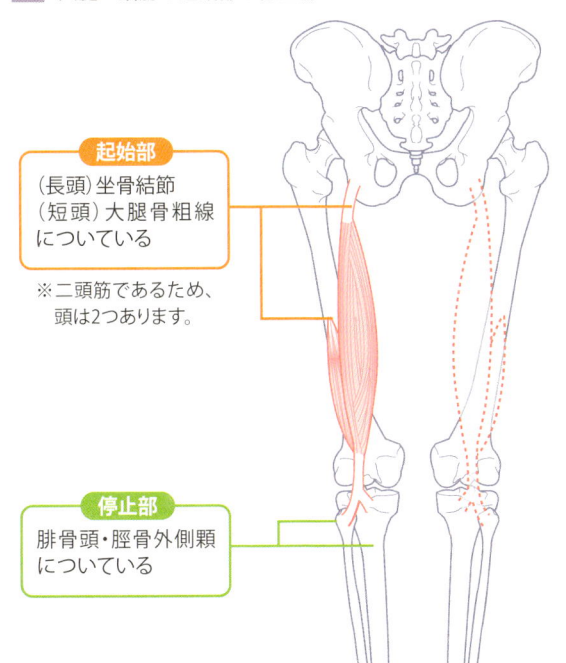

(身体を後ろから見ています)

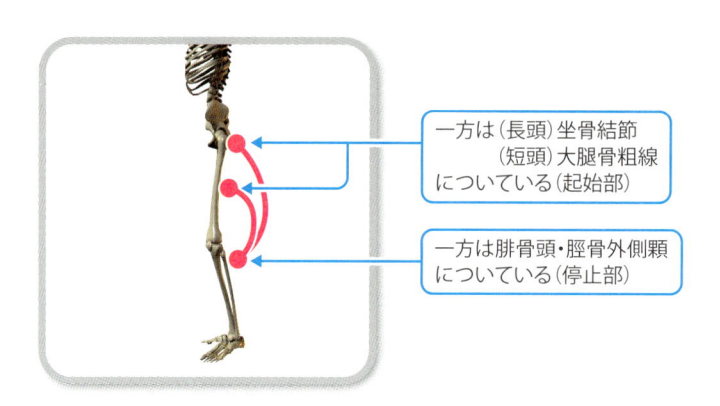

Chapter **4** 大腿直筋、縫工筋とハムストリングス　〜股関節の屈曲・伸展に作用する筋②〜

一方は（長頭）坐骨結節
　　　（短頭）大腿骨粗線
についている（起始部）

一方は腓骨頭・脛骨外側顆
についている（停止部）

● 半腱様筋

起始部 坐骨結節
停止部 鵞足（脛骨上部内側面）

▼ 半腱様筋の起始部と停止部

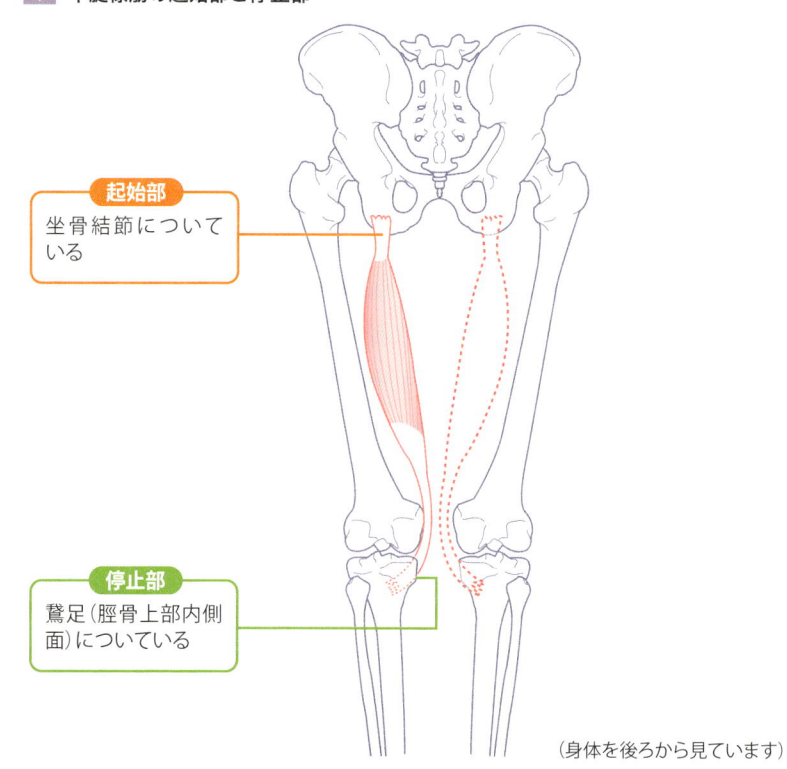

起始部
坐骨結節についている

停止部
鵞足（脛骨上部内側面）についている

（身体を後ろから見ています）

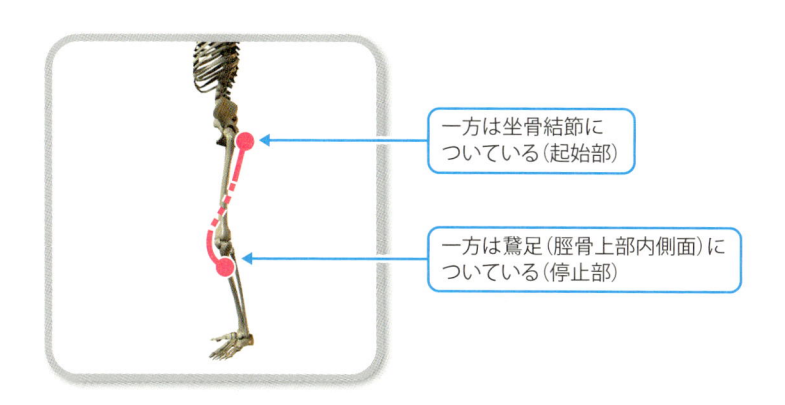

4-3 大腿二頭筋・半腱様筋・半膜様筋（ハムストリングス）の起始部・停止部と作用

- 一方は坐骨結節についている（起始部）
- 一方は鵞足（脛骨上部内側面）についている（停止部）

● 半膜様筋

起始部 坐骨結節

停止部 鵞足（脛骨上部内側面）、脛骨内側顆、斜膝窩靱帯

▼ 半膜様筋の起始部と停止部

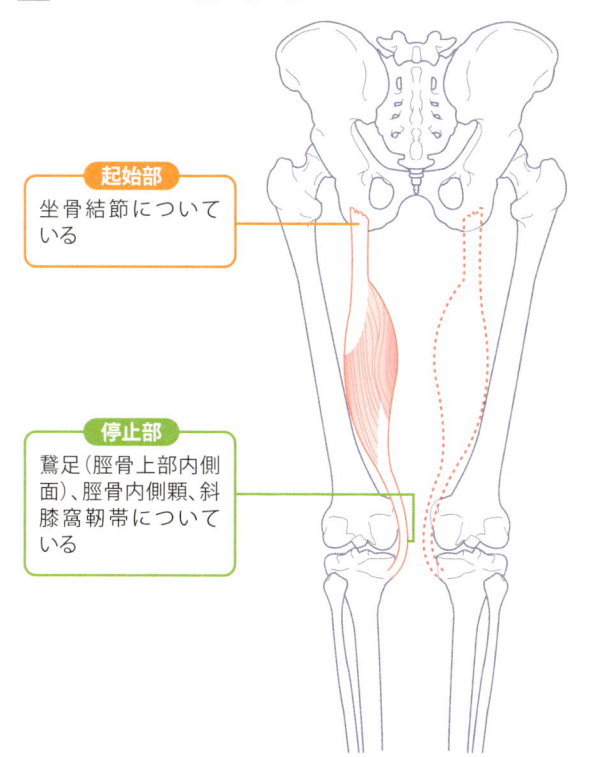

起始部
坐骨結節についている

停止部
鵞足（脛骨上部内側面）、脛骨内側顆、斜膝窩靱帯についている

（身体を後ろから見ています）

Chapter **4** 大腿直筋、縫工筋とハムストリングス　～股関節の屈曲・伸展に作用する筋②～

一方は坐骨結節についている（起始部）

一方は鵞足（脛骨上部内側面）、脛骨内側顆、斜膝窩靱帯についている（停止部）

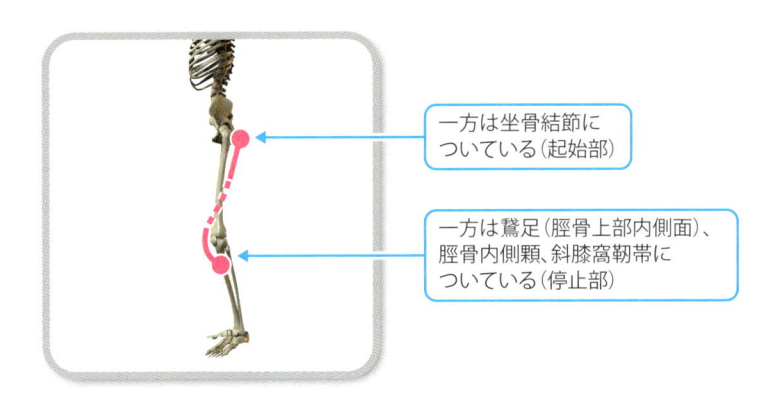

　大腿部後面の外側が大腿二頭筋、大腿部後面の内側が半腱様筋と半膜様筋になります。

▼ 大腿二頭筋、半腱様筋、半膜様筋の位置

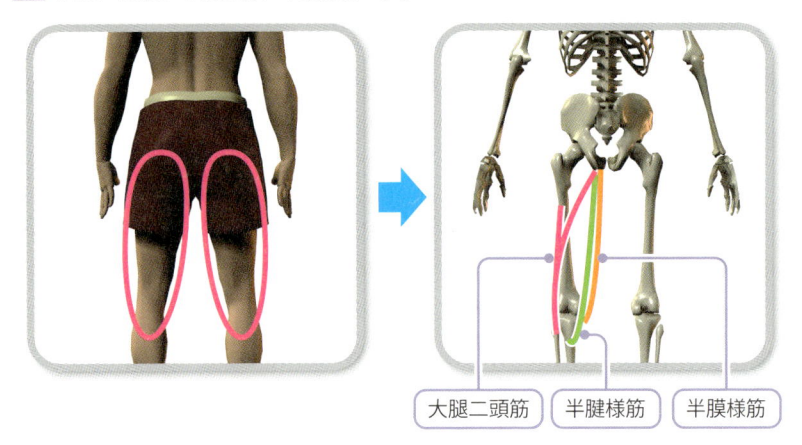

大腿二頭筋　半腱様筋　半膜様筋

作用の確認

　それでは、説明しやすいように「起始部」をA、「停止部」をBとして、ハムストリングスの作用を確認してみましょう。大腿二頭筋、半腱様筋、半膜様筋共通のところからみていきましょう。

　ハムストリングスが収縮するとA（起始部）とB（停止部）の距離が短くなります。B（停止部）がA（起始部）に近づく、つまり下腿骨が坐骨（骨盤）に近づく「股

関節の伸展」の作用です。

さらに、下腿骨が坐骨（骨盤）に近づく「膝関節の屈曲」があります。

▼ 股関節の伸展と膝関節の屈曲

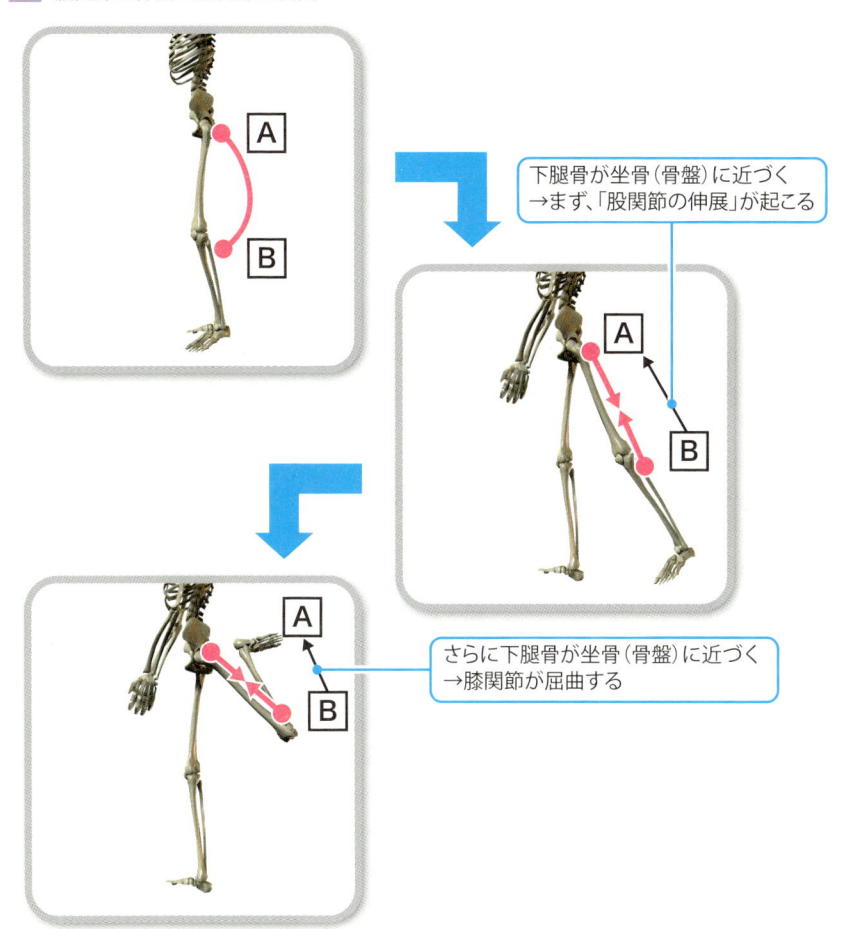

下腿骨が坐骨（骨盤）に近づく
→まず、「股関節の伸展」が起こる

さらに下腿骨が坐骨（骨盤）に近づく
→膝関節が屈曲する

● 次のような形も考えてみましょう

　B（停止部）の位置はそのままで、ハムストリングスが収縮するとA（起始部）がB（停止部）に近づきます。つまり、坐骨（骨盤）が下腿骨に近づきます。

　すると、「股関節の伸展」が起こりますが、これは「骨盤の後傾」という言い方もできます。

Chapter 4 大腿直筋、縫工筋とハムストリングス　～股関節の屈曲・伸展に作用する筋②～

▼ 股関節の伸展（骨盤の後傾）

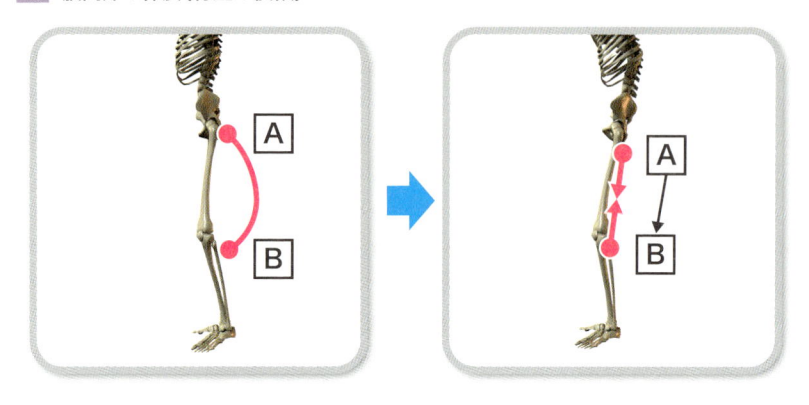

◉ 大腿二頭筋のその他の作用

「下腿の外旋」の作用があります。

また、大腿二頭筋は股関節の外旋の補助動筋としても作用します。

◉ 半腱様筋、半膜様筋のその他の作用

「下腿の内旋」の作用があります。

また、半腱様筋、半膜様筋は股関節・内旋の補助動筋としても作用します。

▼ 下腿の外旋（左）、内旋（右）

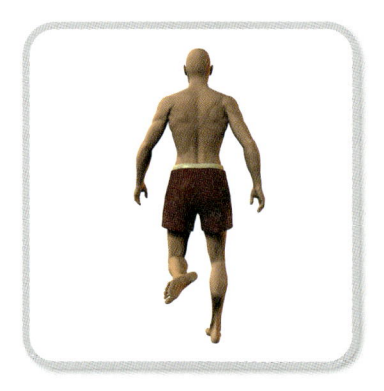

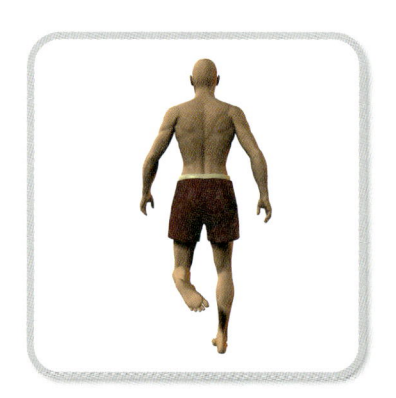

まとめ

	起始部	停止部	主な作用	支配神経
大腿二頭筋	(長頭)坐骨結節 (短頭)大腿骨粗線	腓骨頭、脛骨外側顆	股関節の伸展、外旋 膝関節の屈曲 下腿の外旋 骨盤の後傾	(長頭)脛骨神経 L5～S2 (短頭)腓骨神経 L5～S1
半腱様筋	坐骨結節	鵞足(脛骨上部内側面)	股関節の伸展、内旋 膝関節の屈曲 下腿の内旋 骨盤の後傾	坐骨(脛骨)神経 (L4)、L5、S1、(S2)
半膜様筋	坐骨結節	鵞足(脛骨上部内側面) 脛骨内側顆、斜膝窩靭帯	股関節の伸展、内旋 膝関節の屈曲 下腿の内旋 骨盤の後傾	坐骨(脛骨)神経 L4～S1

※ハムストリングス＝大腿二頭筋、半腱様筋、半膜様筋

トレーニング
ハムストリングスがたくさん働く「動き」の例

●股関節伸展、膝関節屈曲

下腿骨(ハムストリングスの「停止部」)が骨盤(ハムストリングスの「起始部」)に近づく動き(例)

仰臥位／ヒップリフト

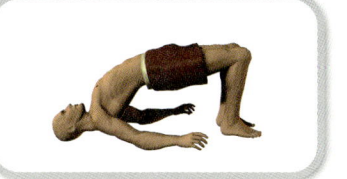

※膝関節屈曲の角度が大きい(踵の位置がお尻に近い)と、殿筋を使う割合が高くなり、ハムストリングスを使う割合は低くなります。
※膝関節屈曲の角度が小さい(踵の位置がお尻から離れている)と、ハムストリングスを使う割合が高くなります。

Chapter 4　大腿直筋、縫工筋とハムストリングス　～股関節の屈曲・伸展に作用する筋②～

伏臥位／膝関節屈曲運動

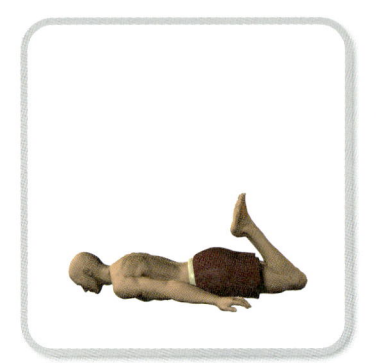

立位／（股関節伸展）＋膝関節屈曲運動

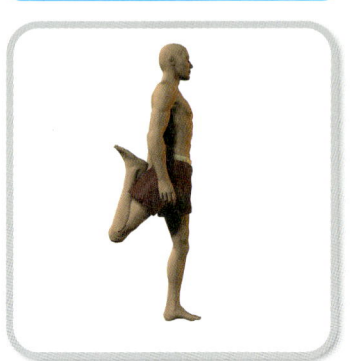

マシンなどを使っての膝関節屈曲運動

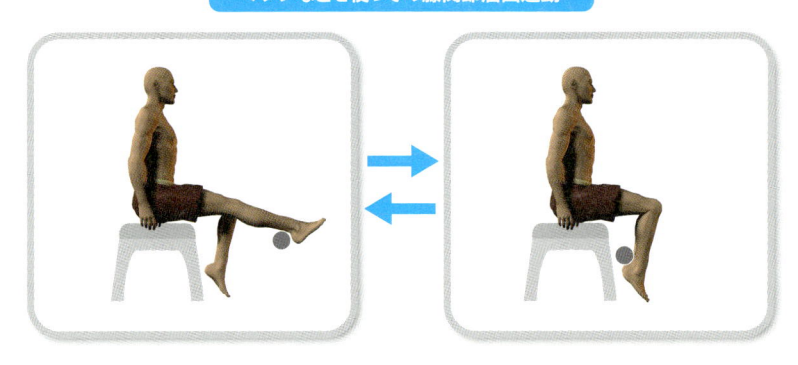

　膝関節伸展位での股関節伸展や膝関節屈曲が十分にできない人は、ハムストリングスがうまく機能していない、筋力低下があるかもしれません。膝関節伸展位での股関節伸展や膝関節屈曲に上手に負荷を与えると、その人のハムストリングスの機能低下、筋力低下をチェックすることができます。

　これらのハムストリングスの「起始部」と「停止部」の距離が短くなる（収縮する）動きに、自体重やウエイト、チューブなどで負荷をかけると、ハムストリングスの「筋力トレーニング」になります。

Chapter 4 股関節、膝関節の屈曲―伸展の動きでみる「大腿直筋とハムストリングスの筋コンディション」

ここでは、「大腿直筋とハムストリングスの筋コンディション」と「股関節、膝関節・屈曲―伸展の動き」について考えてみましょう。

股関節屈曲・膝関節伸展の運動と大腿直筋・ハムストリングスの関係

大腿直筋（大腿四頭筋）とハムストリングスは、股関節や膝関節の運動において、ちょうど反対の働きをする拮抗の関係になっています。

股関節屈曲・膝関節伸展の運動では、大腿直筋（大腿四頭筋）が収縮すると同時に、ハムストリングスが弛緩します。

言い換えれば、大腿直筋（大腿四頭筋）の「起始部」と「停止部」の距離が短くなると、ハムストリングスの「起始部」と「停止部」の距離が長くなります。

股関節屈曲・膝関節伸展の動きが十分でないケース

股関節屈曲・膝関節伸展の動きを十分に行うためには、「大腿直筋が十分に縮む（短くなる）＝大腿直筋の筋力」と、「ハムストリングスが十分にゆるむ（長くなる）＝ハムストリングスの柔軟性」が必要です。

したがって、股関節屈曲・膝関節伸展の動きが十分にできない人については、下記の2点が推測されます（2点とも当てはまる場合もあります）。

❶ 大腿直筋の筋力低下があるかもしれない。
❷ ハムストリングスの柔軟性低下があるかもしれない。

Chapter **4** 大腿直筋、縫工筋とハムストリングス　〜股関節の屈曲・伸展に作用する筋②〜

▼ 股関節屈曲・膝関節伸展

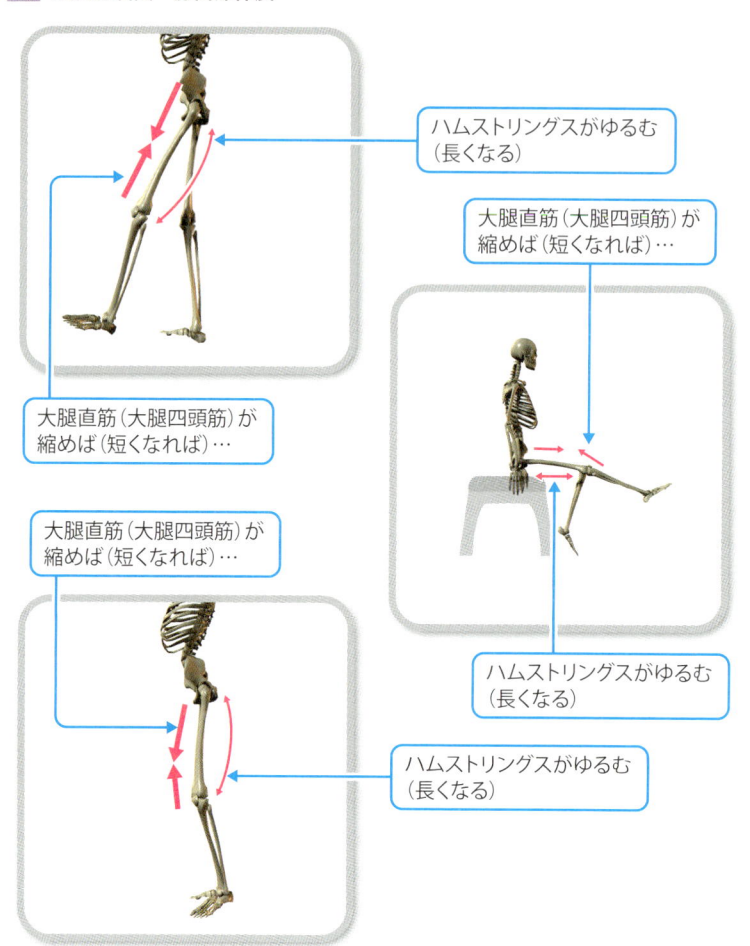

ハムストリングスがゆるむ（長くなる）

大腿直筋（大腿四頭筋）が縮めば（短くなれば）…

大腿直筋（大腿四頭筋）が縮めば（短くなれば）…

大腿直筋（大腿四頭筋）が縮めば（短くなれば）…

ハムストリングスがゆるむ（長くなる）

ハムストリングスがゆるむ（長くなる）

股関節伸展・膝関節屈曲の運動と大腿直筋・ハムストリングスの関係

　股関節伸展・膝関節屈曲の運動では、ハムストリングスが収縮すると同時に、大腿直筋（大腿四頭筋）が弛緩します（「起始部」と「停止部」の距離が長くなります）。

言い換えれば、ハムストリングスの「起始部」と「停止部」の距離が短くなれば、大腿直筋の「起始部」と「停止部」の距離が長くなります。

❉ 股関節伸展・膝関節屈曲の動きが十分でないケース

股関節伸展・膝関節屈曲の動きを十分に行うためには、「ハムストリングスが十分に縮む（短くなる）＝ハムストリングスの筋力」と、「大腿直筋が十分にゆるむ（長くなる）＝大腿直筋の柔軟性」が必要です。

したがって、股関節伸展・膝関節屈曲の動きが十分にできない人については、下記の2点が推測されます（2点とも当てはまる場合もあります）。

❶ ハムストリングスの筋力低下があるかもしれない。
❷ 大腿直筋の柔軟性低下があるかもしれない。

▼ 股関節伸展・膝関節屈曲

ハムストリングスが縮めば（短くなれば）…

ハムストリングスが縮めば（短くなれば）…

大腿直筋（大腿四頭筋）がゆるむ（長くなる）

大腿直筋（大腿四頭筋）がゆるむ（長くなる）

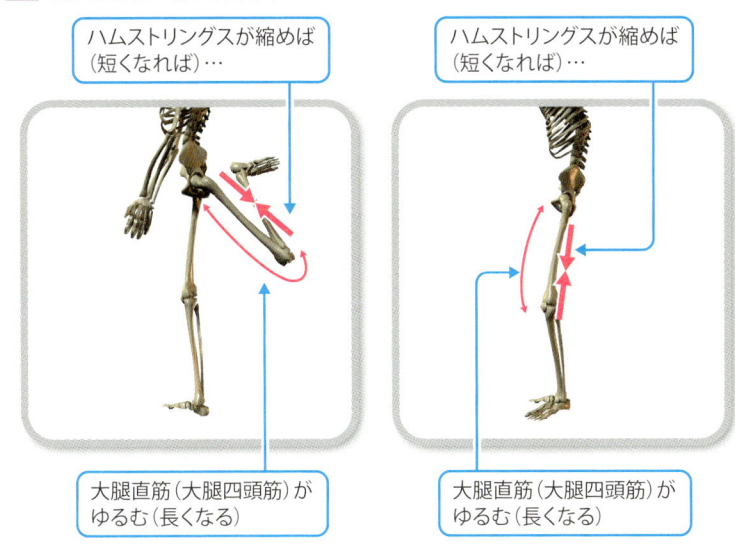

Chapter 4 大腿直筋、縫工筋とハムストリングス　〜股関節の屈曲・伸展に作用する筋②〜

まとめ

- 股関節屈曲・膝関節伸展では
  → 大腿直筋(大腿四頭筋)：収縮(「起始部」と「停止部」の距離が短くなる)、ハムストリングス：弛緩(「起始部」と「停止部」の距離が長くなる)。

- 股関節屈曲・膝関節伸展の動きが十分でない
  → 大腿直筋(大腿四頭筋)の筋力低下、またはハムストリングスの柔軟性低下の可能性がある(両方とも当てはまる場合もある)。

- 股関節伸展・膝関節屈曲では
  → ハムストリングス：収縮(「起始部」と「停止部」の距離が短くなる)、大腿直筋(大腿四頭筋)：弛緩(「起始部」と「停止部」の距離が長くなる)。

- 股関節伸展・膝関節屈曲の動きが十分でない
  → ハムストリングスの筋力低下、または大腿直筋(大腿四頭筋)の柔軟性低下の可能性がある(両方とも当てはまる場合もある)。

5 立位姿勢（骨盤の前傾具合）でみる「大腿直筋とハムストリングスの筋コンディション」

ここでは、立位姿勢（骨盤の前傾具合）と「大腿直筋とハムストリングスの筋コンディション」について考えてみましょう。

骨盤前傾が小さい（骨盤後傾）型・腰丸まり姿勢

例えば、骨盤前傾の度合いが小さい（骨盤後傾）、腰が丸まった姿勢の場合、下記のことが言えます。

① 標準的な立位姿勢に比べて、ハムストリングスの「起始部」「停止部」の距離が短い。
→ ハムストリングスが、本来より短くなっている・縮んでいる・硬くなっている。

② 標準的な立位姿勢に比べて、大腿直筋の「起始部」「停止部」の距離が長い
→ 大腿直筋が、本来より長くなっている・伸びている・ゆるんでいる（弱くなっている）。

骨盤前傾が大きい型・腰反りすぎ姿勢

いっぽう、「骨盤の前傾が大きく、腰が反りすぎている姿勢」の人を考えてみましょう。

① 標準的な立位姿勢に比べて、大腿直筋の「起始部」「停止部」の距離が短い。
→ 大腿直筋が、本来より短くなっている・縮んでいる・硬くなっている。

② 標準的な立位姿勢に比べて、ハムストリングスの「起始部」「停止部」の距離が長い
→ ハムストリングスが、本来より長くなっている・伸びている・ゆるんでいる（弱くなっている）。

Chapter 4 大腿直筋、縫工筋とハムストリングス　〜股関節の屈曲・伸展に作用する筋②〜

▼ 立位姿勢（骨盤の前傾具合）でみる「大腿直筋とハムストリングスの筋コンディション」

標準的な立位姿勢

大腿直筋　ハムストリングス

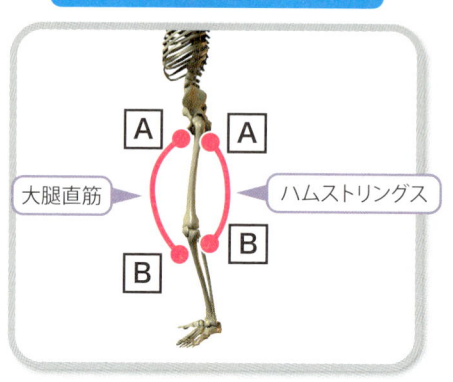

骨盤前傾が小さい（骨盤後傾）型・腰丸まり姿勢

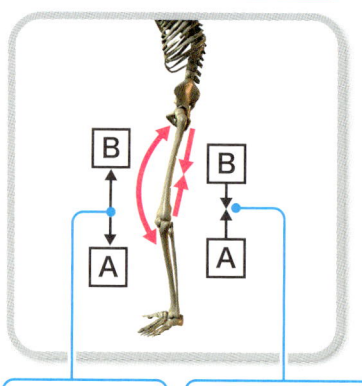

標準的な立位姿勢に比べて大腿直筋の「起始部」「停止部」の距離が長い

標準的な立位姿勢に比べて、ハムストリングスの「起始部」「停止部」の距離が短い

骨盤前傾が大きい型・腰反りすぎ姿勢

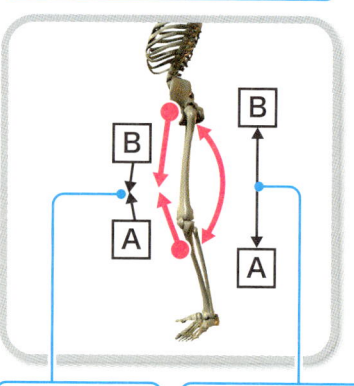

標準的な立位姿勢に比べて大腿直筋の「起始部」「停止部」の距離が短い

標準的な立位姿勢に比べてハムストリングスの「起始部」「停止部」の距離が長い

運動指導に活かす"学び方"のヒント

立位姿勢と大腿直筋・ハムストリングス

「骨盤前傾が小さい（後傾ぎみ）型・腰丸まり姿勢」で例えば腰痛の人に対し、これまでの各章で学んだ知識を総合すると、下記の予測がつきます。

❶ 骨盤の前傾が小さすぎて、腰に負担がかかっているかもしれない。
❷ 筋緊張(柔軟性の低下)があるかもしれない筋は、①腹直筋、②大殿筋、③ハムストリングス
❸ 筋力低下があるかもしれない筋は、①脊柱起立筋、②腸腰筋、③大腿直筋

いっぽう、「骨盤前傾が大きい型・腰反りすぎ姿勢」の人の場合は、下記の予測がつきます。

❶ 骨盤の前傾が大きすぎて、腰に負担がかかっているかもしれない。
❷ 筋緊張(柔軟性の低下)があるかもしれない筋は、①脊柱起立筋、②腸腰筋、③大腿直筋
❸ 筋力低下があるかもしれない筋は、①腹直筋、②大殿筋、③ハムストリングス

実際にチェックしてみてそうであれば、柔軟性の低下に対しては柔軟性を高めるエクササイズを、筋力の低下に対しては筋トレーニングを行うと、骨盤の前後の引っ張り具合(基礎張力)を変えることができます。そうすると骨盤の前傾具合が改善しやすくなり、腰への負担が軽減し、結果として腰痛も改善に向かうかもしれません。

6 大腿直筋、縫工筋、ハムストリングスの柔軟性の見方

大腿直筋、縫工筋、ハムストリングスあたりの柔軟性低下を判断するひとつの目安として活用してください。

大腿四頭筋の柔軟性の見方（例）

方法

①伏臥位になります。この時、骨盤の傾き具合を確認しておきます。股関節屈曲筋の柔軟性が低下した人は骨盤の前傾がすでに大きいかもしれません。

②パートナーはゆっくりと本人の両膝を曲げ、踵を殿部へ近づけていきます。少し抵抗を感じるところで止めます。下腿と床の角度をみてください（踵と殿部の距離もみておきましょう）。基本的な大腿四頭筋の柔軟性を判断する材料になります。膝関節屈曲のみの動きなので、大腿四頭筋の中でも特に膝関節のみをまたいでいる筋（内側広筋、中間広筋、外側広筋）の柔軟性が反映される形です。

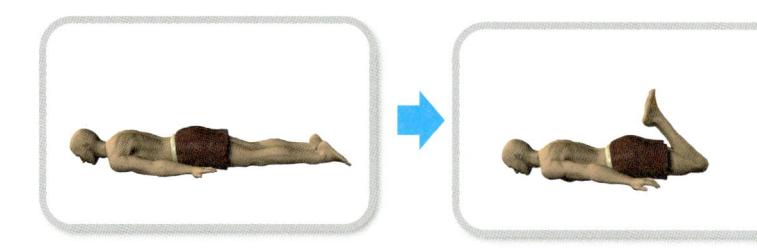

判断の目安

・膝屈曲角度が140度程度

大腿四頭筋の起始部（寛骨、大腿骨）と停止部（脛骨）が遠ざかる動きですから、大腿四頭筋あたりの柔軟性が低下していると膝関節屈曲の角度が少なくなります。

※大腿四頭筋の柔軟性の他に、膝関節のコンディションも関係します。

大腿直筋の柔軟性の見方(例)

「大腿四頭筋の柔軟性の見方(例)」よりさらに、膝を屈曲させて踵を殿部に近づけます。

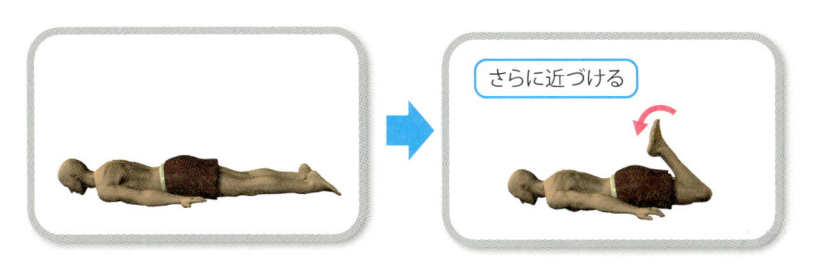

さらに近づける

判断の目安

踵を殿部に近づけた時、骨盤が前傾したら、大腿直筋あたりの柔軟性が低下しているかもしれません。

大腿直筋は、骨盤(寛骨)と脛骨についています。膝関節を屈曲すると、停止部(脛骨)が起始部(寛骨)から遠ざかります。

大腿直筋の柔軟性が十分にない人が膝関節を屈曲すると、起始部(寛骨)が引っ張られ、骨盤の前傾が起こります。

片脚でこの動作を行った場合、骨盤が前傾する他に、反対側にお尻が逃げるという現象が見られる場合もあります。

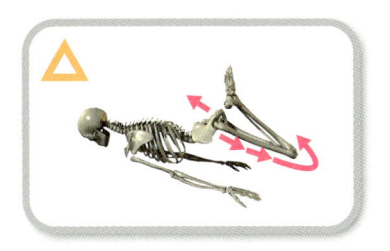

大腿直筋の柔軟性が十分にないと、骨盤が引っ張られて傾きが変わる(前傾する)、お尻が上がる

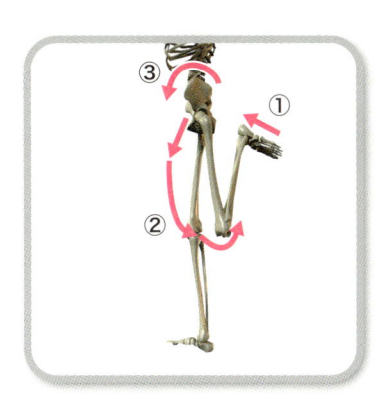

Chapter 4 大腿直筋、縫工筋とハムストリングス　〜股関節の屈曲・伸展に作用する筋②〜

🌀 大腿直筋の柔軟性が低下した人の特徴

① 「骨盤前傾が大きい型・腰反りすぎ姿勢」かもしれません（P.86①の図参照）。
② 「股関節伸展」（骨盤後傾）の動きや姿勢、ポーズがうまくできません。特に「膝関節屈曲」を伴う「股関節伸展」の動きで「腰椎部伸展」が大きくなり、腰椎部に過伸展（反りすぎ）の負担がかかりやすくなります。
③ 柔軟性に左右差がある場合には、「骨盤左右の傾きが大きい型」か「骨盤位置のねじれが大きい型」の立位姿勢かもしれません（P.86③の図参照）。

🌀 縫工筋の柔軟性の見方（例）

方法

① 伏臥位になります。この時、骨盤の傾き具合を確認しておきます。股関節屈曲筋の柔軟性が低下した人は、骨盤の前傾がすでに大きいかもしれません。
② パートナーは本人の足首あたりを持ち、ゆっくりと両膝を曲げます（70度〜80度程度）。膝を閉じたままで両股関節が内旋するように足部を外側に開いていきます。抵抗を感じるところで止めてください（片脚ずつのチェックもしてみましょう。その場合は、片手を膝上大腿部あたりに当て、股関節を伸展しながらチェックしましょう。より縫工筋の柔軟性をみやすくなります）。

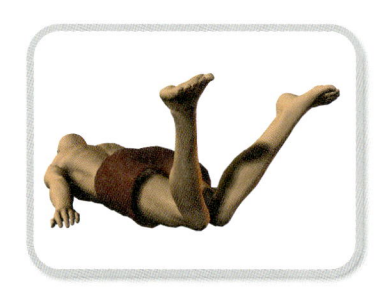

判断の目安

　床と垂直をスタートとして下腿が外側に40度以上倒れなかったら、縫工筋あたりに柔軟性低下があるかもしれない、と考える目安とします。
　縫工筋の作用のちょうど反対のような動き・姿勢ですので、縫工筋に柔軟性

の低下があると下腿は十分に倒れません（股関節が内旋しません）。

また、膝関節の弛緩性（不安定性）が大きい場合（膝関節がゆるい、ルーズな場合）は、下腿が大きく倒れます。他にも仙腸関節や股関節のコンディション、他股関節外旋筋のコンディションなども関係してきます。

チェックの結果の内容として、筋の柔軟性を反映している割合が高いのか、関節のコンディションを反映している割合が高いのか、半々くらいなのかなど、見極めが大切です。

ハムストリングスの柔軟性の見方（例）

方法

①仰臥位で膝を伸展したまま、股関節を屈曲していきます（足底屈で行います。足背屈で行うと、腓腹筋の柔軟性も関係してきます）。
②反対側の大腿骨が上に上がらない範囲（骨盤が後傾しない範囲）、股関節屈曲した側の膝が曲がらない範囲で、抵抗を感じるところまで行います。

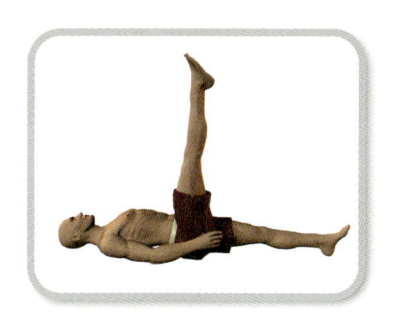

判断の目安

大腿骨と床の角度が80度くらいを基準とし、それ未満ならハムストリングスあたりに柔軟性の低下があるかもしれないと考えます。

スポーツ選手の場合は、大腿骨と床の角度が90度くらいを基準と考えましょう。

自動運動で行うと、「ハムストリングスの柔軟性」と大腿直筋など股関節屈曲筋の筋力が必要になります。

「ハムストリングスの柔軟性」のみを評価するには、パートナーが本人の足を持って股関節屈曲の可動域をみる、他動運動可動域で行いましょう。

このテストは「SLRテスト」(ストレート・レッグ・レイジング・テスト)と言い、医療の分野では「椎間板ヘルニア」の診断などにも使われます。

ハムストリングスの柔軟性が低下した人の特徴

①「骨盤前傾が小さい型(骨盤後傾型)の姿勢」かもしれません(P.84①の図参照)。

②「股関節屈曲」(骨盤前傾)の動きや姿勢、ポーズがうまくできません。特に「膝関節伸展」を伴う「股関節屈曲」の動きで「腰椎部屈曲」が大きくなり、腰椎部に過屈曲(丸まりすぎ)の負担がかかりやすくなります。

③柔軟性に左右差がある場合には、「骨盤左右の傾きが大きい型」か「骨盤位置のねじれが大きい型」の立位姿勢かもしれません(P.86③の図参照)。

5

中殿筋、大腿筋膜張筋と大腿内転筋群
～股関節の外転・内転に作用する筋～

ここでは「股関節の外転に作用する筋」として、中殿筋、大腿筋膜張筋を、「股関節の内転に作用する筋」として、大腿内転筋群を取り上げます。恥骨筋、短内転筋、長内転筋、大内転筋、薄筋）を総称して、大腿内転筋群と言います。これらの筋から、「姿勢や動き」をみるための基礎知識を確認していきましょう。

● 「股関節の外転」に作用する筋
- 主働筋　中殿筋、大腿筋膜張筋
- 補助動筋　小殿筋、縫工筋、大腿直筋、大殿筋

● 「股関節の内転」に作用する筋
- 主働筋　大腿内転筋群（恥骨筋、短内転筋、長内転筋、大内転筋、薄筋）

中殿筋の起始部・停止部と作用

殿部筋は表層から「大殿筋」→「中殿筋」→「小殿筋」の順に三層構造になっています。第3章P.95に図がありますので、もう一度復習してみましょう。

起始部と停止部の確認

中殿筋はどこの骨からどこの骨へついているのか確認してみましょう。

起始部 腸骨後面(骨盤)

停止部 大腿骨大転子

▼ 中殿筋の起始部と停止部

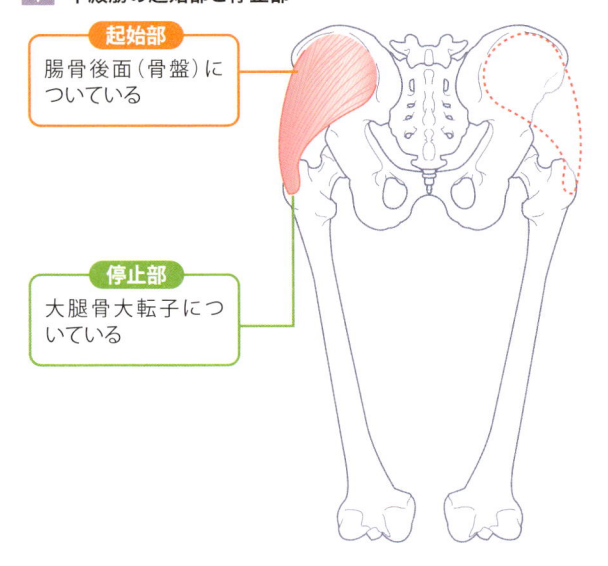

起始部 腸骨後面(骨盤)についている

停止部 大腿骨大転子についている

(身体を後ろから見ています)

5-1 中殿筋の起始部・停止部と作用

一方は腸骨後面についている（起始部）

一方は大腿骨大転子についている（停止部）

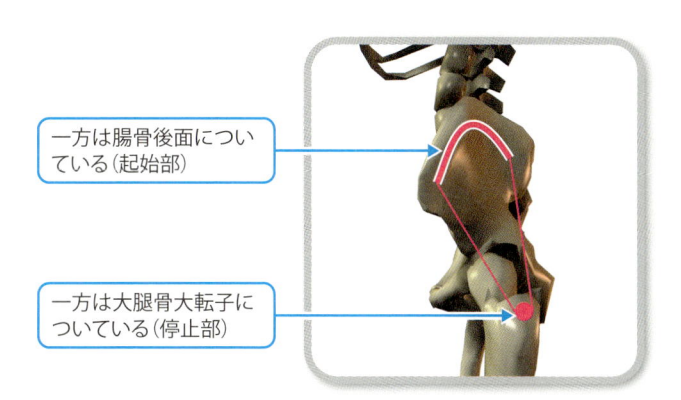

作用の確認

「起始部」をA、「停止部」をBとして、中殿筋の作用を確認していきましょう。

まずは、前額面上の動き（左右の動き）で考えてみます。

中殿筋が収縮するということは、中殿筋がついている腸骨（骨盤）と大腿骨が近づくということです。

A（起始部）の位置はそのままで、中殿筋が収縮するとB（停止部）がA（起始部）に近づきます（AとBの距離が短くなります）。

大腿骨が腸骨（骨盤）に近づいて、「股関節の外転」が起こります。

▼ 股関節の外転

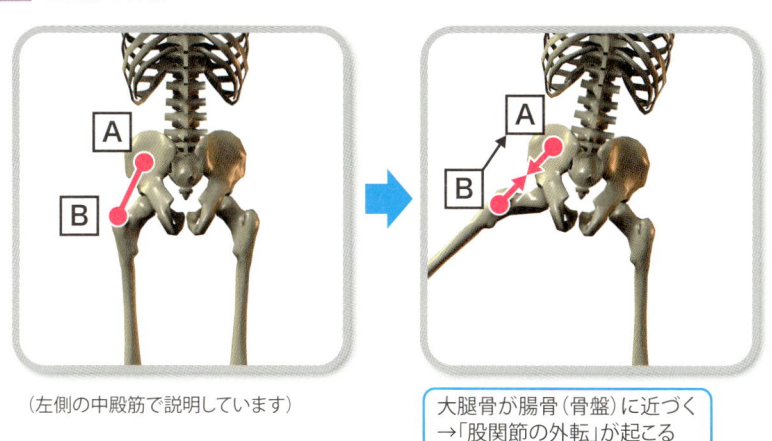

（左側の中殿筋で説明しています）

大腿骨が腸骨（骨盤）に近づく
→「股関節の外転」が起こる

149

Chapter 5 中殿筋、大腿筋膜張筋と大腿内転筋群　～股関節の外転・内転に作用する筋～

● 次のような形も考えてみましょう

2本脚で立っている時、骨盤はほぼ水平位になっています。

今、左脚で片脚立ちになったとします。

健康な人は無意識に骨盤の水平位を保持できますが、このことをもう少し深く考えてみると、中殿筋の大切な働きが見えてきます。

次の図を見ながら、確認してみましょう。

次ページ図③を見てください。左側中殿筋のA（起始部）とB（停止部）の距離が長くなっています（伸ばされたようになっています）。

B（停止部）の位置はそのままで、中殿筋が収縮するとA（起始部）がB（停止部）に近づき、結果として骨盤を水平位にすることができます。

普段は無意識にできてしまうことなので、なかなか気づくことができませんが、片脚になった時に骨盤を水平位に保持できるのは、支持脚側の中殿筋の作用です。

このように、いろいろな状況で骨盤位置の安定性を保持したり（バランス保持能力）、骨盤の前額面での動き（左右への体重移動など）に中殿筋は大切な働きをしています。

▼ **中殿筋の働き**

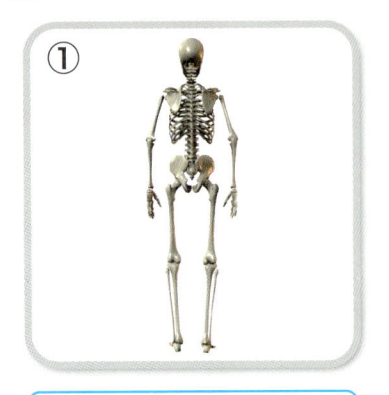

①

両脚は、骨盤を左右で支えている2本の柱だと考えます

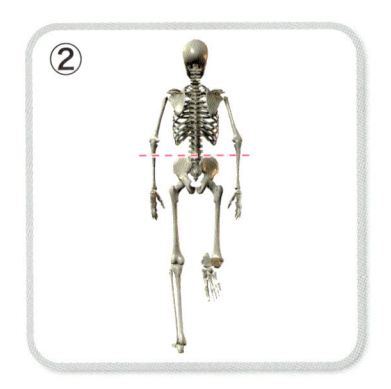

②

膝を曲げて中に浮かすと、右側で骨盤を支えていた柱がなくなったような感じになります

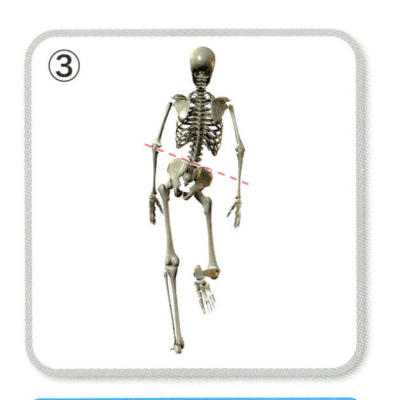

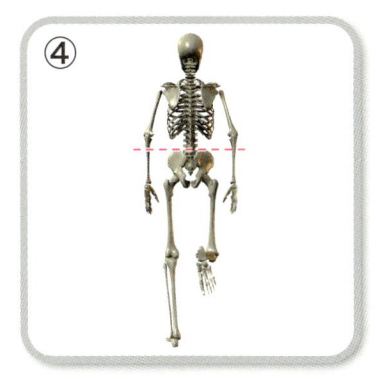

5-1 中殿筋の起始部・停止部と作用

③

本来なら、このように骨盤の右端が重力に引っぱられて下がってしまうはずです

④

しかし実際は③のようにはならず、骨盤を水平位に保持することができます。そのために働いているのが中殿筋です

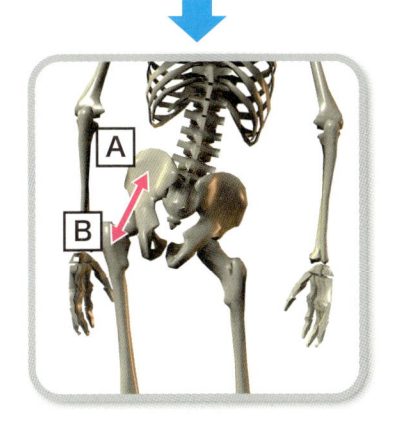

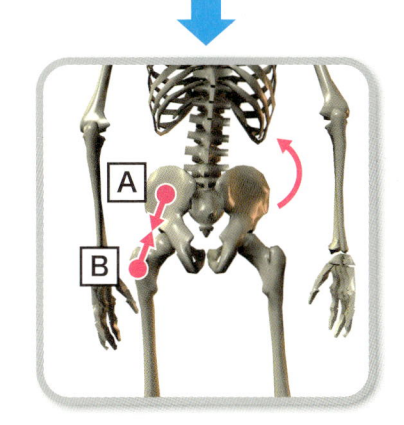

　この中殿筋の働きは、「歩行動作」においても、とても重要です。
　次の図を見ながら、また実際に身体を動かしながら、確認してみましょう。
　左脚を前に出して着地し、その後右脚が前に出ていく場面を考えてみましょう。ここでは、話をわかりやすくするために、わざと骨盤の左右の傾きが大きくなるように歩いてみます。
　まず、左脚を前に出して着地します。その後さらにゆっくりと体重を左足にかけていきます（お尻が左足の外に出るくらいのつもりでやってみましょう）。
　次ページ図①のように骨盤の左側が上がり、右側が下がります。
　この時、左側の中殿筋がストレッチされます。

Chapter 5　中殿筋、大腿筋膜張筋と大腿内転筋群　〜股関節の外転・内転に作用する筋〜

　その後、左側の中殿筋が収縮し、骨盤の右側が上に上がり、その動きをきっかけに右脚が前に出ていきます。
　このように中殿筋は、歩行動作でも大切な働きをしています。
　もしも中殿筋が働かないと、左脚に体重がかかった局面では、右側の骨盤が下がったままになってしまいます。そこで足を前に出そうとすると、地面を引きずるように足を前に出すような形になってしまいます。このような歩き方を「トレンデレンブルグ歩行」と呼びます。

▼ **歩行動作における中殿筋の働き**

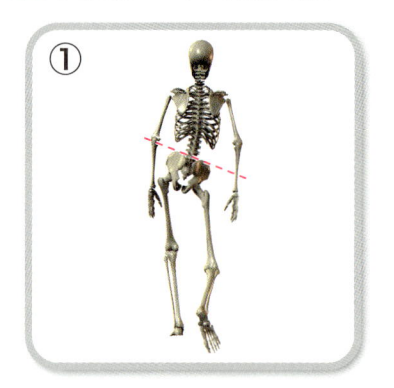

① 左脚を前に出して着地し、さらにゆっくりと体重を左足にかけていくと、骨盤の左側が上がり、右側が下がります。この時、左側の中殿筋がストレッチされます

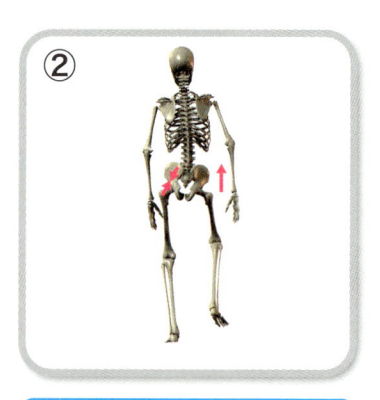

② その後、左側の中殿筋が収縮し、骨盤の右側が上に上がり、その動きをきっかけにして右脚が前に出ます

● その他の作用

　股関節の屈曲、伸展、外旋、内旋の補助動筋としても作用します。
　ここで注意したいのは、股関節の屈曲と伸展、外旋と内旋という拮抗の作用があることです。同じ筋肉なのに、なぜ反対の働きがあるのでしょうか。
　中殿筋の起始部・停止部を確認しながら、イメージして少し整理しておきましょう。
　筋の作用として、拮抗する作用がある場合は、おおむね次のようなケースです。

❶ 関節運動時の骨の配列変化や、他の筋による骨の配列の変化などによって、関節運動の中心点がその筋の前後、左右などに移動するケース（例：胸鎖乳突筋、大腿筋膜張筋（＋腸脛靱帯）、腕橈骨筋、中殿筋など）

❷ その筋が関節運動の中心点の前後、左右など広範囲にわたって付着しているケース（例：三角筋、中殿筋など）

ポイントは股関節運動の中心点です。この中心点とその筋の位置関係によって（例：前にくるのか、後にくるのか）、その筋が収縮した時に、例えば屈曲が起こるのか、伸展が起こるのかが変わったりします。

中殿筋の場合もイメージをふくらませて考えてみましょう。

まとめ

	起始部	停止部	主な作用	支配神経
中殿筋	腸骨後面（前殿筋線と後殿筋線の間）	大腿骨大転子	股関節の外転（屈曲、伸展、外旋、内旋）	上殿神経 L4〜S1

Chapter 5 中殿筋、大腿筋膜張筋と大腿内転筋群 ～股関節の外転・内転に作用する筋～

トレーニング
中殿筋がたくさん働く「動き」の例

●股関節外転

大腿骨（中殿筋の「停止部」）が骨盤（中殿筋の「起始部」）に近づく動き（例）

側臥位での股関節外転運動

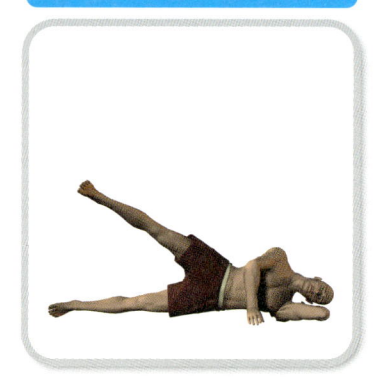

マシンなどを使っての立位・股関節外転運動

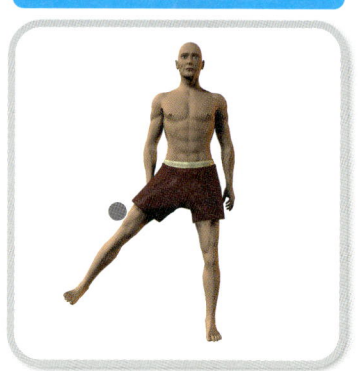

●骨盤の左右の傾き

骨盤（中殿筋の「起始部」）が大腿骨（中殿筋の「停止部」）に近づく動き（例）

片脚立ちでの骨盤端上げ下げ

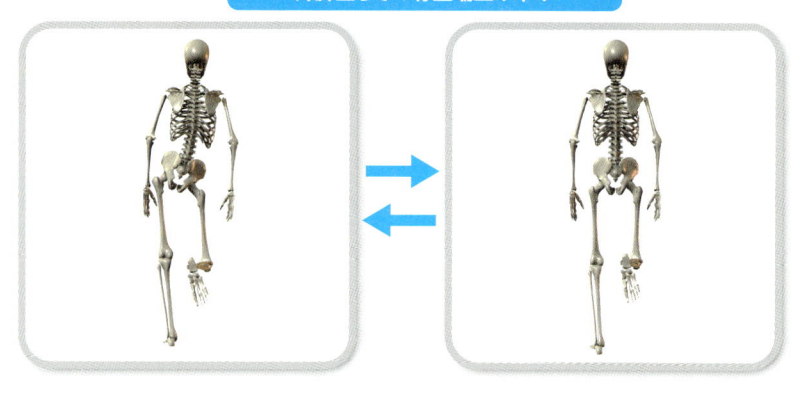

　これらの中殿筋の「起始部」と「停止部」の距離が短くなる（収縮する）動きに、自体重やウエイト、チューブなどで負荷をかけると、中殿筋の「筋力トレーニング」になります。

Chapter 5-2 大腿筋膜張筋の起始部・停止部と作用

下部の約3分の2は靭帯部という特長を持つ大腿筋膜張筋の、起始部と停止部を確認しましょう。

起始部と停止部の確認

大腿筋膜張筋はどこの骨からどこの骨へついているのか確認してみましょう。

起始部 腸骨稜、上前腸骨棘、大腿筋膜
停止部 腸脛靭帯を経て脛骨外側顆

▼ 大腿筋膜張筋の起始部と停止部

起始部 腸骨稜、上前腸骨棘、大腿筋膜についている

停止部 腸脛靭帯を経て脛骨外側顆についている

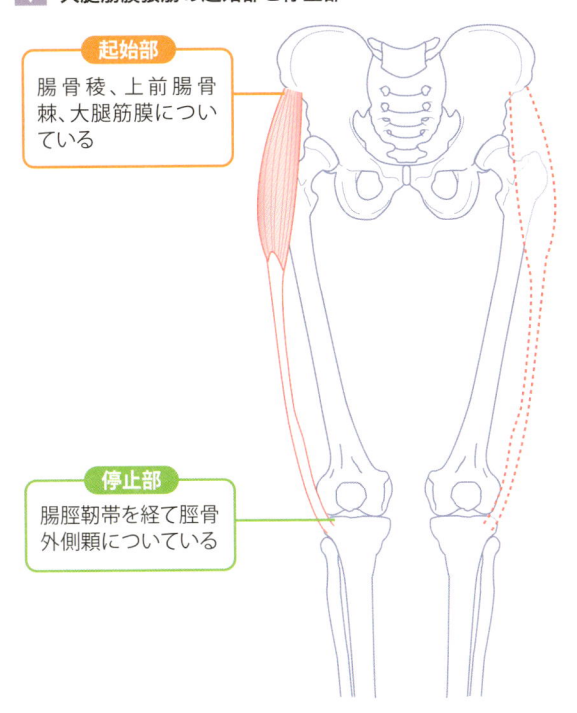

（身体を前から見ています）

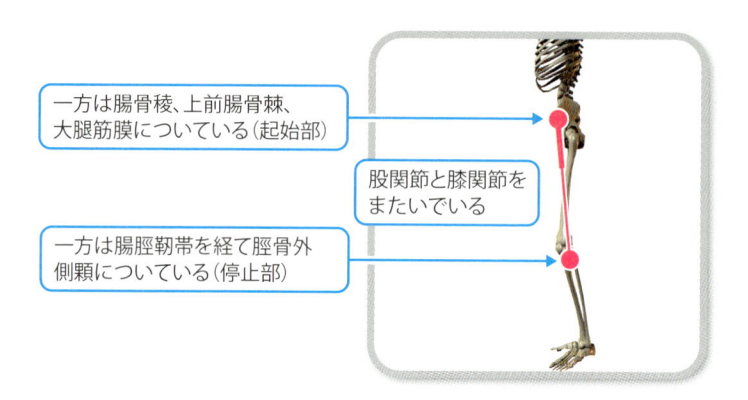

Chapter 5 中殿筋、大腿筋膜張筋と大腿内転筋群 ～股関節の外転・内転に作用する筋～

一方は腸骨稜、上前腸骨棘、大腿筋膜についている（起始部）

股関節と膝関節をまたいでいる

一方は腸脛靭帯を経て脛骨外側顆についている（停止部）

　上前腸骨棘あたりから始まって脛骨外側顆に停止している筋ですが、筋の部分は上部3分の1くらいで、下部3分の2くらいは靭帯部という特徴を持っています。

　このような特徴を持つ筋ですから、これまでのように起始部と停止部を結んだゴムひもなどをイメージするという理解の仕方では無理があるかもしれませんが、ここでも今までどおりおおまかにとらえましょう。

🌀 作用の確認

● 矢状面上の動き（前後の動き）

　「起始部」をA、「停止部」をBとして、大腿筋膜張筋の作用を確認していきましょう。

　まずは、矢状面上の動き（前後の動き）から考えてみましょう。

　大腿筋膜張筋が収縮するとA（起始部）とB（停止部）の距離が短くなります。

　大腿筋膜張筋がついている腸骨など（骨盤）と脛骨が近づくということです。

　A（起始部）の位置はそのままで、大腿筋膜張筋が収縮するとB（停止部）がA（起始部）に近づきます（AとBの距離が短くなります）。脛骨が寛骨（骨盤）に近づき、「股関節の屈曲」が起こります。

5-2 大腿筋膜張筋の起始部・停止部と作用

▼ 股関節の屈曲（矢状面上の動き）

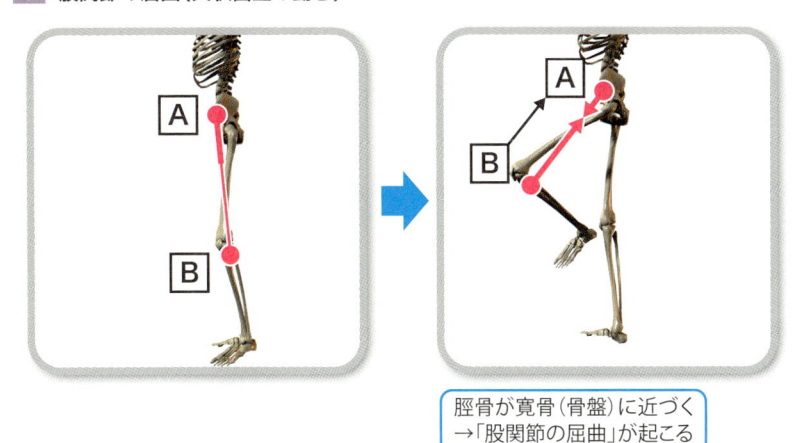

脛骨が寛骨（骨盤）に近づく
→「股関節の屈曲」が起こる

● 次のような形も考えてみましょう。

B（停止部）の位置はそのままで、大腿筋膜張筋が収縮するとA（起始部）がB（停止部）に近づきます。

寛骨（骨盤）が脛骨に近づき、「股関節の屈曲」が起こりますが、これは「骨盤の前傾」という言い方もできます。

▼ 股関節の屈曲（骨盤の前傾）

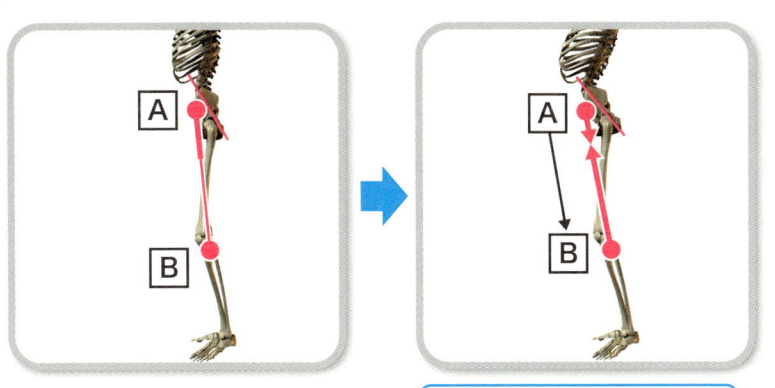

寛骨（骨盤）が脛骨に近づく
→股関節屈曲だが、「骨盤の前傾」という言い方もできる

● 前額面上の動き（左右の動き）

今度は前から見てみましょう。前額面上の動き（左右の動き）です。

A（起始部）の位置はそのままで、大腿筋膜張筋が収縮するとB（停止部）がA（起始部）に近づきます（A（起始部）とB（停止部）の距離が短くなります）。

脛骨が腸骨（骨盤）に近づき、「股関節の外転」が起こります。

同じ「股関節外転」の作用を持つ中殿筋と大腿筋膜張筋ですが、大腿筋膜張筋はとくに「股関節屈曲位での外転の動き」でよく働きます。

▼ 股関節の屈曲（骨盤の前傾）

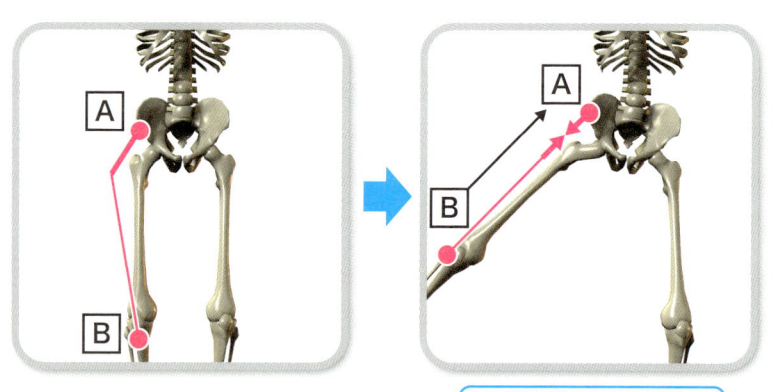

脛骨が腸骨（骨盤）に近づく
→「股関節の外転」が起こる

● その他の作用

(1)「膝関節の伸展・屈曲」の作用

膝関節の「伸展」と「屈曲」両方に作用するとはどういうことなのでしょう。

腸脛靭帯が膝関節の関節運動の中心より後ろにある状態で、大腿筋膜張筋が収縮すると、「膝関節屈曲」に作用することになります。

腸脛靭帯が膝関節の関節運動の中心より前にある状態で、大腿筋膜張筋が収縮すると、「膝関節伸展」（膝関節をロックするような感じ）に作用することになります。

(2) 下腿の外旋の作用

5-2 大腿筋膜張筋の起始部・停止部と作用

▼ 膝関節の伸展・屈曲

イメージ図
（右膝を外側から見ています）

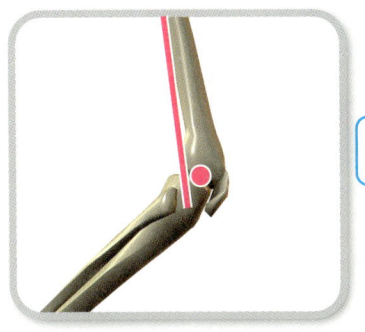

膝関節運動の中心点

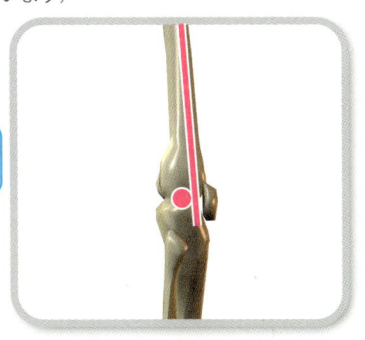

腸脛靭帯が膝関節の関節運動の中心より後ろにある状態で大腿筋膜張筋が収縮
→膝関節屈曲に作用

腸脛靭帯が膝関節の関節運動の中心より前にある状態で大腿筋膜張筋が収縮
→膝関節伸展に作用

▼ 下腿の外旋

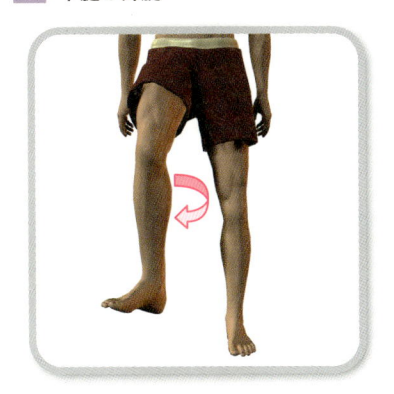

まとめ

	起始部	停止部	主な作用	支配神経
大腿筋膜張筋	腸骨稜、上前腸骨棘、大腿筋膜	腸脛靭帯を経て脛骨外側顆	股関節の屈曲、外転 膝関節の屈曲、伸展 下腿の外旋 骨盤の前傾	上殿神経 L4〜L5

Chapter 5 中殿筋、大腿筋膜張筋と大腿内転筋群 ～股関節の外転・内転に作用する筋～

大腿筋膜張筋がたくさん働く「動き」の例

●股関節屈曲位での股関節外転

脛骨（大腿筋膜張筋の「停止部」）が骨盤（大腿筋膜張筋の「起始部」）に近づく動き（例）

側臥位／股関節屈曲位での股関節外転運動

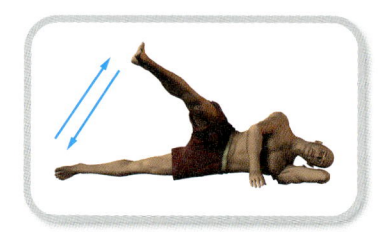

座位／股関節屈曲位での股関節外転運動

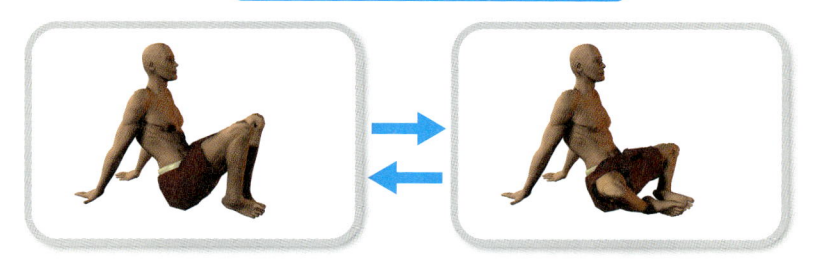

マシンなどを使用しての股関節屈曲位での股関節外転運動

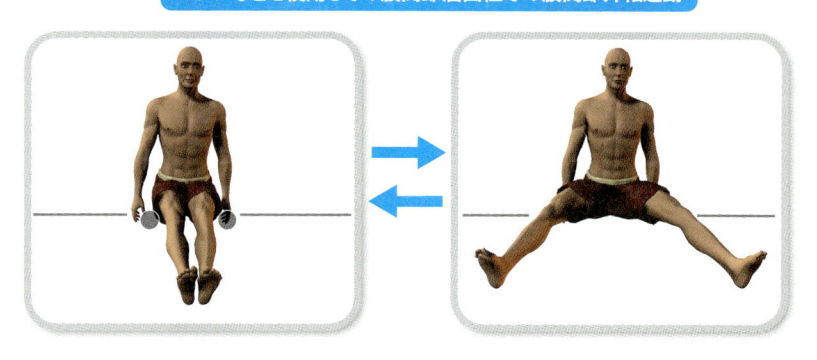

　これらの大腿筋膜張筋の「起始部」と「停止部」の距離が短くなる（収縮する）動きに、自体重やウエイト、チューブなどで負荷をかけると、大腿筋膜張筋の「筋力トレーニング」になります。

3 大腿内転筋群（恥骨筋、短内転筋、長内転筋、大内転筋、薄筋）の起始部・停止部と作用

大腿骨を内転する（股関節を内転する）作用を持つ筋＝恥骨筋、短内転筋、長内転筋、大内転筋、薄筋を総称して「大腿内転筋群」といいます。

起始部と停止部の確認

まずは、「大腿内転筋群」全体について、起始部と停止部のポイントを確認してみましょう。

起始部 恥骨

停止部 大腿骨（恥骨筋、短内転筋、長内転筋、大内転筋）、脛骨（薄筋）

ポイントは、大腿内転筋群の停止部は、薄筋だけが脛骨で、その他は大腿骨であるということです。

恥骨筋、短内転筋、長内転筋、大内転筋は、股関節のみをまたいでいますが、薄筋は股関節と膝関節の両方をまたいでいます。

恥骨筋、短内転筋、長内転筋、大内転筋は、直接的には股関節だけの動きに関係します（膝関節の動きには直接は関係していません）。

薄筋は、直接的には股関節と膝関節の動きに関係します。

このことが、例えば静的ストレッチングにどう関係してくるかと言うと、恥骨筋、短内転筋、長内転筋、大内転筋は、膝が屈曲していても股関節を外転すればストレッチできますが、薄筋は股関節を外転するだけでなく、膝関節も伸展しないと、十分にストレッチできないということです。

ですから、「大腿内転筋群」は、恥骨筋、短内転筋、長内転筋、大内転筋、薄筋の5つですが、大まかには、「薄筋以外の4つの筋」と「薄筋」の2つに分けて整理するとわかりやすくなります。

Chapter 5 中殿筋、大腿筋膜張筋と大腿内転筋群　～股関節の外転・内転に作用する筋～

▼ 大腿内転筋群の起始部と停止部

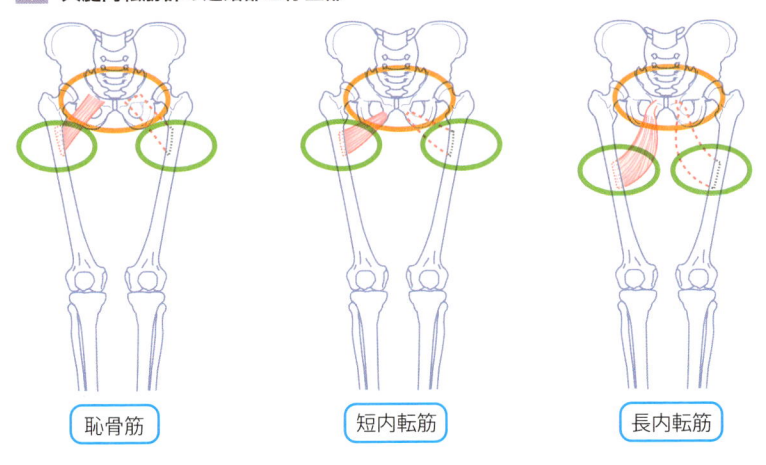

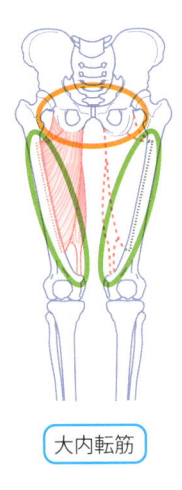

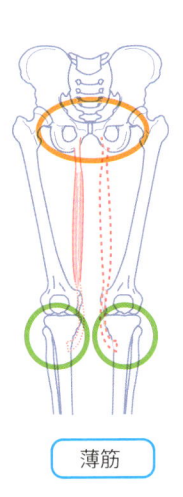

恥骨筋

短内転筋

長内転筋

大内転筋

薄筋

（身体を前から見ています）

5-3 大腿内転筋群（恥骨筋、短内転筋、長内転筋、大内転筋、薄筋）の起始部・停止部と作用

● 恥 骨 筋

起始部 恥骨上枝（恥骨櫛）
停止部 大腿骨後内側面（恥骨筋線）

▼ 恥骨筋の起始部と停止部

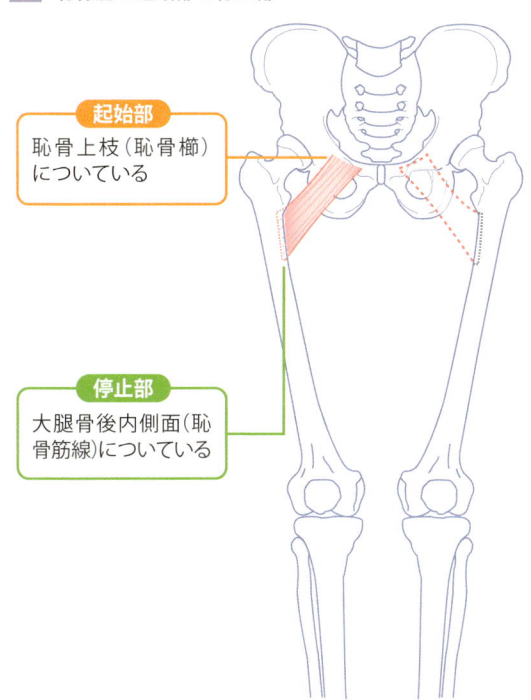

起始部
恥骨上枝（恥骨櫛）
についている

停止部
大腿骨後内側面（恥骨筋線）についている

（身体を前から見ています）

Chapter 5 中殿筋、大腿筋膜張筋と大腿内転筋群 ～股関節の外転・内転に作用する筋～

● 短内筋

起始部 恥骨体・恥骨下枝
停止部 大腿骨後面(粗線)上部

▼ 短内転筋の起始部と停止部

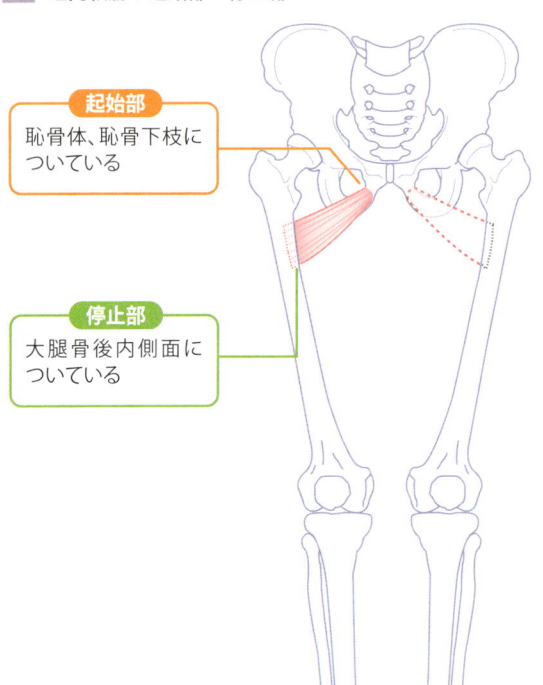

起始部
恥骨体、恥骨下枝についている

停止部
大腿骨後内側面についている

（身体を前から見ています）

●長内転筋

起始部 恥骨体

停止部 大腿骨後面（粗線）

▼ 長内転筋の起始部と停止部

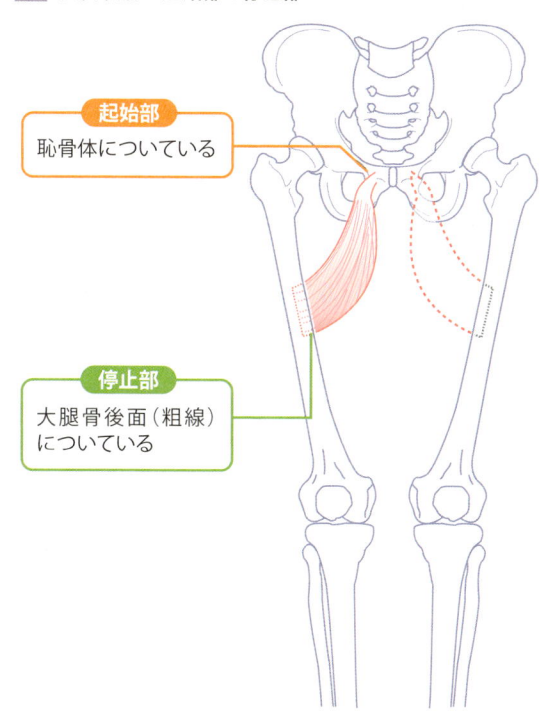

起始部 恥骨体についている

停止部 大腿骨後面（粗線）についている

（身体を前から見ています）

Chapter 5 中殿筋、大腿筋膜張筋と大腿内転筋群 〜股関節の外転・内転に作用する筋〜

● 大内転筋

起始部 恥骨下枝、坐骨枝、坐骨結節
停止部 大腿骨後面（粗線）、内転筋結節

▼ 大内転筋の起始部と停止部

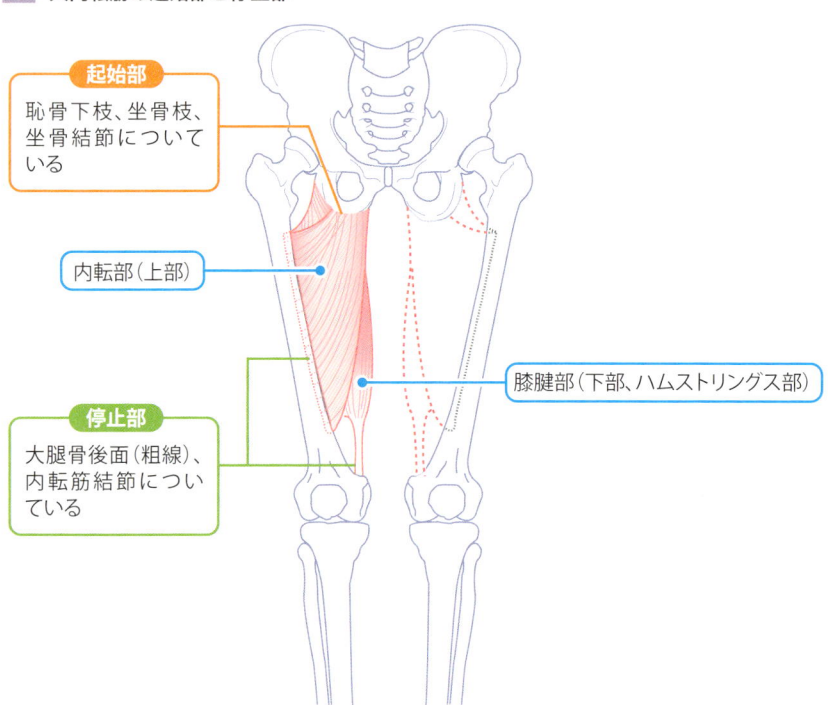

起始部
恥骨下枝、坐骨枝、坐骨結節についている

内転部（上部）

膝腱部（下部、ハムストリングス部）

停止部
大腿骨後面（粗線）、内転筋結節についている

（身体を前から見ています）

● 薄筋

起始部 恥骨体、恥骨下枝

停止部 鵞足(がそく)(脛骨上部内側面)

鵞足には、縫工筋、半腱様筋、薄筋の3つの筋がついています(半膜様筋を含む文献もあります)。

▼ 薄筋の起始部と停止部

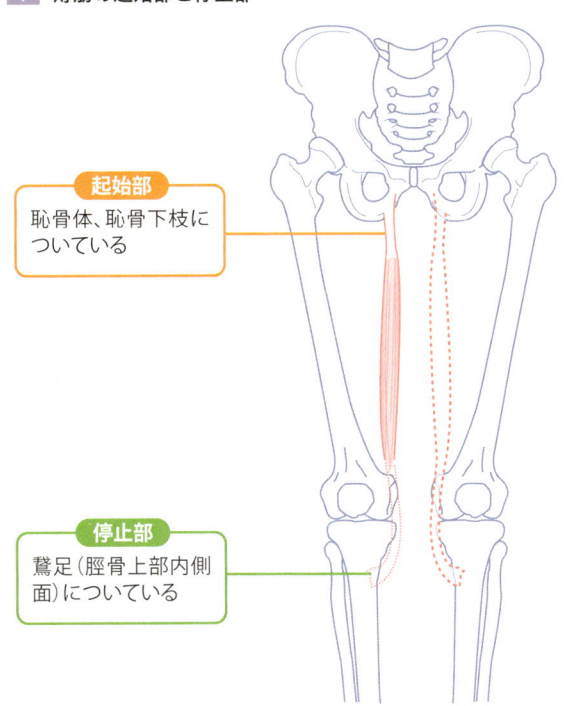

起始部 恥骨体、恥骨下枝についている

停止部 鵞足(脛骨上部内側面)についている

(身体を前から見ています)

Chapter 5 中殿筋、大腿筋膜張筋と大腿内転筋群 〜股関節の外転・内転に作用する筋〜

作用の確認

　それでは、「起始部」をA、「停止部」をBとして、大腿内転筋群の作用を確認してみましょう。ここでは、大腿内転筋群の起始部・停止部はおおまかにまとめて表示しています。

● 前額面の動き（左右の動き）

　大腿内転筋群が収縮すると、A（起始部）とB（停止部）の距離が短くなります。B（停止部）がA（起始部）に近づく、つまり大腿骨・下腿骨が恥骨（骨盤）に近づくと、「股関節の内転」が起こります。

▼ 股関節の内転

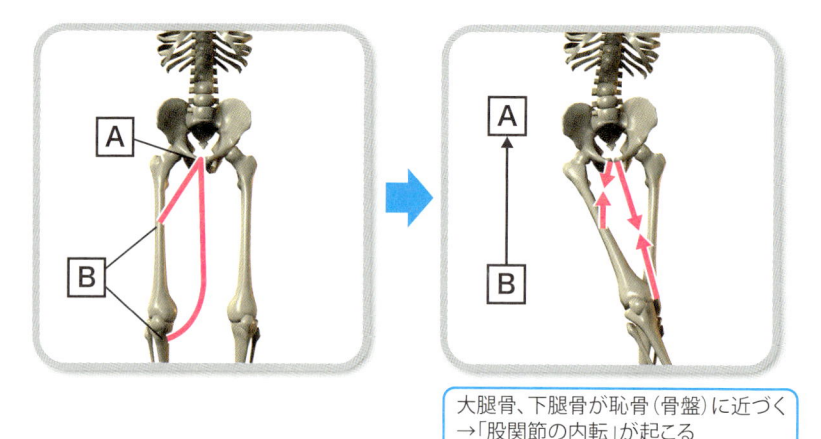

大腿骨、下腿骨が恥骨（骨盤）に近づく
→「股関節の内転」が起こる

● 矢状面上の動き（前後の動き）

　A（起始部）の位置はそのままで、大腿内転筋群が収縮すると、B（停止部）がA（起始部）に近づきます（A（起始部）とB（停止部）の距離が短くなります）。
　つまり大腿骨・下腿骨が恥骨（骨盤）に近づき、「股関節の屈曲」が起こります。

5-3 大腿内転筋群（恥骨筋、短内転筋、長内転筋、大内転筋、薄筋）の起始部・停止部と作用

▼ 股関節の屈曲

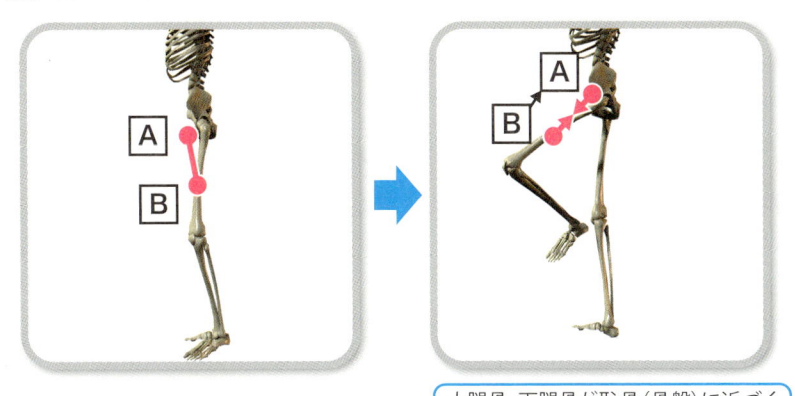

大腿骨、下腿骨が恥骨（骨盤）に近づく
→「股関節の屈曲」が起こる
※下腿骨は薄筋の場合

● 次のような形も考えてみましょう

　B（停止部）の位置はそのままで、大腿内転筋群が収縮するとA（起始部）がB（停止部）に近づきます。

　すると、大腿骨・下腿骨に恥骨（骨盤）が近づき、「股関節の屈曲」が起こりますが、これは「骨盤の前傾」という言い方もできます。

▼ 股関節の屈曲（骨盤の前傾）

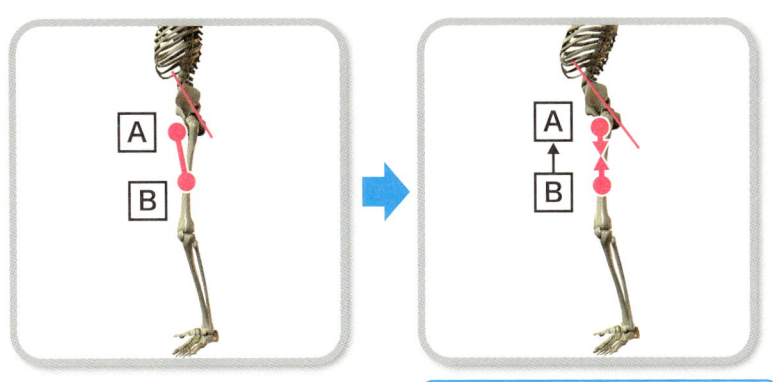

恥骨（骨盤）が大腿骨、下腿骨に近づく
→股関節屈曲だが、「骨盤の前傾」という言い方もできる
※下腿骨は薄筋の場合

Chapter 5 中殿筋、大腿筋膜張筋と大腿内転筋群 ～股関節の外転・内転に作用する筋～

● その他の作用

- 恥骨筋は股関節外旋の補助動筋としても作用します。
- 短内転筋、長内転筋は股関節屈曲、股関節外旋の補助動筋としても作用します。
- 大内転筋は股関節屈曲の補助動筋としても作用します。
- 薄筋は股関節屈曲、股関節伸展の補助動筋としても作用します。

まとめ

	起始部	停止部	主な作用	支配神経
恥骨筋	恥骨上枝（恥骨櫛）	大腿骨後内側面（恥骨筋線）	股関節の屈曲、内転、外旋 骨盤の前傾	大腿神経、閉鎖神経（前枝） L2～L3
短内転筋	恥骨体、恥骨下枝	大腿骨後面（粗線）上部	股関節の内転、（屈曲、外旋） （骨盤の前傾）	閉鎖神経 L2～L4
長内転筋	恥骨体	大腿骨後面（粗線）	股関節の内転、（屈曲） （骨盤の前傾）	閉鎖神経 L2～L4
大内転筋	恥骨下枝、坐骨枝、坐骨結節	大腿骨後面（粗線）、内転筋結節	股関節の内転、伸展、（屈曲）	閉鎖神経 坐骨神経 L3～L4
薄筋	恥骨体、恥骨下枝	鵞足（脛骨上部内側面）	股関節の内転、（屈曲、伸展） 膝関節の屈曲 下腿の内旋	閉鎖神経 L2～L4

※大腿内転筋群＝恥骨筋、短内転筋、長内転筋、大内転筋、薄筋

5-3 大腿内転筋群（恥骨筋、短内転筋、長内転筋、大内転筋、薄筋）の起始部・停止部と作用

トレーニング
大腿内転筋群がたくさん働く「動き」の例

●股関節内転

大腿骨（薄筋は脛骨）（大腿内転筋群の「停止部」）が恥骨（大腿内転筋群の「起始部」）に近づく動き（例）

＜主に薄筋以外の4つの筋＞

仰臥位での膝関節屈曲位／股関節内転運動

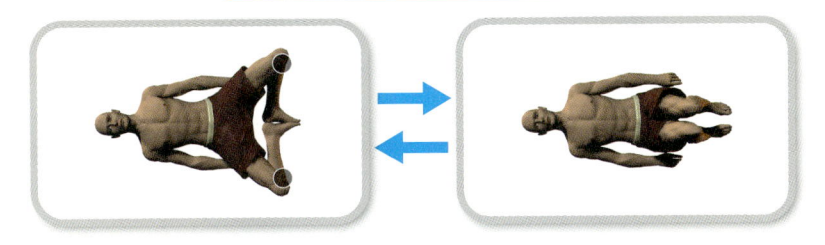

床に座っての膝関節屈曲位／股関節内転運動

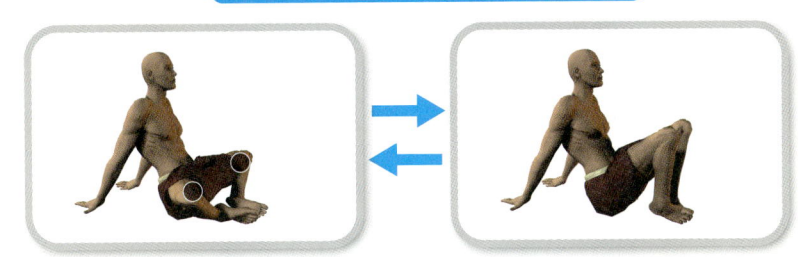

膝関節屈曲位／股関節内転でボールつぶし

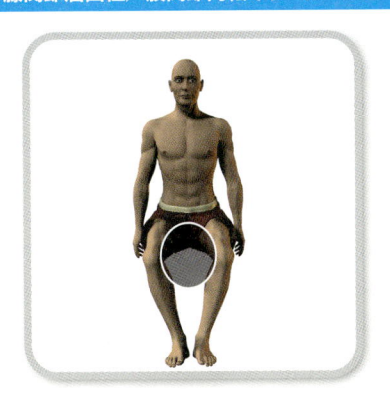

Chapter 5 中殿筋、大腿筋膜張筋と大腿内転筋群　〜股関節の外転・内転に作用する筋〜

＜薄筋も含めた形＞

マシンなどを使用しての膝関節伸展位／股関節内転運動

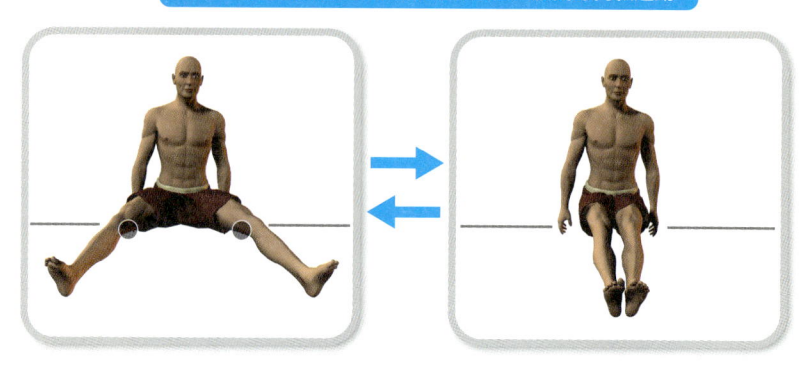

仰臥位での膝関節伸展位／股関節内転運動

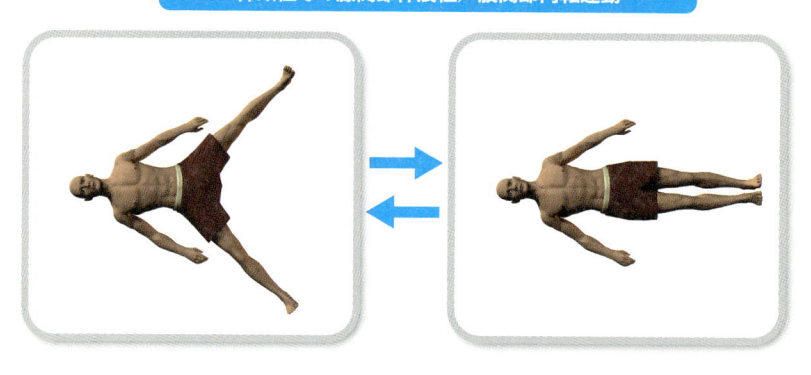

側臥位での膝関節伸展位／股関節内転運動

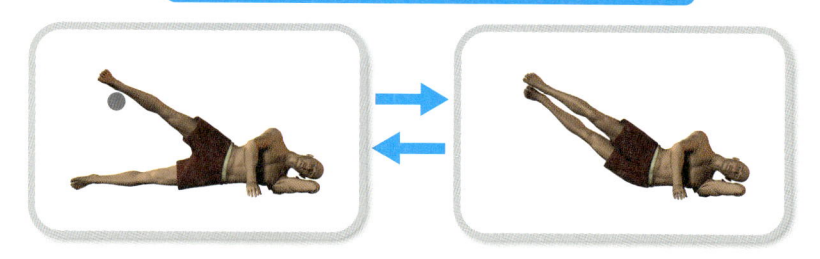

　これらの大腿内転筋群の「起始部」と「停止部」の距離が短くなる（収縮する）動きに、自体重やウエイト、チューブなどで負荷をかけると、大腿内転筋群の「筋力トレーニング」になります。

4 股関節外転—内転の動きでみる「中殿筋、大腿筋膜張筋と大腿内転筋群の筋コンディション」

ここでは、「中殿筋、大腿筋膜張筋と大腿内転筋群の筋コンディション」と「股関節外転—内転の動き」について考えてみましょう。

股関節外転—内転の運動と中殿筋・大腿筋膜張筋・大腿内転筋群の関係

中殿筋、大腿筋膜張筋と大腿内転筋群は、股関節外転—内転の運動において、ちょうど反対の働きをする拮抗の関係になっています。

股関節外転の動きが十分でないケース

股関節外転の動きを十分に行うためには、「中殿筋、大腿筋膜張筋が十分に縮む（短くなる）＝中殿筋、大腿筋膜張筋の筋力」と、「大腿内転筋群が十分にゆるむ（長くなる）＝大腿内転筋群の柔軟性」が必要です。

したがって、股関節外転の動きが十分にできない人については、下記の2点が推測されます（2点とも当てはまる場合もあります）。

❶ 中殿筋、大腿筋膜張筋の筋力低下があるかもしれない。
❷ 大腿内転筋群の柔軟性低下があるかもしれない。

股関節内転の動きが十分でないケース

同様に、股関節内転の動きを十分に行うためには、「大腿内転筋群が十分に縮む（短くなる）＝大腿内転筋群の筋力」と、「中殿筋、大腿筋膜張筋が十分にゆるむ（長くなる）＝中殿筋、大腿筋膜張筋の柔軟性」が必要です。

したがって、股関節内転の動きが十分にできない人については、下記の2点が推測されます（2点とも当てはまる場合もあります）。

❶ 大腿内転筋群の筋力低下があるかもしれない。
❷ 中殿筋、大腿筋膜張筋の柔軟性低下があるかもしれない。

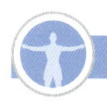

まとめ

- 股関節外転では
  → 中殿筋、大腿筋膜張筋：収縮（「起始部」と「停止部」の距離が短くなる）、大腿内転筋群：弛緩（「起始部」と「停止部」の距離が長くなる）。

- 股関節外転の動きが十分でない
  → 中殿筋、大腿筋膜張筋の筋力低下、または大腿内転筋群の柔軟性低下の可能性がある（両方とも当てはまる場合もある）。

- 股関節内転では
  → 大腿内転筋群：収縮（「起始部」と「停止部」の距離が短くなる）、中殿筋、大腿筋膜張筋：弛緩（「起始部」と「停止部」の距離が長くなる）。

- 股関節内転の動きが十分でない
  → 大腿内転筋群の筋力低下、または中殿筋、大腿筋膜張筋の柔軟性低下の可能性がある（両方とも当てはまる場合もある）。

Chapter 5 立位姿勢（骨盤の前傾具合）でみる「中殿筋、大腿筋膜張筋と大腿内転筋群の筋コンディション」

ここでは、立位姿勢（骨盤の前傾具合）と「中殿筋、大腿筋膜張筋と大腿内転筋群の筋コンディション」（特に恥骨筋など）について考えてみましょう。

骨盤前傾が大きい型・腰反りすぎ姿勢

「骨盤の前傾が大きく、腰が反りすぎている姿勢」の場合、下記のことが言えます。

❶ 標準的な立位姿勢に比べて、大腿筋膜張筋の「起始部」「停止部」の距離が短い。
→ 大腿筋膜張筋に筋緊張（柔軟性の低下）があるかもしれない。

❷ 標準的な立位姿勢に比べて、大腿内転筋群（特に恥骨筋）の「起始部」「停止部」の距離が短い
→ 大腿内転筋群に筋緊張（柔軟性の低下）があるかもしれない。

▼ 大腿筋膜張筋の筋コンディション（骨盤の前傾が大きい型・腰反りすぎ姿勢）

標準的な立位姿勢

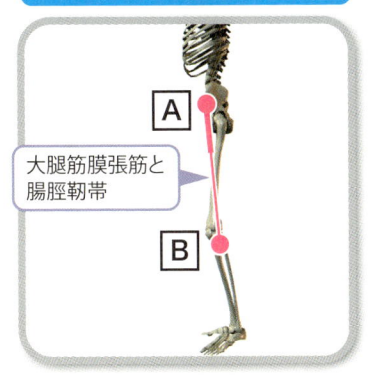

大腿筋膜張筋と腸脛靭帯

骨盤前傾が大きい型・腰反りすぎ姿勢

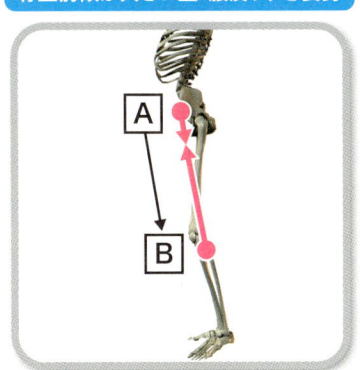

標準的な立位姿勢に比べて、大腿筋膜張筋の「起始部」「停止部」の距離が短くなっています

Chapter 5 中殿筋、大腿筋膜張筋と大腿内転筋群 ～股関節の外転・内転に作用する筋～

▼ 大腿内転筋群の筋コンディション（骨盤の前傾が大きい型・腰反りすぎ姿勢）

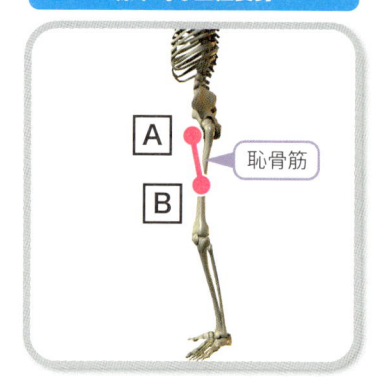

標準的な立位姿勢 / **骨盤前傾が大きい型・腰反りすぎ姿勢**

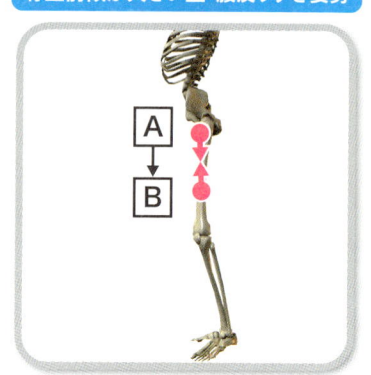

A → B 恥骨筋

標準的な立位姿勢に比べて、大腿内転筋群の「起始部」「停止部」の距離が短くなっています

骨盤前傾が小さい（骨盤後傾）型・腰丸まり姿勢

いっぽう、「骨盤前傾が小さい（骨盤後傾）型・腰丸まり姿勢」の人を考えてみましょう。

❶ 標準的な立位姿勢に比べて、大腿筋膜張筋の「起始部」「停止部」の距離が長い。
→ 大腿筋膜張筋に筋力低下があるか、筋力低下しやすい状態かもしれない。

❷ 標準的な立位姿勢に比べて、大腿内転筋群の「起始部」「停止部」の距離が長い
→ 大腿内転筋群に筋力低下があるか、筋力低下しやすい状態かもしれない。

運動指導に活かす"学び方"のヒント
立位姿勢と大腿筋膜張筋・大腿内転筋群

「骨盤前傾が小さい（骨盤後傾）型・腰丸まり姿勢」で例えば腰痛の人に対し、これまでの各章で学んだ知識を総合すると、下記の予測がつきます。

5-5 立位姿勢（骨盤の前傾具合）でみる「中殿筋、大腿筋膜張筋と大腿内転筋群の筋コンディション」

❶ 筋緊張（柔軟性の低下）があるかもしれない筋は、①腹直筋、②大殿筋、③ハムストリングス
❷ 筋力低下があるかもしれない筋は、①脊柱起立筋、②腸腰筋、③大腿直筋、④大腿筋膜張筋、⑤大腿内転筋群

いっぽう、「骨盤前傾が大きい型・腰反りすぎ姿勢」の人の場合は、下記の予測がつきます。

❶ 筋緊張（柔軟性の低下）があるかもしれない筋は、①脊柱起立筋、②腸腰筋、③大腿直筋、④大腿筋膜張筋、⑤大腿内転筋群
❷ 筋力低下があるかもしれない筋は、①腹直筋、②大殿筋、③ハムストリングス

　実際にチェックしてみてそうであれば、柔軟性の低下に対しては柔軟性を高めるエクササイズを、筋力の低下に対しては筋トレーニングを行うと、骨盤の前後の引っ張り具合（基礎張力）を変えることができます。そうすると骨盤の前傾具合が改善しやすくなり、腰への負担が軽減し、結果として腰痛も改善に向かうかもしれません。

姿勢(前額面の骨配列)と「股関節外転・内転」作用を持つ筋の「筋コンディション」

ここでは姿勢(前額面の骨配列=左右のバランス)と「股関節内転・外転」作用を持つ筋の「筋コンディション」との関連について整理しておきましょう。

「骨盤左右の傾きが大きい型」の姿勢

「股関節内転・外転」作用を持つ筋の、左右の筋コンディション(柔軟性や筋力など)に違いがある場合について確認します。

まずは、次の図で股関節外転・内転に作用する筋の起始部・停止部をおさらいしてみましょう。

▼ 股関節外転の作用を持つ筋

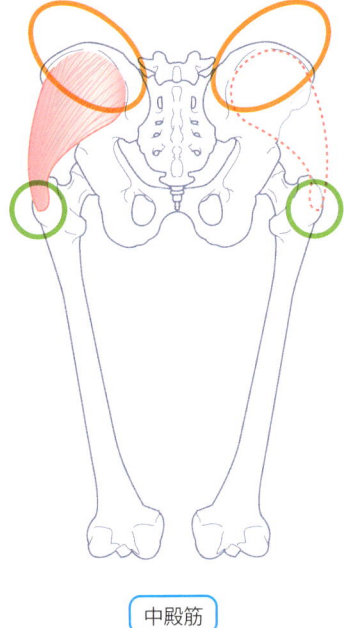

中殿筋

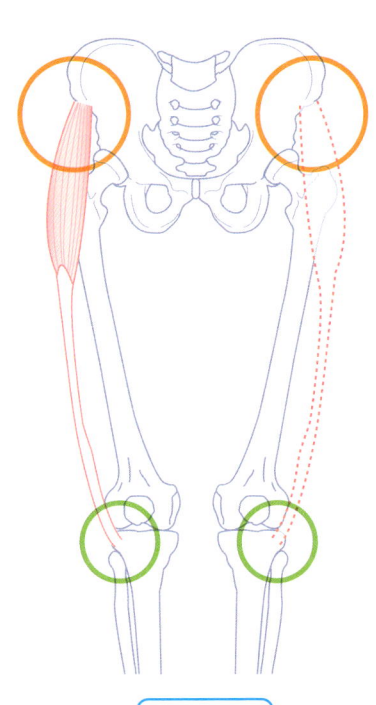

大腿筋膜張筋

5-6 姿勢（前額面の骨配列）と「股関節外転・内転」作用を持つ筋の「筋コンディション」

▼ 股関節内転の作用を持つ筋

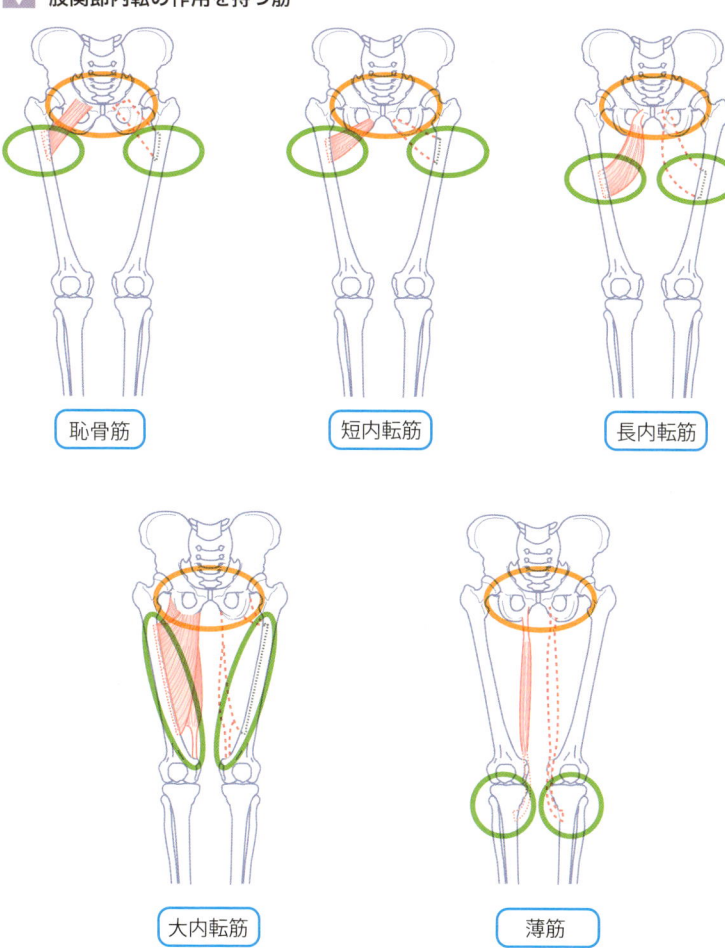

恥骨筋

短内転筋

長内転筋

大内転筋

薄筋

（身体を前から見ています）

　股関節外転・内転に作用する筋の起始部・停止部から考えると、これらの筋のコンディションは、前額面（左右のバランス）での骨盤と大腿骨の配列などに現れてくることがわかります。

　大腿筋膜張筋と薄筋は脛骨についているので、大腿骨と下腿骨の配列にも関係があります。

Chapter 5 中殿筋、大腿筋膜張筋と大腿内転筋群　～股関節の外転・内転に作用する筋～

　よってこれらの筋の筋コンディション（柔軟性や筋力など）に左右差があると、「骨盤左右の傾きが大きい型」の姿勢（骨の配列）になります。仰臥位では、「見かけの左右脚長差」の違いの要因にもなります。

　逆に言えば、「骨盤左右の傾きが大きい型」の人は、股関節外転・内転に作用する筋の筋コンディション（柔軟性や筋力など）に左右差があることが考えられます。

▼「見かけの脚長差」（右脚が短い例）

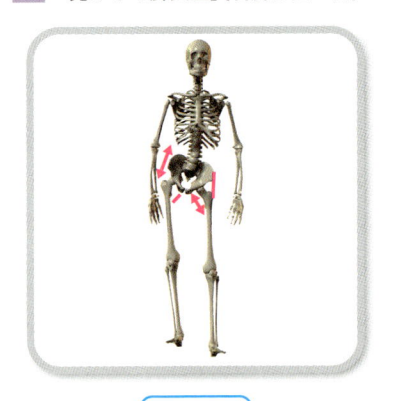

仰臥位

　図では、仰臥位で「見かけの脚長」が右脚の方が短くなっています。

　この場合、骨の配列からみると、股関節内転筋と股関節外転筋の左右の長さに違いがあることがわかります。

　例えば、股関節内転筋では右側の方が短く、股関節外転筋では左側の方が短いというようにです。

　調べてみると、面白いことに仰臥位で「見かけの脚長」が右脚の方が短くなっている（骨盤の右側が上）の場合は、立位姿勢になると「骨盤の左側が上」になることが多いようです。

5-6 姿勢（前額面の骨配列）と「股関節外転・内転」作用を持つ筋の「筋コンディション」

▼ 仰臥位と立位姿勢で「見かけの脚長」が違う例

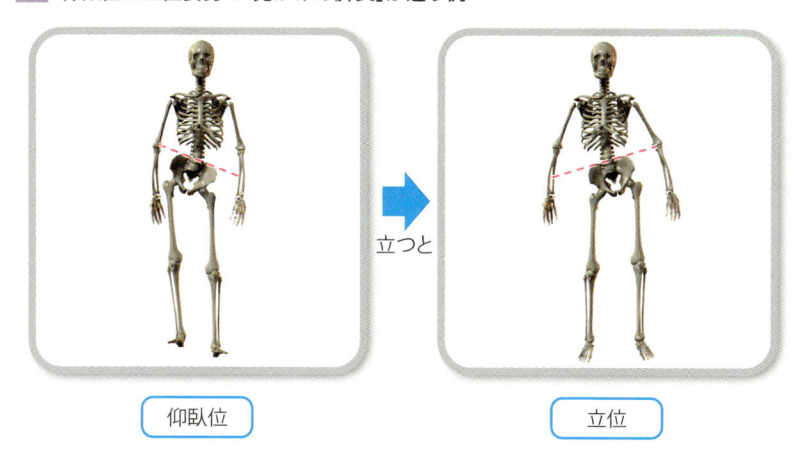

| 仰臥位 | 立つと | 立位 |

※骨盤の左右傾き・大きい型の立位姿勢では、体幹部側屈に作用する筋や他の筋の筋コンディションにも左右差が見られます。

※「見かけの脚長差」には、股関節をまたぐ筋や膝関節をまたぐ筋、体幹部の筋などの筋コンディションの他、仙腸関節、股関節、膝関節、足・足部関節などの関節のコンディションなど他の要因も関係します。

7 中殿筋、大腿筋膜張筋、大腿内転筋群の柔軟性の見方

中殿筋、大腿筋膜張筋、大腿内転筋群あたりの柔軟性低下を判断するひとつの目安として活用してください。

中殿筋の柔軟性の見方（例）

方法

①側臥位になり、両股関節を110度ほど屈曲します。

②下の股関節、膝関節を伸展し、下の脚は体側と一直線になるようにします。上側の股関節が30度以上内転するかチェックします（骨盤は床と垂直位を保持して行います）。

③上側の股関節30度屈曲位でも30度以上内転するかチェックします（骨盤は床と垂直位を保持して行います）。

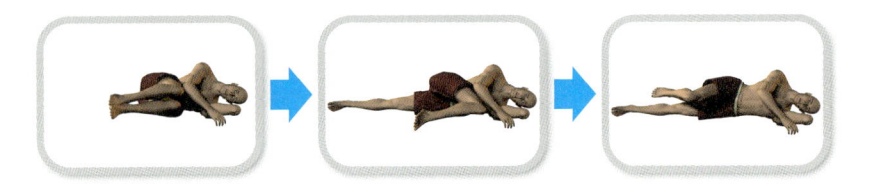

判断の目安

股関節屈曲位30〜110度くらいで股関節内転が30度未満だと、中殿筋あたりに柔軟性低下があるかもしれません。

中殿筋の柔軟性が低下した人の特徴

①股関節内転の動きや骨盤を左右に傾ける動きが十分にできないかもしれません。

②中殿筋の柔軟性に左右差がある場合は、「骨盤左右の傾きが大きい型」の立位姿勢かもしれません（P.85③の図参照）。

大腿筋膜張筋の柔軟性の見方（例）

方法

①側臥位になります。
②両股関節、膝関節を90度にします。
③そのまま上側の股関節を伸展します。

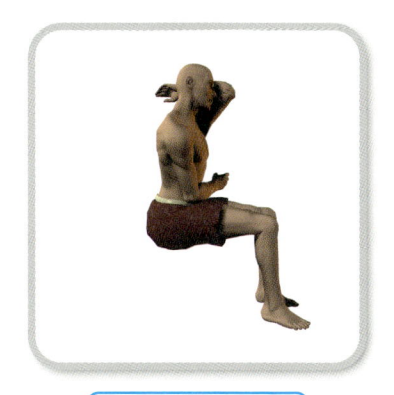

天井から見たところ

判断の目安

　この時、大腿筋膜張筋あたりに柔軟性の低下、筋緊張がない場合は、大腿骨大転子より膝が10cmほど下に下がった位置で股関節伸展ができます。大腿筋膜張筋あたりに柔軟性の低下、筋緊張があると、膝は上がる＝股関節は外転します。

大腿筋膜張筋に筋緊張（柔軟性低下）がない場合

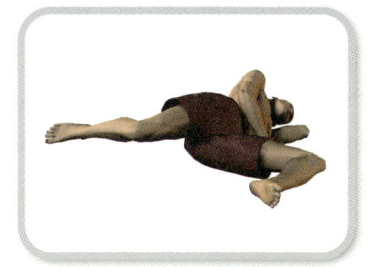

大腿筋膜張筋あたりに柔軟性低下、筋緊張がないと、大腿骨大転子より10cmくらい膝が下がった状態で股関節伸展ができます

大腿筋膜張筋に柔軟性低下（筋緊張）がある場合

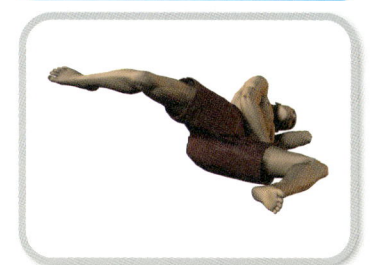

大腿筋膜張筋あたりに柔軟性低下（筋緊張）があると、股関節外転を伴う股関節伸展になります

大腿筋膜張筋の柔軟性が低下した人の特徴

①「骨盤前傾が大きい型・腰反りすぎ姿勢」かもしれません（P.86①の図参照）。
②柔軟性に左右差がある場合には、「骨盤左右の傾きが大きい型」か「骨盤位置のねじれが大きい型」の立位姿勢かもしれません（P.86③の図参照）。

大腿内転筋群の柔軟性の見方（例）

● 薄筋を除く4つの筋

方法

①仰臥位になります。片脚の股関節、膝関節を屈曲し、床に垂直に立てます（無理のない程度に踵をお尻に近づけます）。
②膝を外側に開くように、脚の外側を床に近づけます（股関節を外転します）。

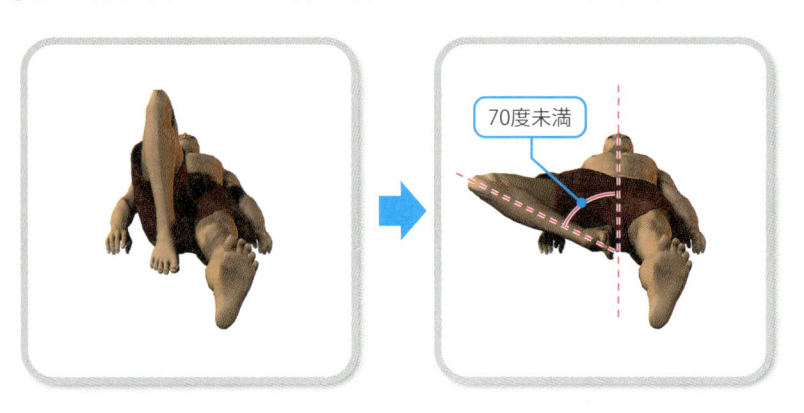

70度未満

判断の目安

大腿骨が70度以上開かない場合は、薄筋を除く大腿内転筋群に柔軟性の低下があるかもしれない、と考える目安とします。

※次ページの図のように、足裏を合わせるようにして両脚を同時に開いてチェックすることもできます。

ただし、このチェックでは下腿骨に過内旋などの偏りがあると、大腿内転筋群に柔軟性低下がなくても股関節外転が十分にできない場合があります。この

5-7 中殿筋、大腿筋膜張筋、大腿内転筋群の柔軟性の見方

チェックで股関節外転が不十分であると判断した場合は、必ず片脚ずつチェックしてみましょう。

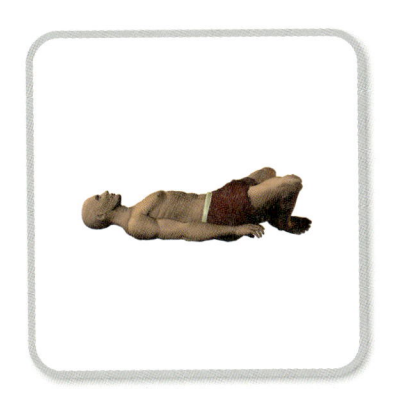

● **薄筋**

方法

①仰臥位になります。膝を伸ばしたままできるだけ脚を外へ開きます。この時股関節の開いた角度をみます。

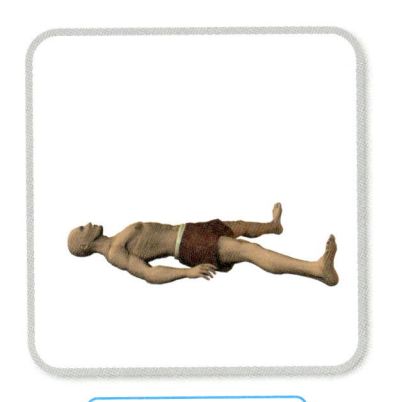

60〜65度
60〜65度

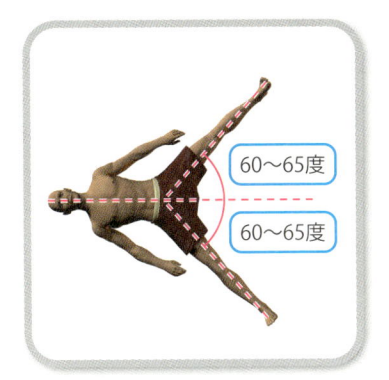

横から見たところ　　上から見たところ

判断の目安

脚の開いた角度が120〜130度くらい（片脚で60〜65度くらい）を目安とし、それ未満なら薄筋に柔軟性の低下があるかもしれません。

大腿内転筋群の柔軟性が低下した人の特徴

①「股関節伸展」(骨盤後傾)の動きや姿勢、ポーズがうまくできません。
　「股関節伸展」の動きで「腰椎部伸展」が大きくなり、腰椎部に過伸展(反りすぎ)の負担がかかりやすくなります。
②「股関節外転」の動きが十分にできません。
③「骨盤前傾が大きい型・腰反りすぎ姿勢」かもしれません(P.86①の図参照)。
④大腿内転筋群で柔軟性低下の左右差がある場合は、「骨盤左右の傾きが大きい型」の姿勢かもしれません(P.85③の図参照)。

6 深層外旋六筋と小殿筋
～股関節の外旋・内旋に作用する筋～

ここでは「股関節の外旋・内旋に作用する筋」として、深層外旋六筋(しんそうがいせんろくきん)と小殿筋(しょうでんきん)を取り上げます。深層外旋六筋は股関節の外旋の主働筋、小殿筋は股関節内旋の主働筋です。これらの筋から、「姿勢や動き」をみるための基礎知識を確認していきましょう。

● 「股関節の外旋」に作用する筋
- 主働筋　深層外旋六筋(しんそうがいせんろっきん)(梨状筋(りじょうきん)、上双子筋(じょうそうしきん)、下双子筋(かそうしきん)、外閉鎖筋(がいへいさきん)、内閉鎖筋(ないへいさきん)、大腿方形筋(だいたいほうけいきん))、大殿筋(だいでんきん)
- 補助動筋　腸腰筋(ちょうようきん)、縫工筋(ほうこうきん)、恥骨筋(ちこつきん)、大腿二頭筋(だいたいにとうきん)、中殿筋(ちゅうでんきん)、小殿筋(しょうでんきん)、長内転筋(ちょうないてんきん)、短内転筋(たんないてんきん)

● 「股関節の内旋」に作用する筋
- 主働筋　小殿筋(しょうでんきん)
- 補助動筋　半腱様筋(はんけんようきん)、半膜様筋(はんまくようきん)、中殿筋(ちゅうでんきん)

Chapter 6

1 深層外旋六筋(梨状筋、上双子筋、下双子筋、外閉鎖筋、内閉鎖筋、大腿方形筋)の起始部・停止部と作用

深層において股関節を外旋する(大腿骨を外旋する)作用を持つ筋＝梨状筋、上双子筋、下双子筋、外閉鎖筋、内閉鎖筋、大腿方形筋を総称して「深層外旋六筋」と言います。

深層外旋六筋を構成する筋

全体的なイメージとしてつかんでください。

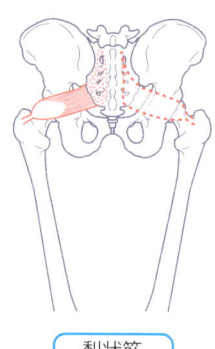

梨状筋 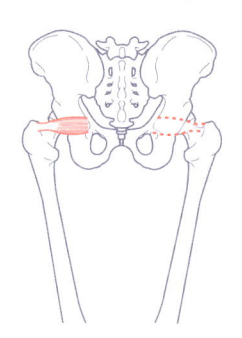　　　　　上双子筋 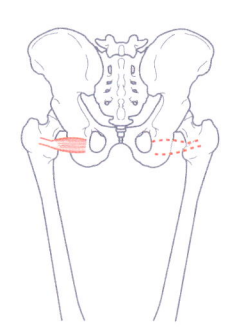　　　　　下双子筋

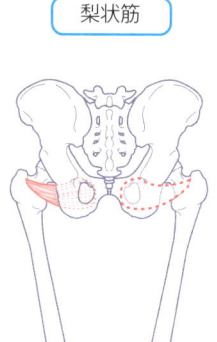

外閉鎖筋 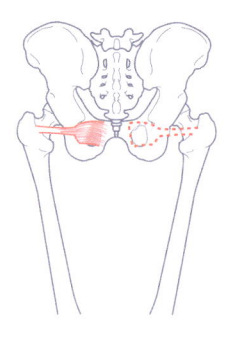　　　　内閉鎖筋 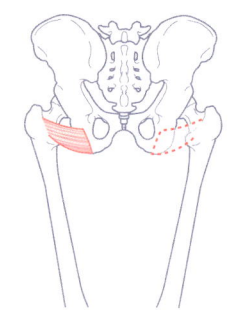　　　　　大腿方形筋

(身体を後ろから見ています)

6-1 深層外旋六筋（梨状筋、上双子筋、下双子筋、外閉鎖筋、内閉鎖筋、大腿方形筋）の起始部・停止部と作用

起始部と停止部の確認

● 梨状筋

起始部 腸骨、第2〜4仙骨前面
停止部 大腿骨大転子

梨状筋の上、下には大きな血管や神経が通っており、大切な部位のひとつです。体表から梨状筋の位置がだいたい推測できるようになっておきましょう。

また、人体最大の神経である坐骨神経が梨状筋の下から出て大腿後面をほぼ垂直に下行しています（ただし、中には梨状筋自体を貫いて坐骨神経が出てくる人もいるそうです）。

この坐骨神経は（途中いろいろと名前は変わりますが）、下腿と足のほとんどの皮膚、大腿後面の筋、下腿と足のすべての筋へ伸びています。坐骨神経痛と診断を受けた人が、大腿の後面から膝裏、下腿、足までしびれや痛みなどを感じる場合があるのは、このような人体の構造によります。

▼ 梨状筋の起始部と停止部

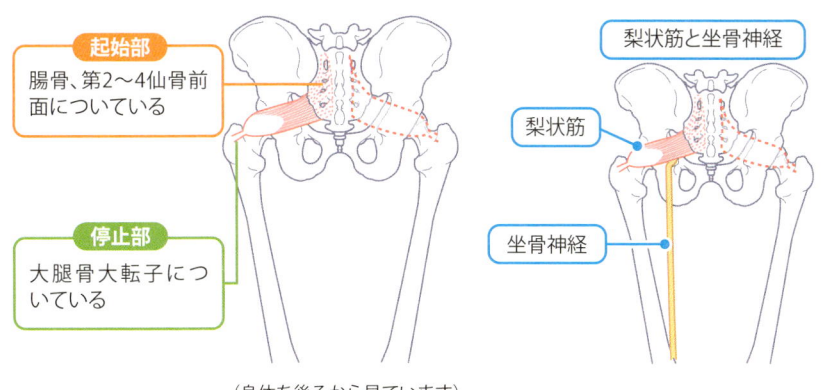

起始部 腸骨、第2〜4仙骨前面についている

停止部 大腿骨大転子についている

梨状筋と坐骨神経
梨状筋
坐骨神経

（身体を後ろから見ています）

●上双子筋

起始部 坐骨棘

停止部 内閉鎖筋の腱（大腿骨大転子内側面）

▼ 上双子筋の起始部と停止部

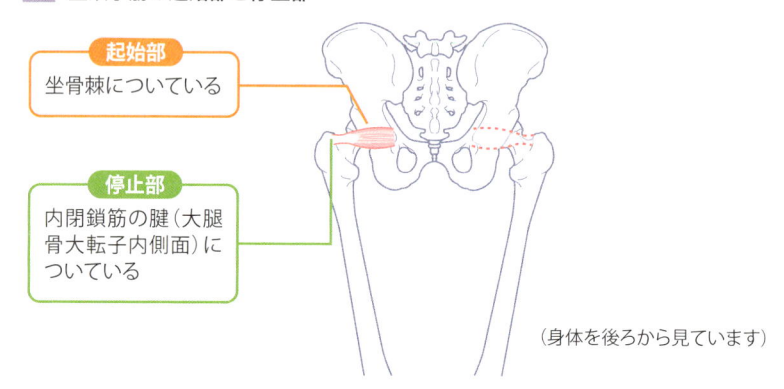

起始部
坐骨棘についている

停止部
内閉鎖筋の腱（大腿骨大転子内側面）についている

（身体を後ろから見ています）

●下双子筋

起始部 坐骨結節

停止部 内閉鎖筋の腱（大腿骨大転子内側面）

上双子筋と下双子筋は、起始部・停止部を見ると、まさに上下に分かれた双子（ふたご）のような筋です。

▼ 下双子筋の起始部と停止部

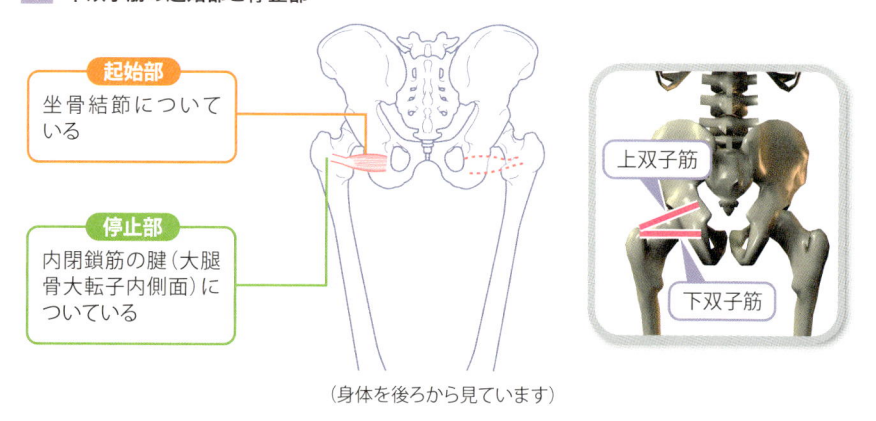

起始部
坐骨結節についている

停止部
内閉鎖筋の腱（大腿骨大転子内側面）についている

上双子筋
下双子筋

（身体を後ろから見ています）

6-1 深層外旋六筋(梨状筋、上双子筋、下双子筋、外閉鎖筋、内閉鎖筋、大腿方形筋)の起始部・停止部と作用

● 外閉鎖筋

起始部 (恥骨)、(坐骨)、閉鎖膜外面
停止部 大腿骨転子窩

▼ 外閉鎖筋の起始部と停止部

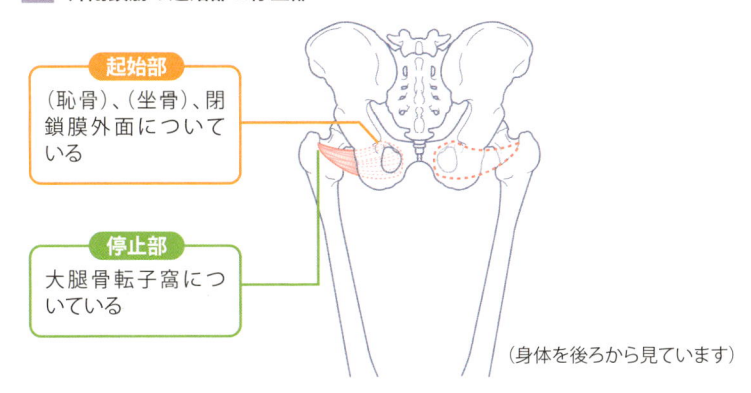

起始部
(恥骨)、(坐骨)、閉鎖膜外面についている

停止部
大腿骨転子窩についている

(身体を後ろから見ています)

● 内閉鎖筋

起始部 (恥骨)、(坐骨)、閉鎖膜内面
停止部 大腿骨転子窩

▼ 内閉鎖筋の起始部と停止部

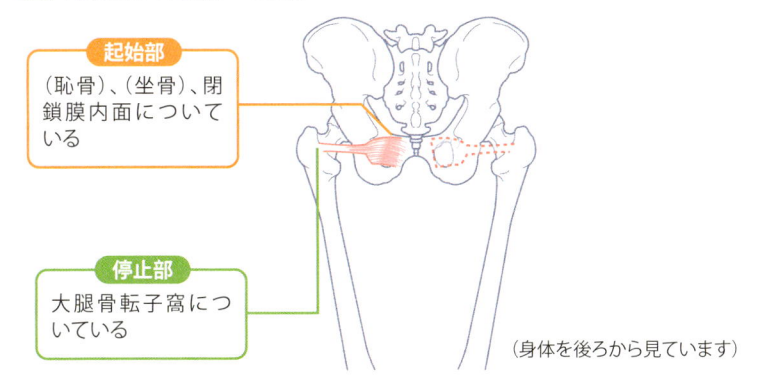

起始部
(恥骨)、(坐骨)、閉鎖膜内面についている

停止部
大腿骨転子窩についている

(身体を後ろから見ています)

Chapter **6**　深層外旋六筋と小殿筋　〜股関節の外旋・内旋に作用する筋〜

　骨盤の閉鎖孔と大腿骨転子窩の位置関係を確認しましょう。
　大腿骨転子窩は大腿骨の後方です。そこから閉鎖孔をふさぐ「**閉鎖膜**」などに**骨盤の外側からつく**のが「**外閉鎖筋**」で、**内側からつく**のが「**内閉鎖筋**」です。

▼ 骨盤の閉鎖孔と大腿骨転子窩の位置関係

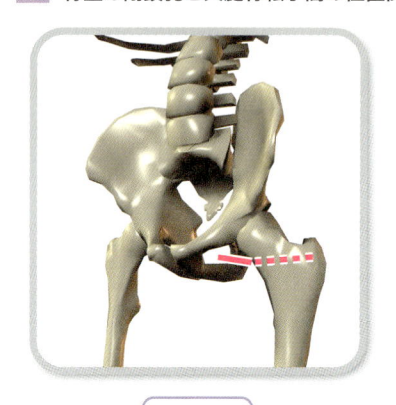

外閉鎖筋 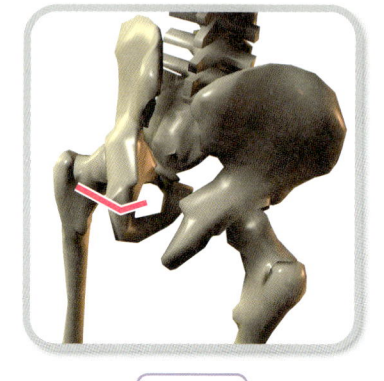　　　　　　　　　内閉鎖筋

● 大腿方形筋

起始部　坐骨結節

停止部　大腿骨転子窩

▼ 大腿方形筋の起始部と停止部

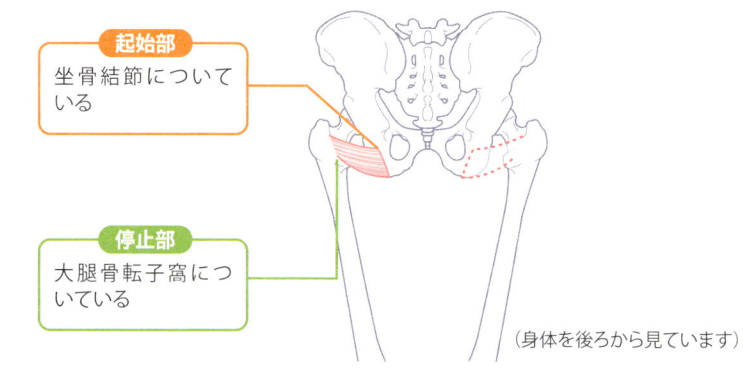

起始部
坐骨結節についている

停止部
大腿骨転子窩についている

（身体を後ろから見ています）

6-1 深層外旋六筋(梨状筋、上双子筋、下双子筋、外閉鎖筋、内閉鎖筋、大腿方形筋)の起始部・停止部と作用

作用の確認

「起始部」をA、「停止部」をBとして、深層外旋六筋の作用を確認してみましょう(深層外旋六筋の起始部・停止部はおおまかにまとめて表示しています)。

深層外旋六筋が収縮すると、A(起始部)とB(停止部)の距離が短くなります。B(停止部)がA(起始部)に近づく、つまり大腿骨大転子が骨盤に近づくと、「股関節の外旋」が起こります。

また、横から見るとA(起始部)が少しB(停止部)よりも後方に位置しているため、B(停止部)を固定して両側の深層外旋六筋が同時に収縮すると、少しですが骨盤の後傾が起こります。

▼ 股関節の外旋

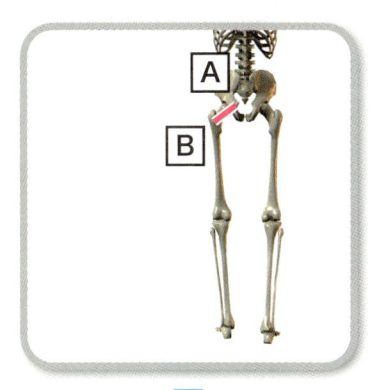

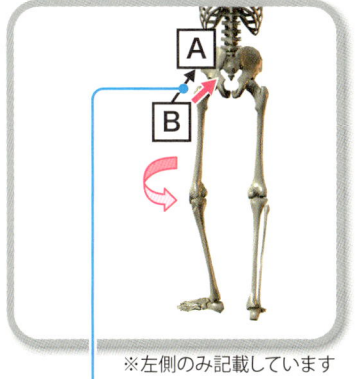

横から見た図

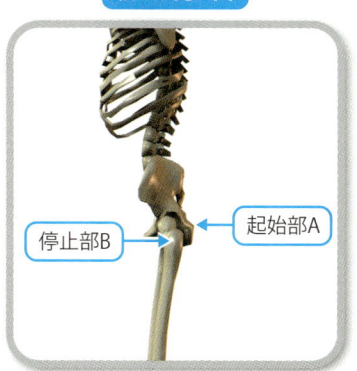

停止部B　起始部A

※左側のみ記載しています

大腿骨大転子が骨盤に近づく
→「股関節の外旋」が起こる

Chapter 6 深層外旋六筋と小殿筋　〜股関節の外旋・内旋に作用する筋〜

　深層外旋六筋は、深層で股関節運動の中心点近くに付着しているので、股関節の安定性を保持する働きがあります。
　梨状筋は仙骨に付着しているので、仙骨の動きや仙腸関節のコンディションにも影響を及ぼします。

まとめ

	起始部	停止部	主な作用	支配神経
梨状筋	腸骨、第2〜4仙骨前面	大腿骨大転子	股関節の外旋、(伸展、外転)(骨盤の後傾)	仙骨神経叢 L4(L5)、S1
上双子筋	坐骨棘	内閉鎖筋の腱(大腿骨大転子内側面)	股関節の外旋、(外転、内転)(骨盤の後傾)	仙骨神経叢 L4〜S2
下双子筋	坐骨結節	内閉鎖筋の腱(大腿骨大転子内側面)	股関節の外旋、(外転、内転)(骨盤の後傾)	仙骨神経叢 L4〜S2
外閉鎖筋	(恥骨)、(坐骨)、閉鎖膜外面	大腿骨転子窩	股関節の外旋、(内転)	閉鎖神経 L3〜L4
内閉鎖筋	(恥骨)、(坐骨)、閉鎖膜内面	大腿骨転子窩	股関節の外旋、(外転、内転)(骨盤の後傾)	仙骨神経叢 L4〜S2
大腿方形筋	坐骨結節	大腿骨転子間稜	股関節の外旋、(内転)(骨盤の後傾)	仙骨神経叢 L4〜S1

※深層外旋六筋＝梨状筋、上双子筋、下双子筋、外閉鎖筋、内閉鎖筋、大腿方形筋

2 小殿筋の起始部・停止部と作用

殿部筋は表層から「大殿筋」→「中殿筋」→「小殿筋」の順に三層構造になっています。小殿筋は、中殿筋にほとんど覆われるようにして、中殿筋の深部にあります（P.95参照）。

起始部と停止部の確認

小殿筋はどこの骨からどこの骨へついているのか確認してみましょう。

起始部 腸骨後面（前殿筋線と下殿筋線との間）
停止部 大腿骨大転子

比較的、大腿骨の前面についていると思ってください。

▼ 小殿筋の起始部・停止部

起始部
腸骨後面（前殿筋線と下殿筋線との間）についている

停止部
大腿骨大転子についている

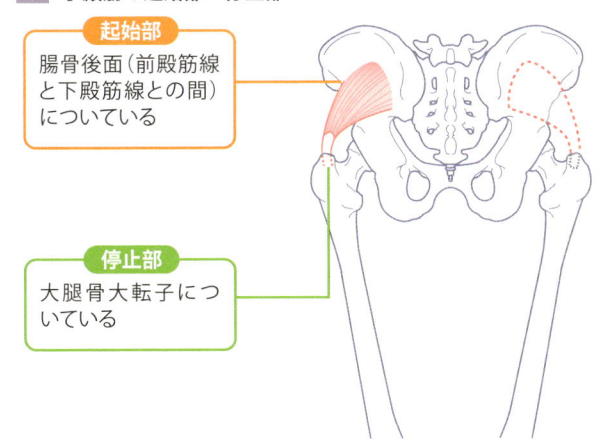

（身体を後ろから見ています）

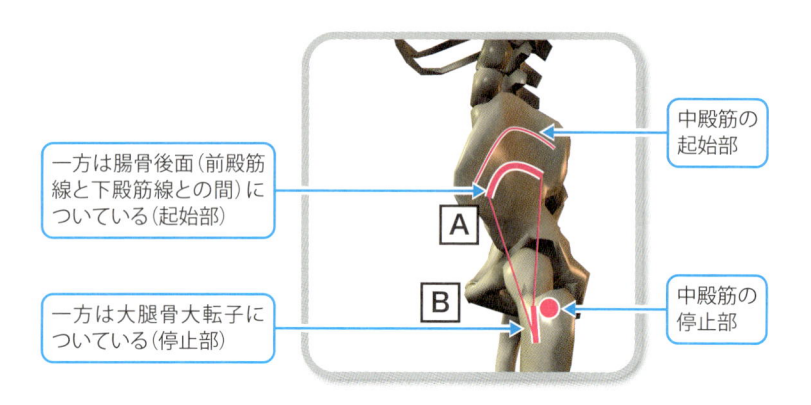

Chapter 6 深層外旋六筋と小殿筋　～股関節の外旋・内旋に作用する筋～

一方は腸骨後面（前殿筋線と下殿筋線との間）についている（起始部）

中殿筋の起始部

A

B

一方は大腿骨大転子についている（停止部）

中殿筋の停止部

作用の確認

「起始部」をA、「停止部」をBとして、小殿筋の作用を確認していきましょう。

小殿筋の停止部は、標準立位姿勢で言うと股関節運動の中心よりも前に位置するので、A（起始部）の位置はそのままで小殿筋が収縮すると、B（停止部）がA（起始部）に近づく＝**股関節が内旋**します。

また、横から見るとA（起始部）が少しB（停止部）よりも前方に位置しているので、B（停止部）を固定して両側の小殿筋が同時に収縮すると、少しですが骨盤の前傾が起こるかもしれません。

▼ 股関節の内旋

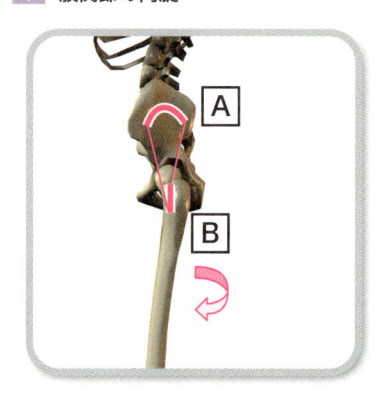

B（停止部）がA（起始部）に近づく
＝股関節が内旋する

6-2 小殿筋の起始部・停止部と作用

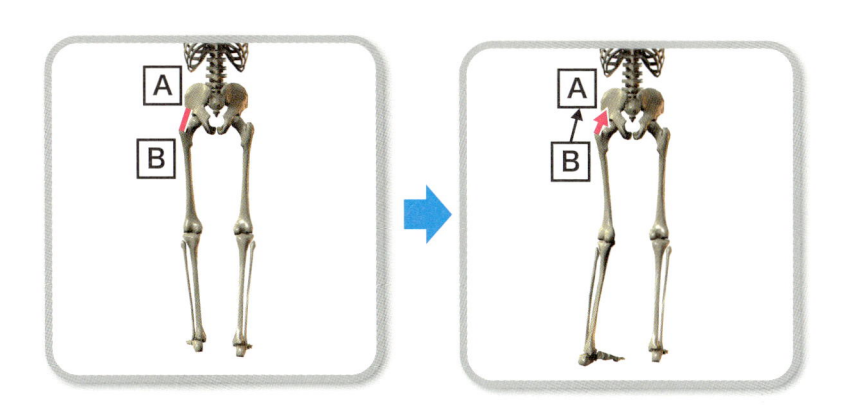

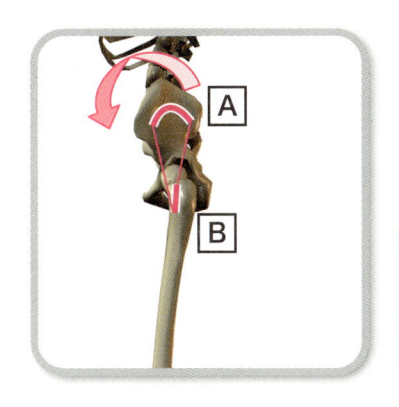

> 横から見ると、A（起始部）はB（停止部）より少し前方に位置するため、B（停止部）を固定して両側の小殿筋が同時に収縮すると、わずかに骨盤の前傾が起こると考えられます

● その他の作用

股関節の屈曲、伸展、外転、外旋の補助動筋としても作用します。

まとめ

	起始部	停止部	主な作用	支配神経
小殿筋	腸骨後面（前殿筋線と下殿筋線の間）	大腿骨大転子	股関節の内旋、外転 （屈曲、伸展、外転）	上殿神経 L4～S1

※小殿筋は、中殿筋より深部に存在する。

Chapter 6 - 3 股関節外旋―内旋の動きでみる「深層外旋六筋、大殿筋と小殿筋の筋コンディション」

ここでは、股関節の外旋の主働筋である深層外旋六筋、大殿筋と、股関節の内旋の主働筋である小殿筋の筋コンディションと「股関節外旋―内旋の動き」について確認しましょう。

股関節外旋―内旋の運動と深層外旋六筋・大殿筋・小殿筋の関係

深層外旋六筋、大殿筋と小殿筋は、股関節の外旋―内旋の運動において、ちょうど反対の働きをする拮抗の関係になっています。

股関節外旋の動きが十分でないケース

股関節外旋の動きを十分に行うためには、「深層外旋六筋、大殿筋が十分に縮む（短くなる）＝深層外旋六筋・大殿筋の筋力」と、「小殿筋が十分にゆるむ（長くなる）＝小殿筋の柔軟性」が必要です。

したがって、股関節外旋の動きが十分にできない人については、下記の2点が推測されます（2点とも当てはまる場合もあります）。

❶ 深層外旋六筋、大殿筋の筋力低下があるかもしれない。
❷ 小殿筋の柔軟性低下があるかもしれない。

股関節内旋の動きが十分でないケース

同様に、股関節内旋の動きを十分に行うためには、「小殿筋が十分に縮む（短くなる）＝小殿筋の筋力」と、「深層外旋六筋、大殿筋が十分にゆるむ（長くなる）＝深層外旋六筋、大殿筋の柔軟性」が必要です。

したがって、股関節内旋の動きが十分にできない人については、下記の2点が

推測されます（2点とも当てはまる場合もあります）。

❶ 小殿筋の筋力低下があるかもしれない。
❷ 深層外旋六筋、大殿筋の柔軟性低下があるかもしれない。

まとめ

- 股関節外旋では
  → 深層外旋六筋、大殿筋：収縮（「起始部」と「停止部」の距離が短くなる）、小殿筋：弛緩（「起始部」と「停止部」の距離が長くなる）。
- 股関節外旋の動きが十分でない
  → 深層外旋六筋、大殿筋の筋力低下、または小殿筋の柔軟性低下の可能性がある（両方とも当てはまる場合もある）。
- 股関節内旋では
  → 小殿筋：収縮（「起始部」と「停止部」の距離が短くなる）、深層外旋六筋、大殿筋：弛緩（「起始部」と「停止部」の距離が長くなる）。
- 股関節内旋の動きが十分でない
  → 小殿筋の筋力低下、または深層外旋六筋、大殿筋の柔軟性低下の可能性がある（両方とも当てはまる場合もある）。

4 立位姿勢（骨盤の前傾具合）でみる「深層外旋六筋と小殿筋の筋コンディション」

ここでは、立位姿勢（骨盤の前傾具合）と「深層外旋六筋と小殿筋の筋コンディション」について考えてみましょう。

骨盤前傾が小さい（骨盤後傾）型・腰丸まり姿勢

深層外旋六筋は短くなると「骨盤を後傾」させ、小殿筋は短くなると「骨盤を前傾」させる傾向にあります。とすると、「骨盤前傾が小さい（骨盤後傾）型・腰丸まり姿勢」の場合、下記のことが言えます。

❶ 標準的な立位姿勢に比べて、深層外旋六筋の「起始部」「停止部」の距離が短い。
　→ 深層外旋六筋に筋緊張（柔軟性の低下）があるかもしれない。

❷ 標準的な立位姿勢に比べて、小殿筋の「起始部」「停止部」の距離が長い
　→ 小殿筋に筋力低下があるか、筋力低下しやすい状態になっているかもしれない。

骨盤前傾が大きい型・腰反りすぎ姿勢

いっぽう、「骨盤前傾が大い型・腰反りすぎ姿勢」の人を考えてみましょう。

❶ 標準的な立位姿勢に比べて、小殿筋の「起始部」「停止部」の距離が短い。
　→ 小殿筋に筋緊張（柔軟性の低下）があるかもしれない。

❷ 標準的な立位姿勢に比べて、深層外旋六筋の「起始部」「停止部」の距離が長い
　→ 深層外旋六筋に筋力低下があるか、筋力低下しやすい状態かもしれない。

6-4 立位姿勢（骨盤の前傾具合）でみる「深層外旋六筋と小殿筋の筋コンディション」

運動指導に活かす"学び方"のヒント
立位姿勢と小殿筋・深層外旋六筋

「骨盤前傾が小さい（骨盤後傾）型・腰丸まり姿勢」で、例えば腰痛の人に対し、これまでの各章で学んだ知識を総合すると、下記の予測がつきます。

❶ 筋緊張（柔軟性の低下）があるかもしれない筋は、①腹直筋、②大殿筋、③ハムストリングス、④深層外旋六筋
❷ 筋力低下があるかもしれない筋は、①脊柱起立筋、②腸腰筋、③大腿直筋、④大腿筋膜張筋、⑤大腿内転筋群、⑥小殿筋

いっぽう、「骨盤前傾が大きい型・腰反りすぎ姿勢」の人の場合は、下記の予測がつきます。

❶ 筋緊張（柔軟性の低下）があるかもしれない筋は、①脊柱起立筋、②腸腰筋、③大腿直筋、④大腿筋膜張筋、⑤大腿内転筋群、⑥小殿筋
❷ 筋力低下があるかもしれない筋は、①腹直筋、②大殿筋、③ハムストリングス、④深層外旋六筋

実際にチェックしてみてそうであれば、柔軟性の低下に対しては柔軟性を高めるエクササイズを、筋力の低下に対しては筋トレーニングを行うと、骨盤の前後の引っ張り具合（基礎張力）を変えることができます。そうすると骨盤の前傾具合が改善しやすくなり、腰への負担が軽減し、結果として腰痛も改善に向かうかもしれません。

Chapter 6

5 深層外旋六筋、小殿筋の柔軟性の見方

深層外旋六筋、小殿筋あたりの柔軟性低下を判断するひとつの目安として活用してください。

深層外旋六筋の柔軟性の見方(例)①

方法

①腰幅くらいに脚を開いた仰臥位になります。
②この時、股関節はやや外旋するのが標準と考えます(膝蓋骨がやや外側を向いています)。

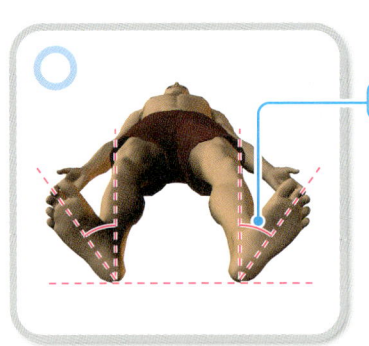

○ 40～45度くらい

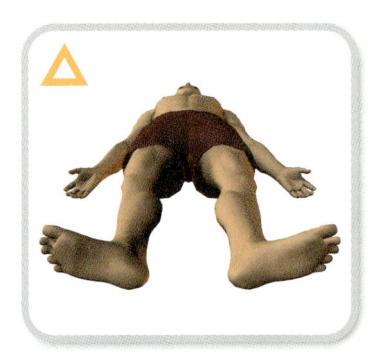

△ 両股関節が過外旋位

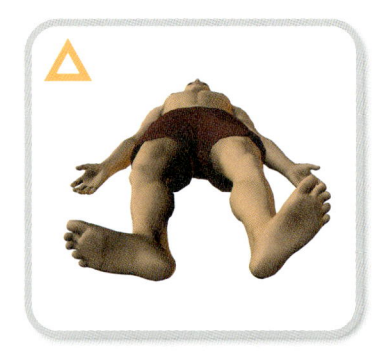

△ 右股関節が過外旋位

6-5 深層外旋六筋、小殿筋の柔軟性の見方

> **判断の目安**

足裏の開き具合でいうと、40～45度くらいが目安です。これより開いていると、深層外旋六筋の柔軟性が低下しているかもしれません。

股関節の外旋・内旋具合には例えば「骨盤位置のねじれ」なども関係してきます。ここでは「骨盤位置のねじれ」はないと仮定してみていきましょう。

また、足が開く角度には、股関節の他に、膝関節、足・足部の関節のコンディションや、それらをまたぐ筋のコンディションなども関係してきますが、ここでは今回のテーマである「深層外旋六筋」「小殿筋」の筋コンディションからのみみていきます。

深層外旋六筋の柔軟性の見方（例）②

> **方法**

①伏臥位になります。
②伏臥位では股関節はやや内旋するのが標準です（膝蓋骨がやや内側を向いています）。

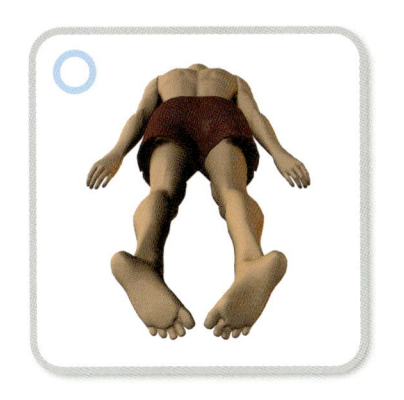

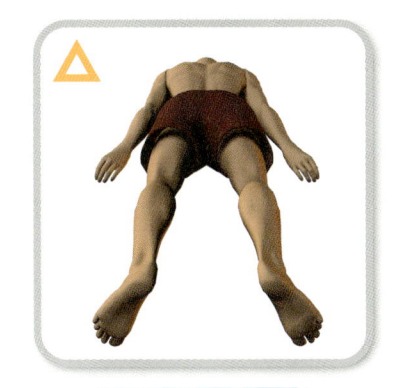

両股関節が過外旋位

> **判断の目安**

伏臥位では下腿も内側を向き、足は底屈し、両足は逆ハの字になるのが標準です。伏臥位でも股関節が外旋位になっていると、深層外旋六筋の柔軟性が低下しているかもしれません。

Chapter 6 深層外旋六筋と小殿筋 ～股関節の外旋・内旋に作用する筋～

深層外旋六筋の柔軟性が低下した人の特徴

①仰臥位で股関節が外旋位になっています。
②伏臥位で股関節が外旋位になっています。
③左右の深層外旋六筋で柔軟性低下の違いがある場合は、立位姿勢で柔軟性低下している側（仰臥位で過外旋している方側）の骨盤端が前に出ているかもしれません（「骨盤位置のねじれが大きい型」の立位姿勢）。
④「骨盤前傾が小さい（骨盤後傾）型・腰丸まり姿勢」かもしれません（P.84①の図参照）。

▼ 右深層外旋六筋の柔軟性低下の例

柔軟性低下している側（仰臥位で過外旋している側）の骨盤端が前に出ています

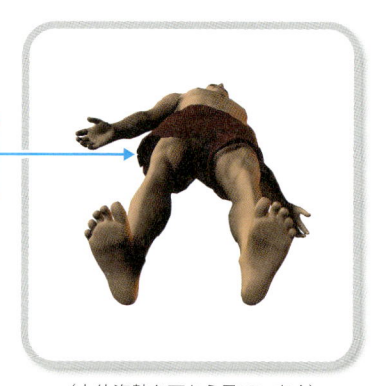

（立位姿勢を下から見ています）

小殿筋の柔軟性の見方（例）

方法

①仰臥位になります。
②股関節の内旋具合をみます。

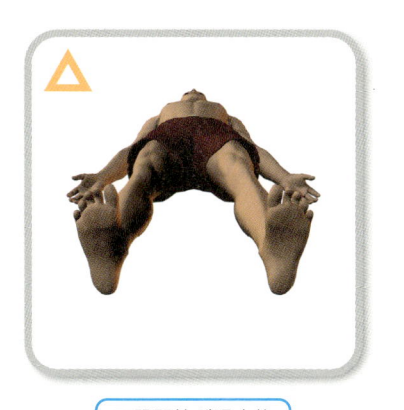

6-5 深層外旋六筋、小殿筋の柔軟性の見方

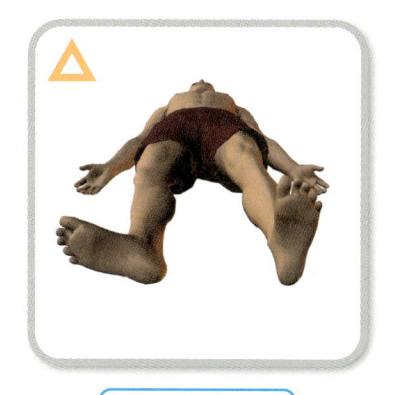

両股関節が過内旋

左股関節が過内旋

> **判断の目安**

仰臥位で股関節の内旋具合が大きくなります。

小殿筋の柔軟性が低下した人の特徴

①左右の小殿筋で柔軟性低下の違いがある場合は、立位姿勢で柔軟性低下している側の骨盤端が後に下がるかもしれません（「骨盤位置のねじれが大きい型」の立位姿勢）。

②「骨盤前傾が大きい型・腰反りすぎ姿勢」かもしれません（P.86①の図参照）。

▼ 左小殿筋の柔軟性低下の例

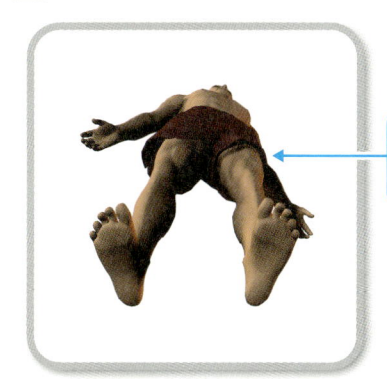

柔軟性低下している側（仰臥位で過内旋している側）の骨盤端が後ろに下がっています

（立位姿勢を下から見ています）

コラム 「コア」と呼ばれる空間

横隔膜、腹横筋、多裂筋、骨盤底筋群で囲まれた空間は「コア」と呼ばれたりします。「コア」の定義については各指導者、各団体、文献によって様々です。ここでは、本文には登場しない横隔膜と骨盤底筋群について簡単に触れておきます。

● 横隔膜

横隔膜は胸腔と腹腔の境にあり、肋骨の下端にぐるっとつながり、全体として円天井型に胸腔内に盛り上がるような形をしています。さらに後方で束になるように集まって腰椎に垂れ下がるようにつながっています。

「膜」というと何か「薄いもの」というイメージがあるかもしれませんが、横隔膜の場合は「しっかりした筋肉」という認識の方がよいようです。

この横隔膜が主として働く呼吸が腹式呼吸です。腹式呼吸での横隔膜の作用を確認してみましょう。

腹式呼吸では息を吐きながら、下腹をへこませていきます。このとき、横隔膜は弛緩し、円天井状（ドーム状）にせり上がって、肺を下から押し上げる状態になります。すると肺の容量が少なくなり、空気が外へ出ていきます。

これが息を吐いている状態です。力を入れて下腹をへこますと、力感がありますがこれは腹横筋などがお腹をへこませる力感で、横隔膜を収縮させている力感ではないことに注意しましょう。

腹式呼吸で息を吸うときは、へこませたお腹をゆるめ、お腹をふくらませるようにします。この時横隔膜は収縮し、ぴんと張ったような状態になり、下降して胸腔が拡大することになります。すると肺の容量が増え、空気が肺に入ってきます。

● 骨盤底筋群

骨盤の底で、骨盤内の臓器を下から支えている筋群です。肛門や尿道、腟を引き締める役割も持っています。

7 腹部・背部の筋と広背筋
～体幹部の側屈・回旋に作用する筋など～

ここでは「体幹部の側屈・回旋に作用する筋」として、外腹斜筋、内腹斜筋、腰方形筋を中心に、「姿勢や動き」をみるための基礎知識を確認していきます。また、短背筋群、腹横筋、広背筋についても確認していきます。

- ●「体幹部の側屈」に作用する筋
  - 主働筋　外腹斜筋、内腹斜筋、腰方形筋、脊柱起立筋
  - 補助動筋　腹直筋、短背筋群

- ●「体幹部の回旋」に作用する筋
  - 主働筋　外腹斜筋、内腹斜筋、短背筋群、脊柱起立筋

Chapter 7

1 腹部の筋（腹直筋、外腹斜筋、内腹斜筋、腹横筋、腰方形筋）の起始部・停止部と作用

腹部の筋は、多層構造になっています。まずはこの構造を理解しましょう。

腹部の筋の構造

腹部の横断面で見ると、腹部の筋は下図のように多層構造になっています。

腹部前面から見て一番表層になるのが、腹直筋です。その下の層が外腹斜筋、またその下の層が内腹斜筋となっています。

さらに内腹斜筋の下の層が腹横筋で、腸腰筋と腰方形筋が腹部の後壁を作っています。

▼ 腹部の筋の横断模型図

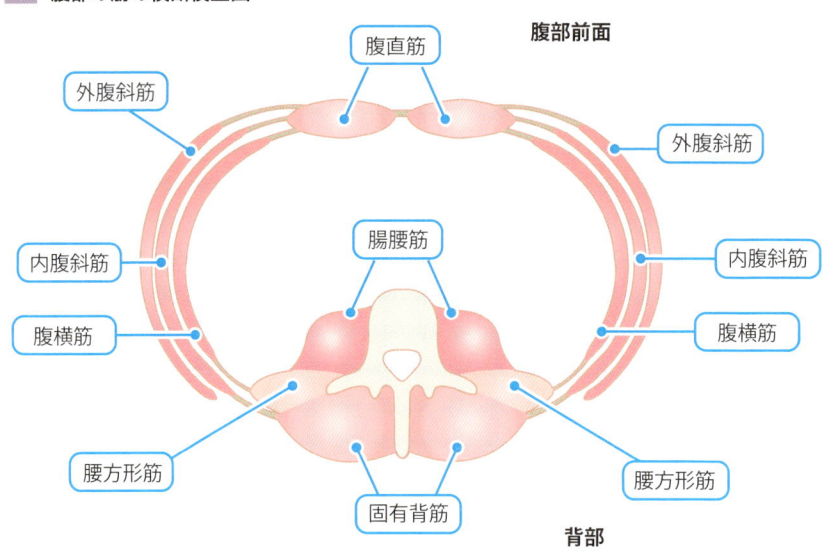

7-1 腹部の筋（腹直筋、外腹斜筋、内腹斜筋、腹横筋、腰方形筋）の起始部・停止部と作用

▼ 腹部の筋の多層構造（イメージ）

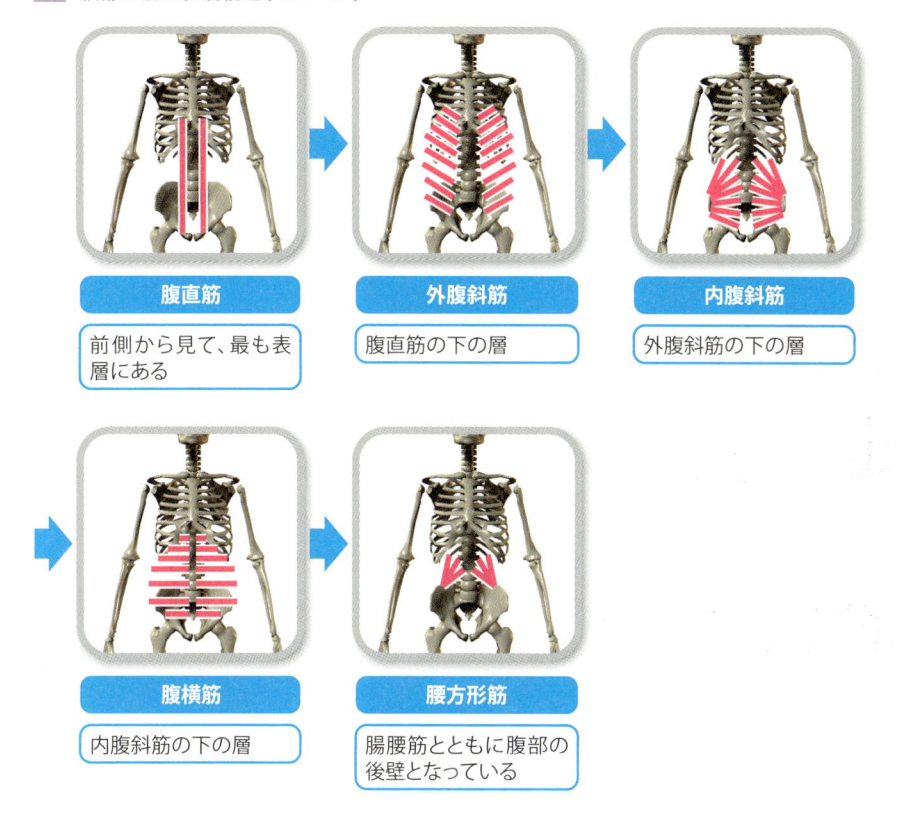

腹直筋
前側から見て、最も表層にある

外腹斜筋
腹直筋の下の層

内腹斜筋
外腹斜筋の下の層

腹横筋
内腹斜筋の下の層

腰方形筋
腸腰筋とともに腹部の後壁となっている

起始部と停止部の確認

腹部の筋の起始部・停止部を確認していきましょう。腹直筋については第2章のP.66で確認してください。

● 外腹斜筋

起始部 第5～12肋骨
停止部 腹直筋鞘、白線、腸骨稜

外腹斜筋の作用を確認するときに、「筋の走行」を理解しておくと役に立ちます。

外腹斜筋は前から見て、外側上から中央下に走行しています。「ズボンのポケットに手をつっこむ」方向と覚えておきましょう。

Chapter 7 腹部・背部の筋と広背筋　～体幹部の側屈・回旋に作用する筋など～

▼ 外腹斜筋の起始部と停止部

起始部
第5～12肋骨についている

停止部
腹直筋鞘、白線、腸骨稜骨についている

（身体を右横から見ています）

筋の走行

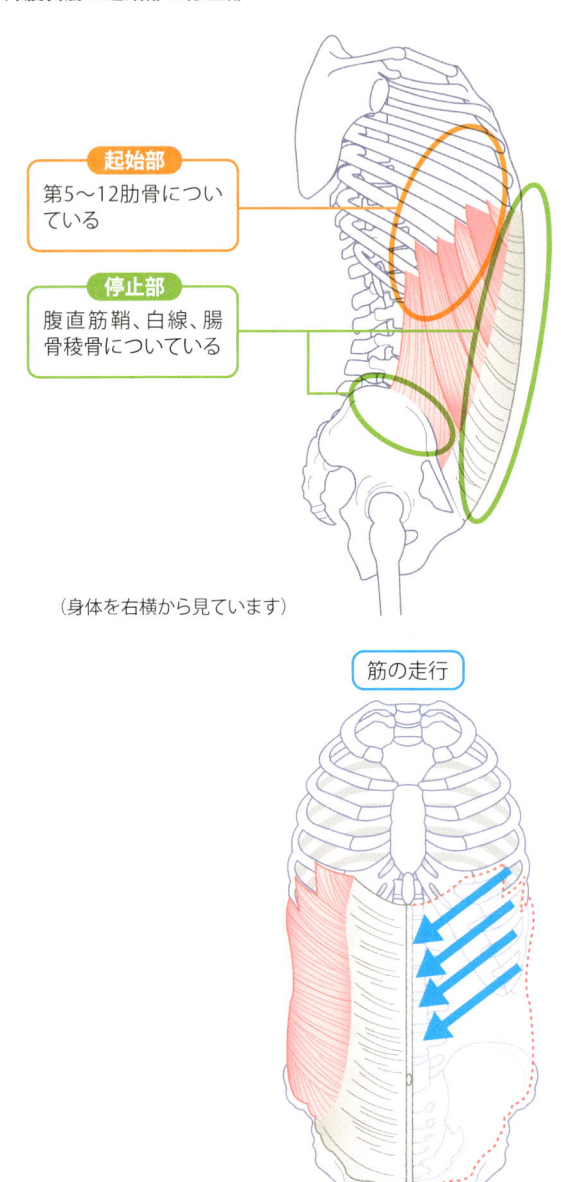

外腹斜筋は、身体の前から見て、外側上から中央下に走行しています。

● 内腹斜筋

起始部 胸腰筋膜、腸骨稜、鼠径靭帯

停止部 第10〜12肋骨、腹直筋鞘、白線

内腹斜筋の走行も確認しておきましょう。

内腹斜筋は前から見て、外側下から中央上に走行しているというイメージでとらえておきましょう。

▼ 内腹斜筋の起始部と停止部

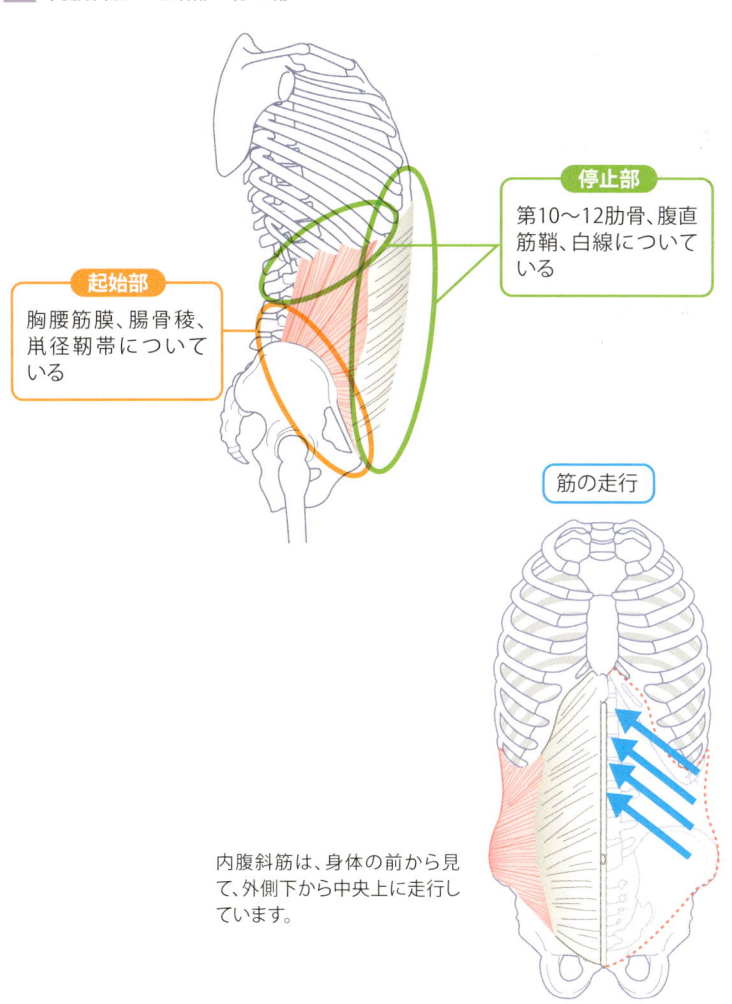

起始部 胸腰筋膜、腸骨稜、鼠径靭帯についている

停止部 第10〜12肋骨、腹直筋鞘、白線についている

筋の走行

内腹斜筋は、身体の前から見て、外側下から中央上に走行しています。

●腹横筋

起始部 第7～12肋骨、胸腰筋膜、腸骨稜、鼠径靭帯
停止部 腹直筋鞘

▼ 腹横筋の起始部と停止部

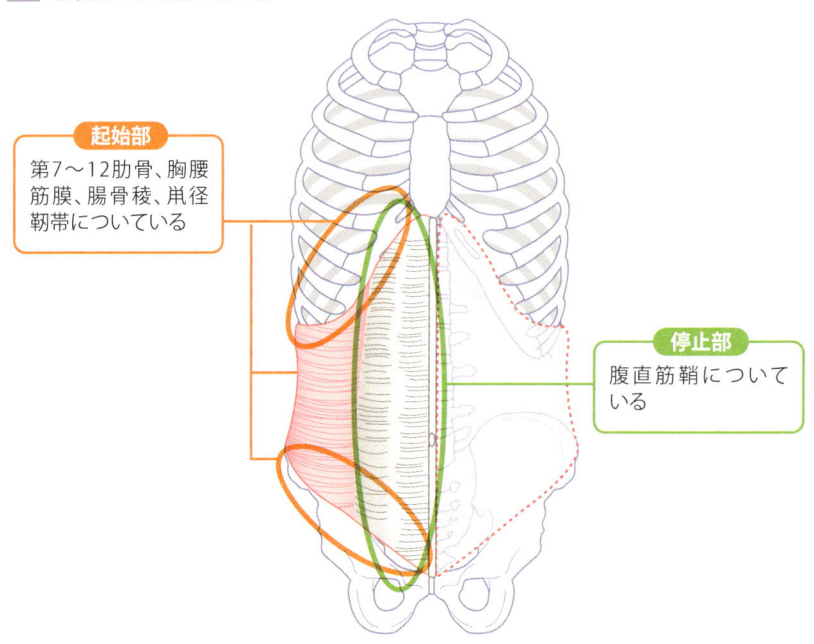

起始部
第7～12肋骨、胸腰筋膜、腸骨稜、鼠径靭帯についている

停止部
腹直筋鞘についている

（身体を前から見ています）

● 腰方形筋

起始部 腸骨稜、胸腰筋膜
停止部 第12肋骨、第1〜4腰椎肋骨突起

▼ 腰方形筋の起始部と停止部

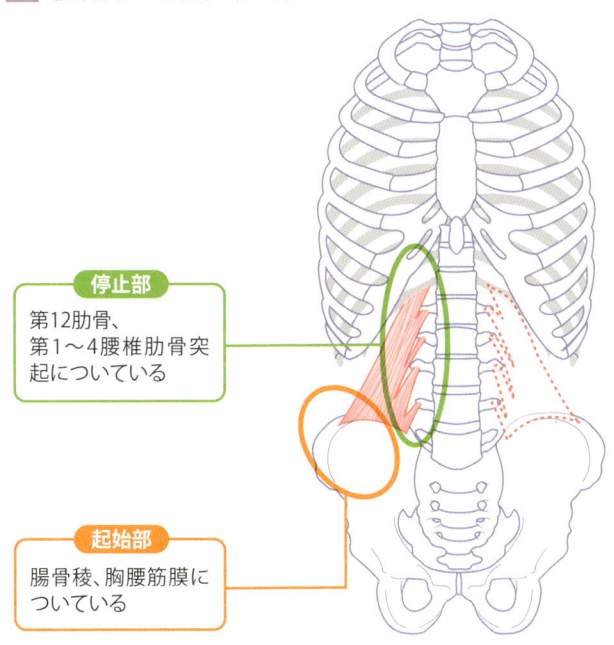

停止部
第12肋骨、
第1〜4腰椎肋骨突
起についている

起始部
腸骨稜、胸腰筋膜に
ついている

（身体を前から見ています）

Chapter 7 腹部・背部の筋と広背筋 ～体幹部の側屈・回旋に作用する筋など～

作用の確認

● 外腹斜筋と内腹斜筋

(1) 体幹部の屈曲

外腹斜筋と内腹斜筋には、**体幹部の屈曲作用**があります。

▼ 体幹部の屈曲

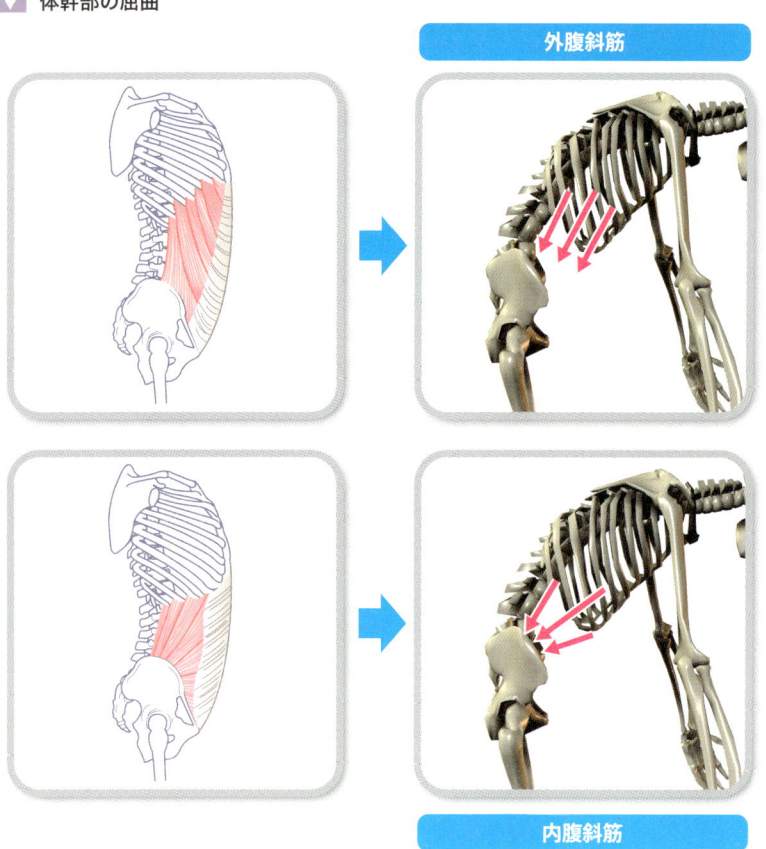

外腹斜筋

内腹斜筋

(2) 体幹部の側屈

外腹斜筋と内腹斜筋には、**体幹部の側屈作用**があります。

外腹斜筋の片側だけが収縮すると「体幹部側屈」が起こります。

内腹斜筋の片側だけが収縮すると「体幹部側屈」が起こります。

▼ 体幹部の側屈

外腹斜筋

内腹斜筋

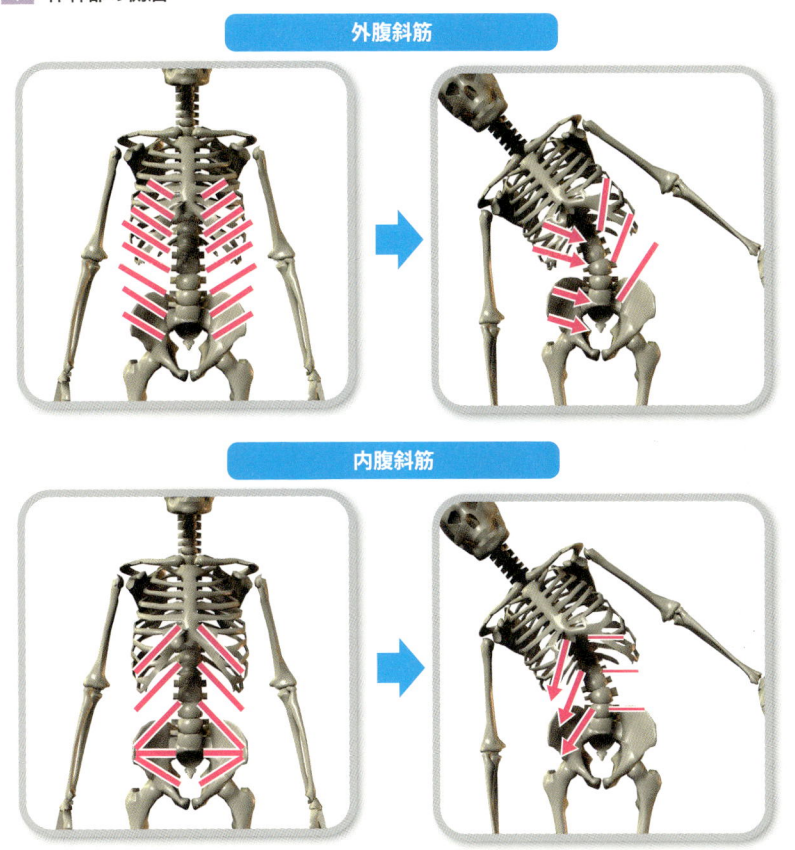

(3) 体幹部の回旋

体幹部の左回旋を例にして確認してみましょう。

外腹斜筋と内腹斜筋の「筋の走行」を思い出してください。外腹斜筋は「ポケットに手をつっこむ方向」＝外側上から中央下へ、内腹斜筋は、外側下から中央上へ、でした。

体幹部の左回旋は、この筋の走行に沿って、右側の外腹斜筋と左側の内腹斜筋が働くことによって起こります。

右側の外腹斜筋と左側の内腹斜筋が収縮することにより、胸郭の右側が左側の寛骨（骨盤）に近づくように体幹部が左回旋するわけです。

腹部の筋で言うと、体幹部の回旋は、違う側の外腹斜筋と内腹斜筋の層を超えた協調作用（連携プレー）によって起こるのです。

▼ **体幹部の左回旋**

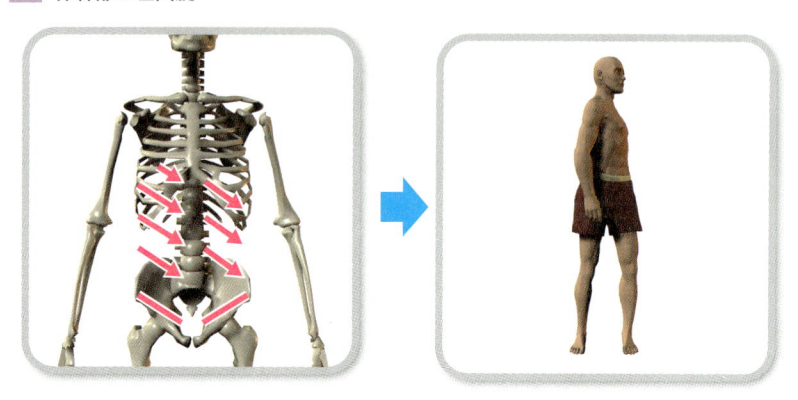

●同側回旋、反対側回旋について

ある筋の片側が作用すると体幹部の同側への回旋が起こる場合（例えば筋の右側が作用すると体幹部右回旋が起こる場合）、その筋の作用を同側回旋と呼びます。

また、ある筋の片側が作用すると体幹部の反対側への回旋が起こる場合（例えば筋の右側が作用すると体幹部の左回旋が起こる場合）、その筋の作用を反対側回旋と呼びます。

先ほどの「体幹部左回旋」の場合で言うと、右側の外腹斜筋が作用して、体幹部の左回旋が起こりました。よって、外腹斜筋の作用は「反対側回旋」になります。

また、左側の内腹斜筋が作用して、体幹部の左回旋が起こりました。よって、内腹斜筋の作用は「同側回旋」になります。

まとめると、体幹部の左回旋は、右側の外腹斜筋と短背筋群、左側の内腹斜筋と脊柱起立筋の作用で起こります。

体幹部の右回旋は、左側の外腹斜筋と短背筋群、右側の内腹斜筋と脊柱起立筋の作用で起こります。

▼ 体幹部左回旋の場合

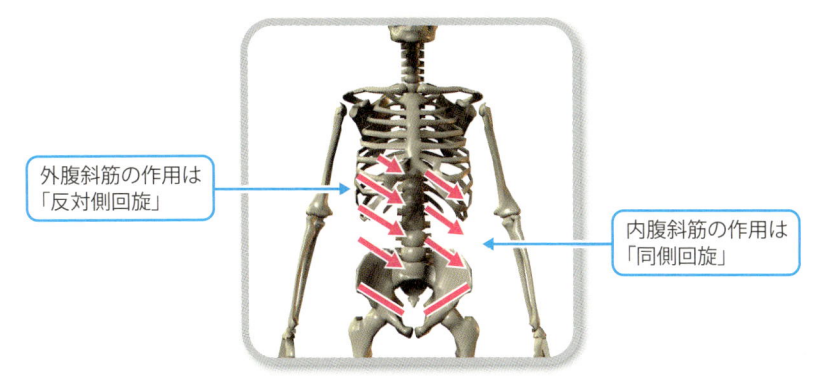

外腹斜筋の作用は「反対側回旋」

内腹斜筋の作用は「同側回旋」

● 腹横筋

腹横筋はダイナミックな関節運動を起こす筋ではなく、腹圧を上げたり、強制的に息を吐く(呼気)時などによく作用する筋です。基本的には、骨盤と胸郭を本来の位置関係にして「おなかをへこます」ことでも刺激できます。

姿勢を保持したり、体幹部を安定性させるために大切な働きをしています

● 腰方形筋

主な作用は、**体幹部(腰部)の側屈**です。

腰方形筋の起始部は腸骨稜、胸腰筋膜で、停止部は第12肋骨、第1〜第4腰椎肋骨突起です。

腰方形筋の片側が収縮すると、骨盤と腰椎部が近づく動き＝**体幹部(腰部)の側屈**が起こります。

まとめ

	起始部	停止部	主な作用	支配神経
外腹斜筋	第5〜12肋骨	腹直筋鞘、白線、腸骨稜	【両側】体幹部(胸腰部)の屈曲(骨盤の後傾)【片側】体幹部(胸腰部)の回旋(反対側回旋)、側屈	肋間神経 T5〜T12
内腹斜筋	胸腰筋膜、腸骨稜、鼠径靭帯	第10〜12肋骨、腹直筋鞘、白線	【両側】体幹部(胸腰部)の屈曲(骨盤の後傾)【片側】体幹部(胸腰部)の回旋(同側回旋)、側屈	肋間神経 T8〜T12 腸骨鼠径神経 腸骨下腹神経
腹横筋	第7〜12肋骨 胸腰筋膜、腸骨稜、鼠径靭帯	腹直筋鞘	腹圧を上げる	肋間神経 T7〜T12 腸骨鼠径神経 腸骨下腹神経 陰部大腿神経
腰方形筋	腸骨稜、胸腰筋膜、	第12肋骨、第1〜第4腰椎肋骨突起	【片側】腰部の側屈	肋間神経 T7〜T12 腸骨鼠径神経 腸骨下腹神経 陰部大腿神経

トレーニング

体幹部側屈の「動き」の例

「体幹部側屈」の動きに自体重やウエイト、チューブなどで負荷をかけると、外腹斜筋、内腹斜筋、腰方形筋、脊柱起立筋(補助動筋として腹直筋、短背筋群)の筋力トレーニングになります。

7-1 腹部の筋（腹直筋、外腹斜筋、内腹斜筋、腹横筋、腰方形筋）の起始部・停止部と作用

立位での体幹部側屈

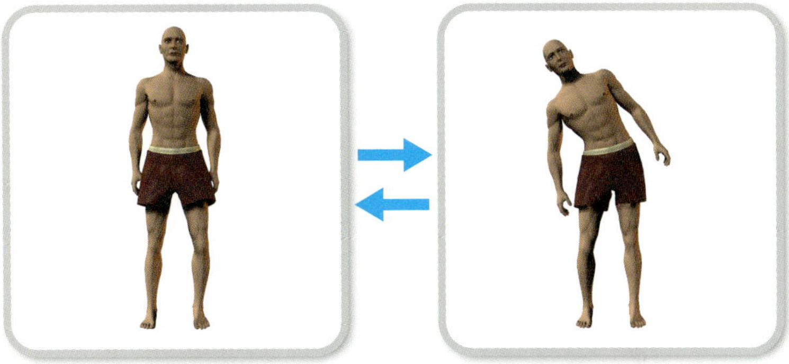

四つ這い位での体幹部側屈

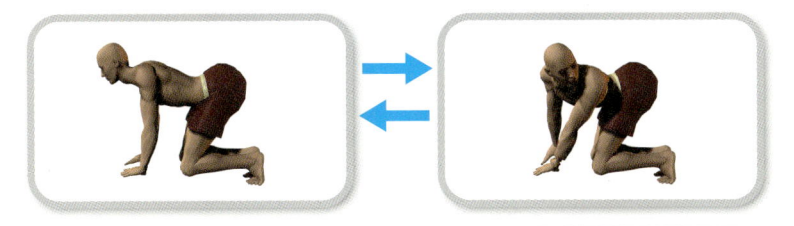

四つ這い位での体幹部側屈を天井から見たところ

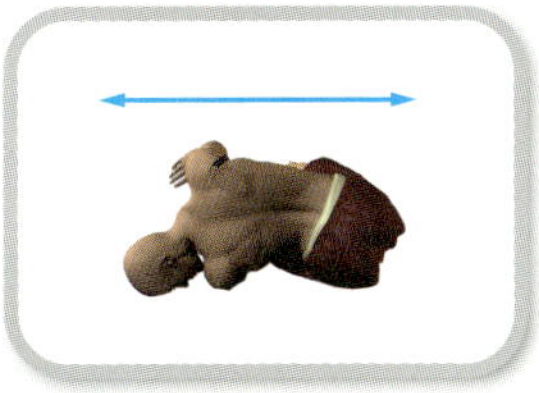

仰臥位での体幹部（腰部）側屈

（身体を上から見ています）

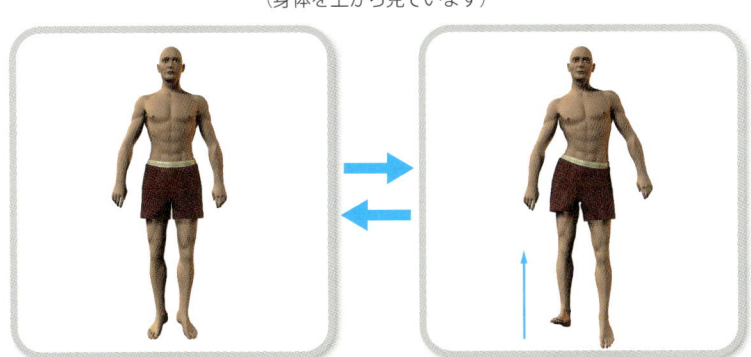

Chapter 7 腹部・背部の筋と広背筋　〜体幹部の側屈・回旋に作用する筋など〜

伏臥位での体幹部（腰部）側屈

（身体を上から見ています）

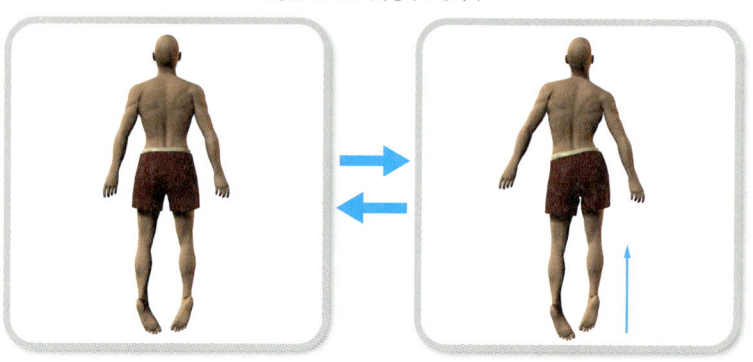

体幹部回旋の「動き」の例

「体幹部回旋」の動きに自体重やウエイト、チューブなどで負荷をかけると、外腹斜筋、内腹斜筋、脊柱起立筋、短背筋群の「筋力トレーニング」になります。

立位での体幹部回旋

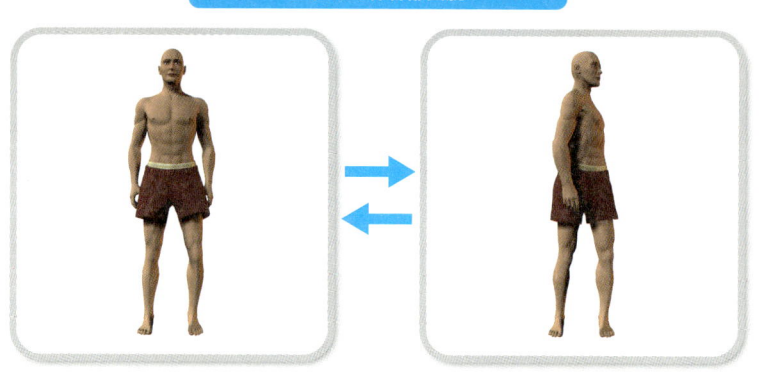

7-1 腹部の筋（腹直筋、外腹斜筋、内腹斜筋、腹横筋、腰方形筋）の起始部・停止部と作用

仰臥位での体幹部回旋

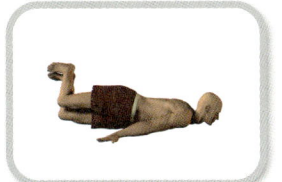

伏臥位での体幹部回旋

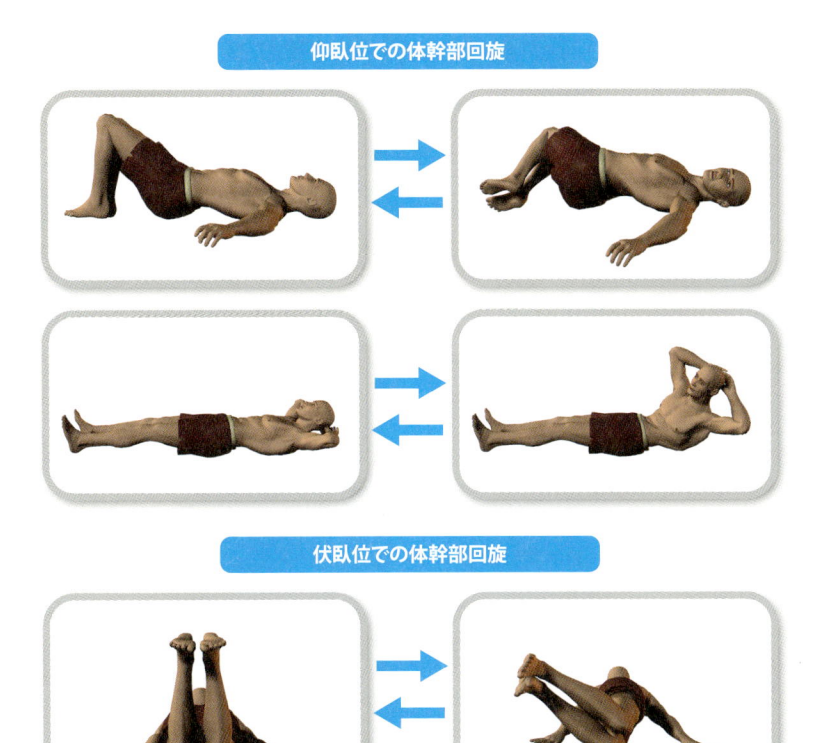

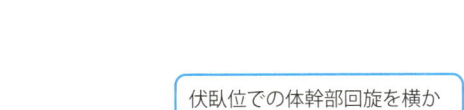

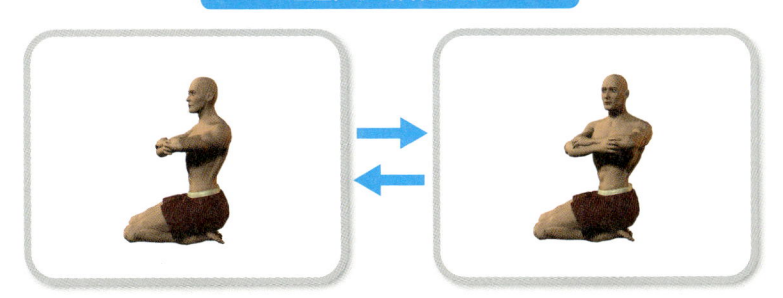

伏臥位での体幹部回旋を横から見たところ

正座位での体幹部回旋

Chapter 7 - 2 背部の筋の分類と作用

背部の筋も多層構造になっています。いろいろな整理の仕方がありますが、ここでは次のように全体像をつかんでおきましょう。

背部の筋（固有背筋）の分類

長背筋群

浅層
- ①脊柱起立筋
  - 腸肋筋（頸腸肋筋、胸腸肋筋、腰腸肋筋） ＜脊柱起立筋の外側部の筋＞
  - 最長筋（頭最長筋、頸最長筋、胸最長筋） ＜脊柱起立筋の中部の筋＞
  - 棘筋（頭棘筋、頸棘筋、胸棘筋） ＜脊柱起立筋の内側部の筋＞

最浅層
- ②板状筋
  - （頭板状筋、頸板状筋）

短背筋群

- ①横突棘筋
  - 半棘筋（頭半棘筋、頸半棘筋、胸半棘筋） 〔浅層〕
  - 多裂筋（頸多裂筋、胸多裂筋、腰多裂筋）
    ※3つに分けない場合も多い
  - 回旋筋（頸回旋筋、胸回旋筋、腰回旋筋） 〔深層〕
- ②棘間筋
  - （頸棘間筋、胸棘間筋、腰棘間筋） 〔最深層〕
    ※胸棘間筋は欠損の場合あり
- ③横突間筋
  - （頸前横突間筋、頸後横突間筋、胸横突間筋、腰内側横突間筋、腰外側横突間筋） 〔最深層〕

後頭下筋群

（大後頭直筋、小後頭直筋、下頭斜筋、上頭斜筋） 第一、第二頸椎と後頭の間にある小さな筋

「固有背筋」とは、脊髄神経後枝に支配されている背筋の総称です。

人体の背部を見ると、表層は僧帽筋や広背筋に覆われています。僧帽筋の下には、菱形筋や肩甲下筋などの筋もあります。

これら僧帽筋、広背筋、菱形筋、肩甲下筋などの主な作用は、上肢（肩甲骨や上腕骨）を動かすことです。その支配神経はもともと頚神経の前枝です（僧帽筋は脳神経のひとつである副神経＝第11脳神経の支配も受けています）。

固有背筋は、これらの筋より下の層にあり、脊柱を動かしたり、安定性を保持する作用を持つ筋です。

おおまかに言うと、人体の背部の表層の筋は、僧帽筋、広背筋、菱形筋、肩甲下筋など上肢を動かす筋になっていて、それより下の層が脊柱を動かしたり、安定性を保持する作用を持つ固有背筋ということになります。

固有背筋は、①長背筋群　②短背筋群　③後頭下筋群の大きく3つに分類できます。

● 長背筋群

固有背筋の中で、表層に位置する脊柱起立筋と板状筋が「長背筋群」と呼ばれます。

▼ 長背筋群

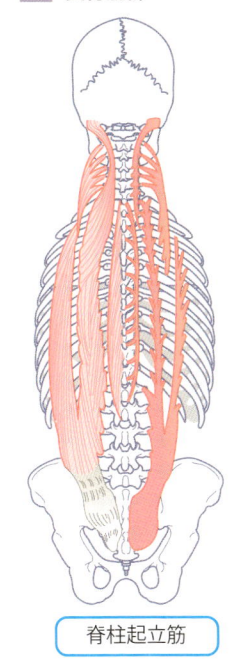

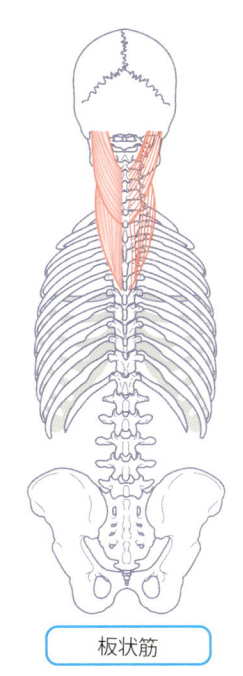

| 脊柱起立筋 | 板状筋 |

短背筋群

「長背筋群」のさらに深層にある、**横突棘筋（半棘筋、多裂筋、回旋筋）、棘間筋、横突間筋**が「**短背筋群**」と呼ばれます。

　・横突棘筋（半棘筋、多裂筋、回旋筋）……椎骨横突起と他の椎骨棘突起をつなぐ筋

　・棘間筋……椎骨棘突起と他の椎骨棘突起をつなぐ筋

　・横突間筋……椎骨の横突起と他の椎骨横突起をつなぐ筋

▼ 短背筋群

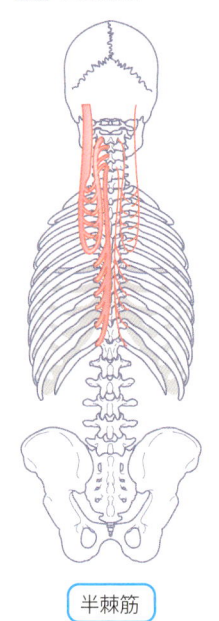

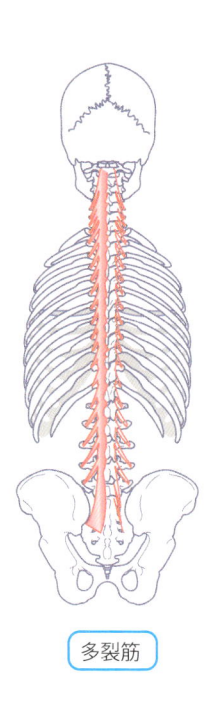

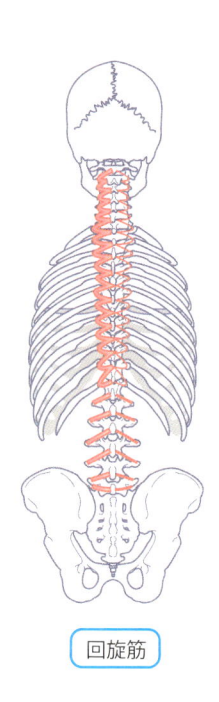

半棘筋　　　多裂筋　　　回旋筋

横突間筋   棘間筋

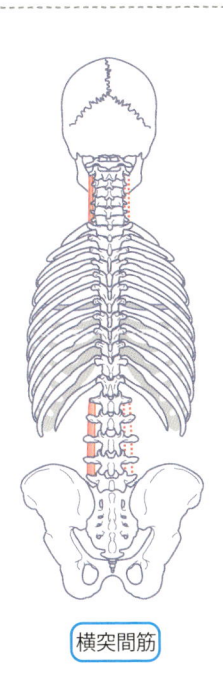

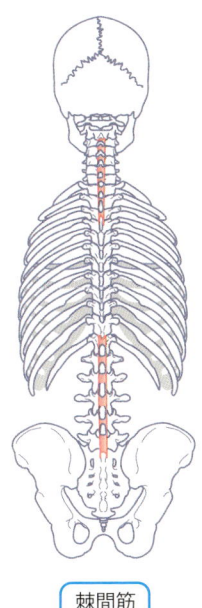

● 後頭下筋群

第1、第2頸椎と後頭の間にある小さな筋(大後頭直筋、小後頭直筋、下頭斜筋、上頭斜筋など)は「後頭下筋群」と呼ばれます。

作用の確認

　ここでは、簡単に短背筋群の作用について確認しておきましょう。脊柱起立筋については第2章を参照してください。

　短背筋群の作用には、「頸部・体幹部の伸展」「頸部側屈」(「体幹部側屈」の補助動筋としての作用もあります)「頸部・体幹部の反対側回旋」があります。

Chapter 7 腹部・背部の筋と広背筋　〜体幹部の側屈・回旋に作用する筋など〜

▼ 頸部・体幹部の伸展

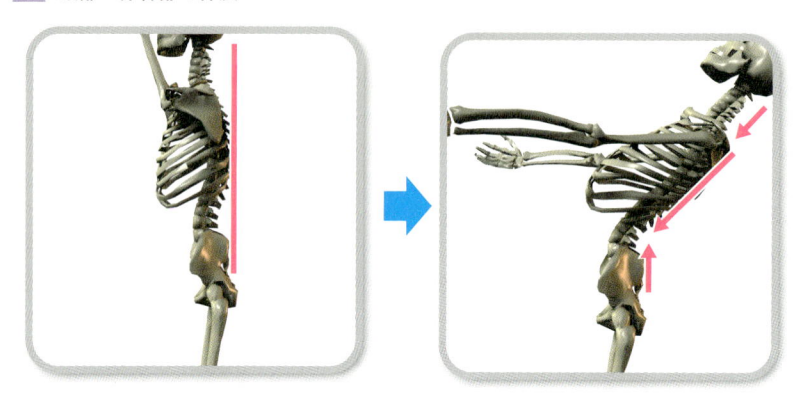

▼ 頸部側屈

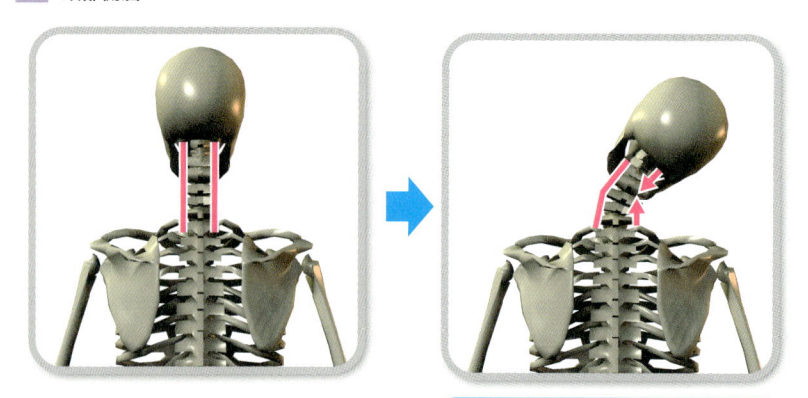

短背筋群の片側だけが収縮すると「頸部側屈」運動が起こります

▼ 頸部・体幹部の反対側回旋

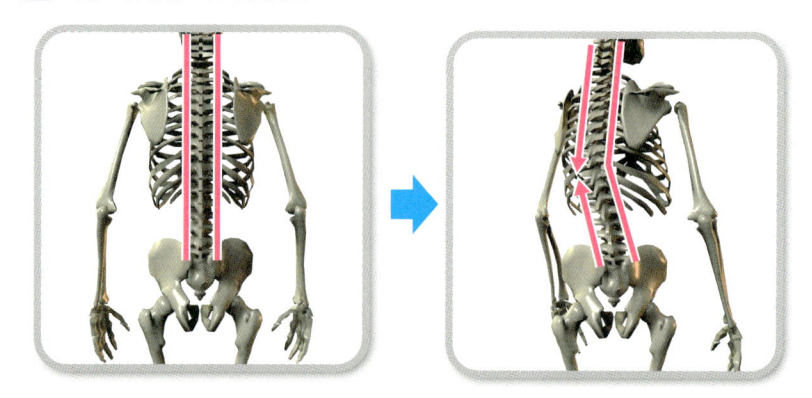

3 広背筋の起始部・停止部と作用

広背筋は、脊柱から上腕骨につく唯一の筋です。脊柱（下部胸椎〜仙骨）と上腕骨につながっている筋があるということは、上腕骨の動きが腰部などのコンディションに影響を与えるということです。

起始部と停止部の確認

起始部 下部胸椎、腰椎、仙椎棘突起、腸骨稜、下部肋骨、肩甲骨下角、胸腰筋膜

停止部 上腕骨小結節稜

▼ 広背筋の起始部・停止部

停止部
上腕骨小結節稜についている

起始部
下部胸椎、腰椎、仙椎棘突起、腸骨稜、下部肋骨、肩甲骨下角、胸腰筋膜についている

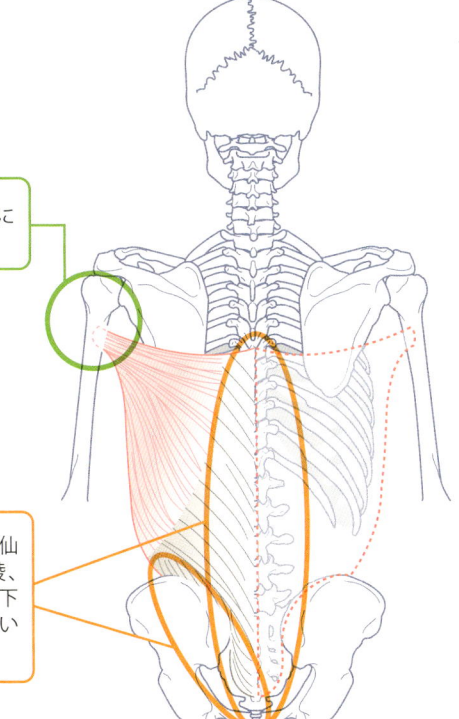

作用の確認

● 肩関節の伸展

広背筋の「停止部」(上腕骨)は、標準立位姿勢で言うと広背筋の「起始部」(下部胸椎以下の脊柱など)よりも前に位置するため、「起始部」はそのままの状態で広背筋が収縮すると、「停止部」が「起始部」に近づく＝**肩関節の伸展**が起こります。

肩関節が屈曲すると、広背筋は伸ばされることになるので、広背筋は肩関節を屈曲位から伸展位にする動きでよく働きます。

▼ 肩関節の伸展

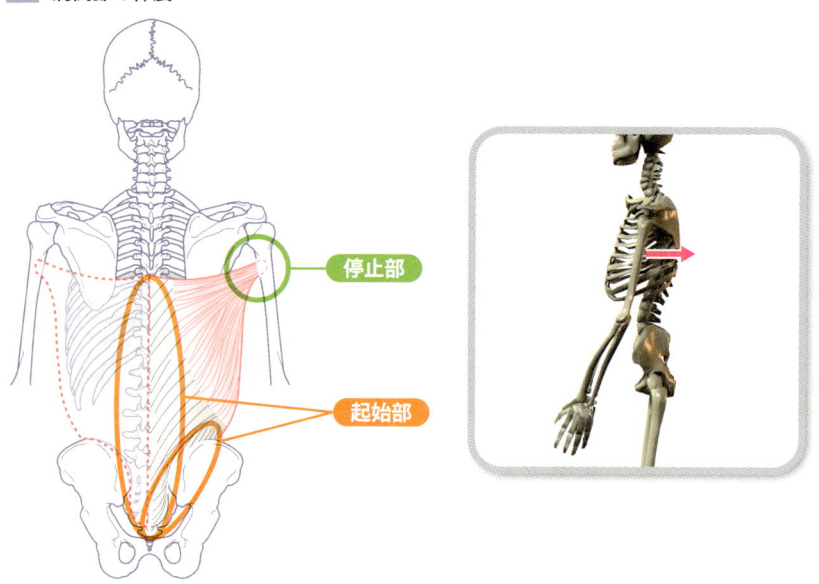

肩関節が屈曲位から伸展位になる「動き」の例

基本的には、この広背筋の「起始部」と「停止部」の距離が短くなる(収縮する)動き(＝例:肩関節伸展や肩関節内転など)に、自体重やウエイト、チューブなどで負荷をかけると、広背筋の「筋力トレーニング」になります。

シーテッドロウ

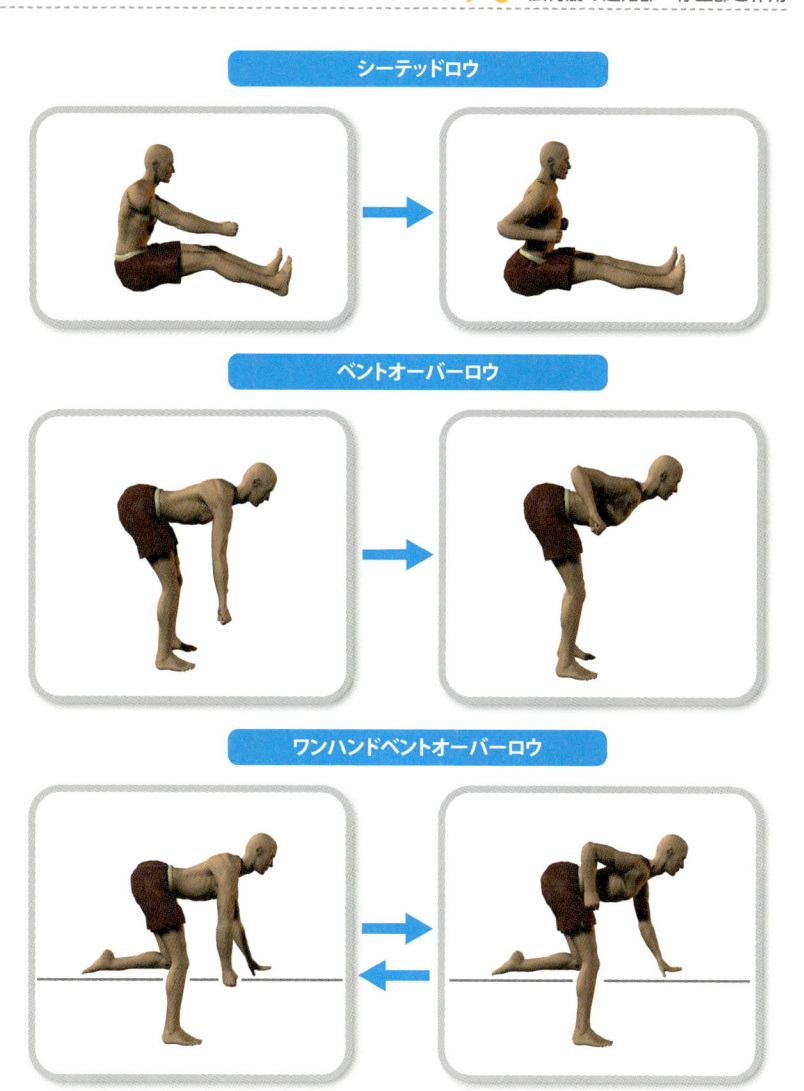

ベントオーバーロウ

ワンハンドベントオーバーロウ

● 肩関節の内転

　広背筋の「停止部」(上腕骨)は「起始部」(下部胸椎以下の脊柱など)よりも外側に位置するため、「起始部」はそのままの状態で広背筋が収縮すると、「停止部」が「起始部」に近づく＝肩関節が内転します。

　肩関節が外転すると、広背筋は伸ばされることになるので、肩関節を外転位

Chapter 7 腹部・背部の筋と広背筋　～体幹部の側屈・回旋に作用する筋など～

から内転する動きでよく働きます。

▼ 肩関節の内転

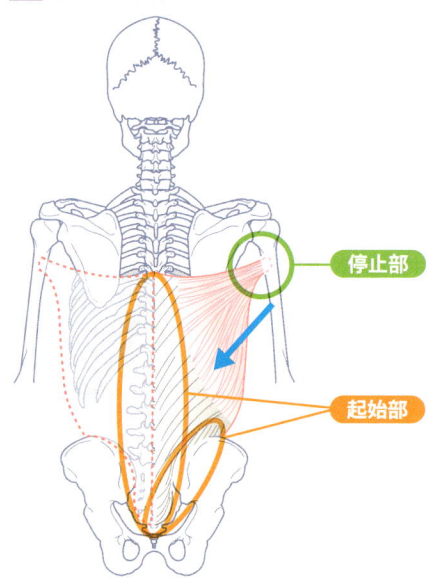

停止部
起始部

トレーニング
肩関節が外転位から内転する「動き」の例

懸垂（チンニング、プルアップ）

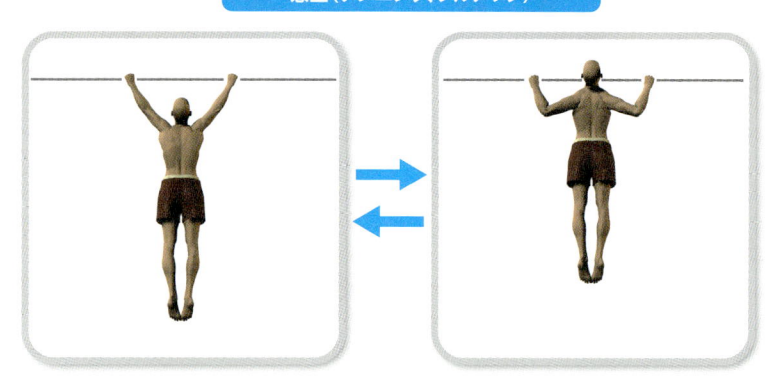

● 肩関節の内旋

広背筋の「停止部」は上腕骨の前面についています。

そのため、「起始部」はそのままの状態で広背筋が収縮すると、<u>上腕骨が内旋します（＝肩関節内旋）</u>。

● その他の作用

肩関節の水平伸展（水平外転）などの作用があります。

広背筋と「骨盤の前傾」

広背筋は、下部胸椎以下の脊柱など（起始部）から上腕骨（停止部）についています。

腕を上げる（肩関節屈曲・外転動作）と、広背筋の「停止部」（上腕骨）が「起始部」（下部胸椎以下の脊柱など）から遠ざかります。広背筋自体が伸ばされることになるわけです。

この時、広背筋に十分な柔軟性があれば、腕を上げても特に腰部には影響は出ません（次ページの図参照）。

しかし、広背筋に十分な柔軟性がない状態で腕をたくさん上げる（肩関節屈曲動作）ためには、体幹部を過度に伸展しなければなりません。

特にテニスのサーブ、野球など投動作が必要なスポーツや、水泳など肩より上に上腕を上げる動作が必要になるスポーツでは、広背筋に十分な柔軟性がないと、腕を上げる動作で体幹部（腰部）に伸展しすぎの負担がかかってくる場合があるので、注意が必要です。

広背筋のコンディションが、腰部への負担として影響する場合があることを確認しておきましょう。

なお、人体には、筋膜のつながりや筋連結などの構造があります。細かく見ていくと、肩より上に上腕を上げる動作で腰部に負担がかかるのは、単に広背筋の柔軟性低下だけではなく他の要因もあります。

Chapter 7 腹部・背部の筋と広背筋　〜体幹部の側屈・回旋に作用する筋など〜

▼ 広背筋に十分な柔軟性がない状態での腕上げ

広背筋に十分な柔軟性がある	広背筋に十分な柔軟性がない
広背筋に十分な柔軟性があれば、腕を上げても腰部には影響が出ない	広背筋に十分な柔軟性がない状態で腕を上げる（肩関節屈曲動作）ためには、体幹部を過度に伸展しなければならない

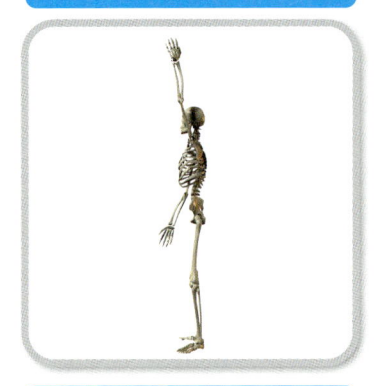

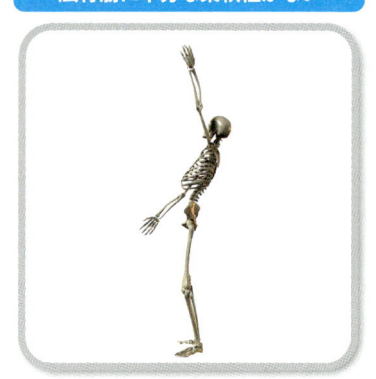

まとめ

	起始部	停止部	主な作用	支配神経
広背筋	下部胸椎、腰椎、仙椎棘突起　腸骨稜、下部肋骨、肩甲骨下角、胸腰筋膜	上腕骨小結節稜	肩関節の伸展、内転、内旋（水平伸展）	胸背神経 C6〜C8

4 体幹部側屈・回旋の動きでみる「体幹部側屈・回旋作用を持つ筋の筋コンディション」

ここでは「体幹部側屈・回旋作用を持つ筋の筋コンディション」と「体幹部側屈・回旋の動き」について考えてみましょう。

「体幹部側屈」作用を持つ筋の「筋コンディション」と「体幹部側屈」の動き

　外腹斜筋、内腹斜筋、腰方形筋、脊柱起立筋など「体幹部側屈」の作用を持つ筋の筋コンディション（柔軟性や筋力など）に左右差があると、左右側屈動作の可動域や「やりやすさ」にも当然、左右差が出ます。

　逆に、左右側屈動作の可動域や「やりやすさ」に左右差がある場合、外腹斜筋、内腹斜筋、腰方形筋、脊柱起立筋など「体幹部側屈」の作用を持つ筋の筋コンディション（柔軟性や筋力など）に左右差があるということです。

「体幹部回旋」作用を持つ筋の「筋コンディション」と「体幹部回旋」の動き

　外腹斜筋、内腹斜筋、脊柱起立筋、短背筋群など「体幹部回旋」の作用を持つ筋の筋コンディション（柔軟性や筋力など）に左右差があると、左右回旋動作の可動域や「やりやすさ」にも当然、左右差が出ます。

　逆に左右回旋動作の可動域や「やりやすさ」に左右差がある場合、外腹斜筋、内腹斜筋、脊柱起立筋、短背筋群など「体幹部回旋」の作用を持つ筋の筋コンディション（柔軟性や筋力など）に左右差があるということです。

立位姿勢（骨の配列）でみる「体幹部側屈・回旋作用を持つ筋の筋コンディション」

Chapter 7 - 5

ここでは、立位姿勢（骨の配列）と「体幹部側屈・回旋作用を持つ筋の筋コンディション」との関連について整理しておきましょう。

❄ 「骨盤左右の傾きが大きい型」の立位姿勢

　体幹部側屈に作用する筋の起始部・停止部から考えると、これらの筋の筋コンディションに左右差があると、前額面（左右のバランス）での胸郭と骨盤の配列や脊柱の配列などに、その差が現れてくることがわかります。

　これらの筋の筋コンディション（柔軟性や筋力など）に左右差があると、「骨盤左右の傾きが大きい型」の立位姿勢になると推測されます。

　また、逆に立位姿勢で「骨盤左右の傾きが大きい型」の人は、体幹部側屈に作用する筋の筋コンディション（柔軟性や筋力など）に左右差があることが考えられます。

▼「体幹部側屈」作用を持つ筋

主働筋

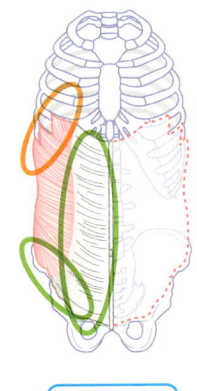

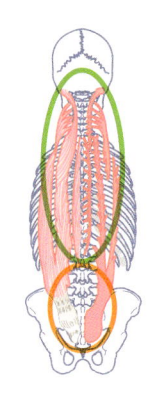

外腹斜筋　　内腹斜筋　　腰方形筋　　脊柱起立筋

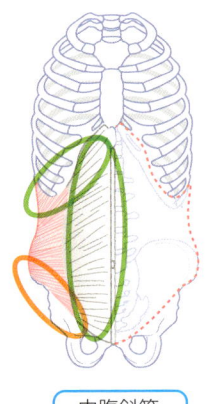

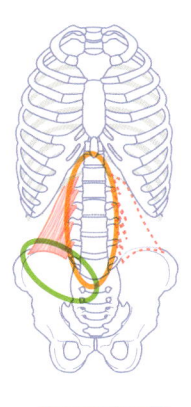

7-5 立位姿勢（骨の配列）でみる「体幹部側屈・回旋作用を持つ筋の筋コンディション」

補助動筋

腹直筋

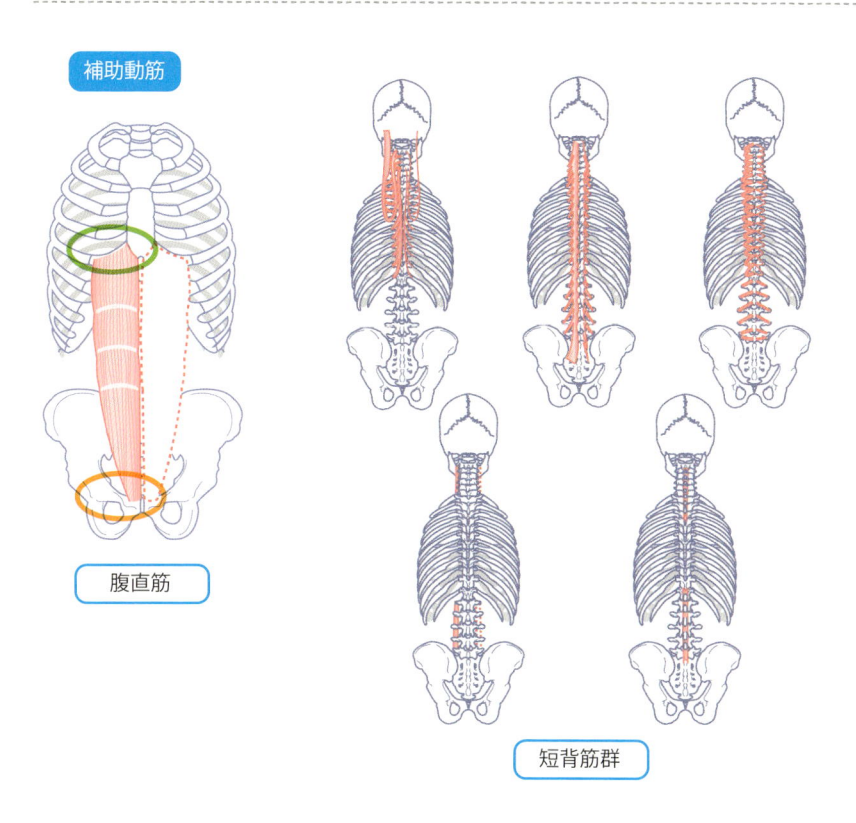

短背筋群

▼ 骨盤左右の傾きが大きい型

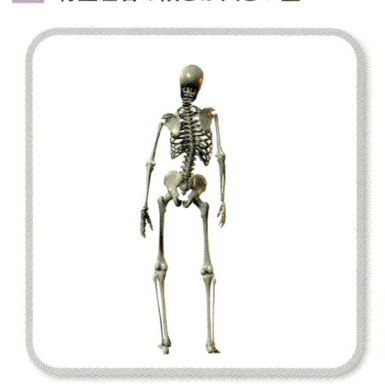

体幹部側屈に作用する筋の筋コンディション（柔軟性や筋力など）に左右差があります

Chapter 7 腹部・背部の筋と広背筋　〜体幹部の側屈・回旋に作用する筋など〜

「骨盤位置のねじれが大きい型」の立位姿勢

これらの筋は、簡単に言うと体幹(胴体)をねじったりする筋です。

よって体幹部回旋に作用する筋の筋コンディションの左右差は、水平面(ねじれ具合)での胸郭と骨盤の配列や脊柱の配列などに現れてくることがわかります。

これらの筋の筋コンディション(柔軟性や筋力など)に左右差があると、「骨盤位置のねじれが大きい型」の立位姿勢になると推測されます。

また、逆に立位姿勢で「骨盤位置のねじれが大きい型」の人は、体幹部回旋に作用する筋の筋コンディション(柔軟性や筋力など)に左右差があることが考えられます。

▼ 体幹部回旋作用を持つ筋

同側回旋

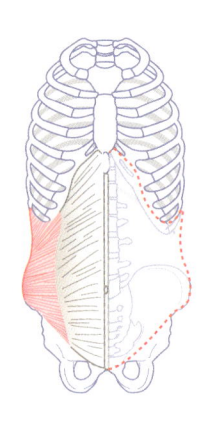

内腹斜筋 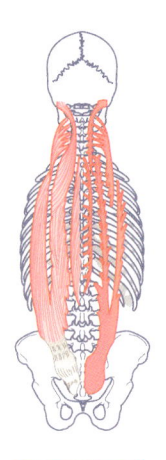　　　脊柱起立筋

7-5 立位姿勢（骨の配列）でみる「体幹部側屈・回旋作用を持つ筋の筋コンディション」

反対側回旋

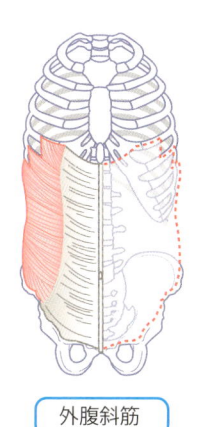

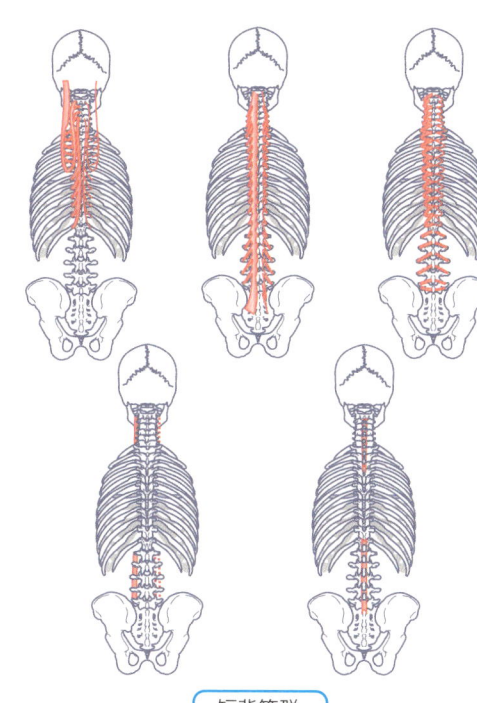

外腹斜筋

短背筋群

▼ 骨盤位置のねじれが大きい型

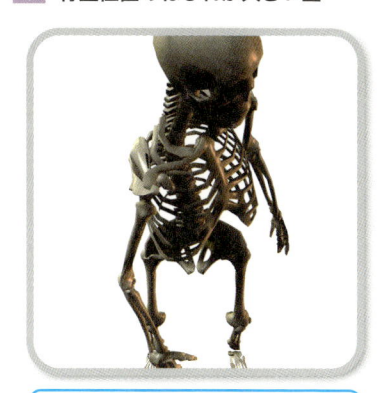

体幹部回旋に作用する筋の筋コンディション（柔軟性や筋力など）に左右差があります

立位姿勢と骨盤につく筋

運動指導に活かす"学び方"のヒント

　今までの章で学んだことも含めて、立位姿勢（骨盤の前傾具合）と「骨盤につく筋」の筋コンディションについてまとめてみましょう。

　「骨盤前傾が小さい（骨盤後傾）型・腰丸まり姿勢」で、例えば腰痛の人に対し、これまでの各章で学んだ知識を総合すると、下記の予測がつきます。

❶ 筋緊張（柔軟性の低下）があるかもしれない筋は、①腹直筋、②大殿筋、③ハムストリングス、④深層外旋六筋、⑤外腹斜筋、⑥内腹斜筋
❷ 筋力低下があるかもしれない筋は、①脊柱起立筋、②腸腰筋、③大腿直筋、④大腿筋膜張筋、⑤大腿内転筋群、⑥小殿筋、⑦短背筋群

　いっぽう、「骨盤前傾が大きい型・腰反りすぎ姿勢」の人の場合は、下記の予測がつきます。

❶ 筋緊張（柔軟性の低下）があるかもしれない筋は、①脊柱起立筋、②腸腰筋、③大腿直筋、④大腿筋膜張筋、⑤大腿内転筋群、⑥小殿筋、⑦短背筋群
❷ 筋力低下があるかもしれない筋は、①腹直筋、②大殿筋、③ハムストリングス、④深層外旋六筋、⑤外腹斜筋、⑥内腹斜筋

　実際にチェックしてみてそうであれば、柔軟性の低下に対しては柔軟性を高めるエクササイズを、筋力の低下に対しては筋トレーニングを行うと、骨盤の前後の引っ張り具合（基礎張力）を変えることができます。そうすると骨盤の前傾具合が改善しやすくなり、腰への負担が軽減し、結果として腰痛も改善に向かうかもしれません。

6 外腹斜筋・内腹斜筋、広背筋の柔軟性の見方

外腹斜筋・内腹斜筋、広背筋あたりの柔軟性低下を判断するひとつの目安として活用してください。

外腹斜筋・内腹斜筋の柔軟性の見方（例）

方法

①伏臥位になります。両脚の膝関節を90度くらい屈曲します。
②胸郭は床につけたままで、両脚をそろえて体幹部を回旋します。胸部が床から離れない範囲で、できるところまで体幹部を回旋していきます。左右行います。

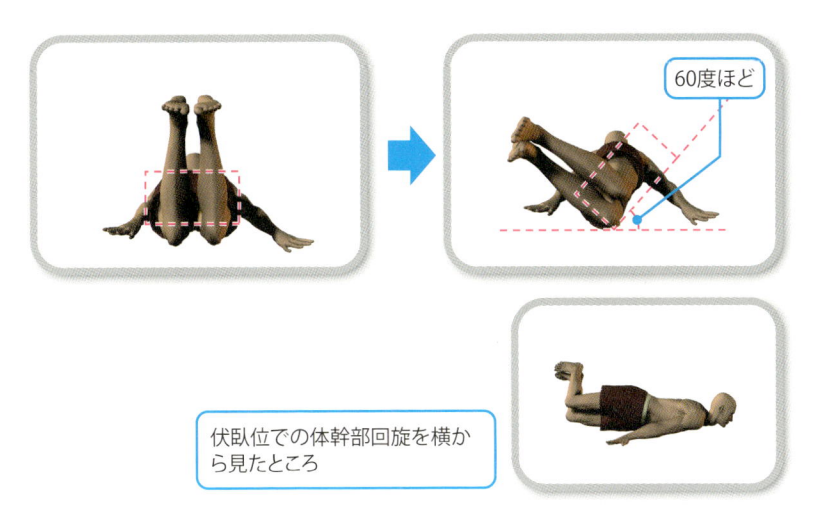

60度ほど

伏臥位での体幹部回旋を横から見たところ

判断の目安

骨盤の回旋した角度が60度未満の場合、外腹斜筋、内腹斜筋あたりに柔軟性低下、こわばりがあるかもしれません。

外腹斜筋・内腹斜筋の柔軟性が低下した人の特徴

①「骨盤前傾が小さい(骨盤後傾)型・腰丸まり姿勢」かもしれません(P.84①の図参照)。

②左右の外腹斜筋、内腹斜筋の柔軟性に差がある場合は「骨盤位置のねじれが大きい型」の立位姿勢かもしれません(P.86③の図参照)。

③「体幹部伸展」の動きやポーズが十分にできません。腰椎部にはいつも屈曲(丸まりすぎ)の負担がかかりやすい状態になっています。

④外腹斜筋、内腹斜筋の柔軟性に左右差がある場合は「体幹部回旋」の動きで可動域や感覚(やりやすさ、違和感など)に左右差が出ます。

広背筋の柔軟性の見方(例)

方法

①仰臥位で上肢を耳の横まで上げます。

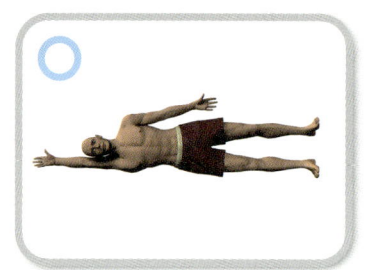

○ 上腕が耳横まで上がっている例

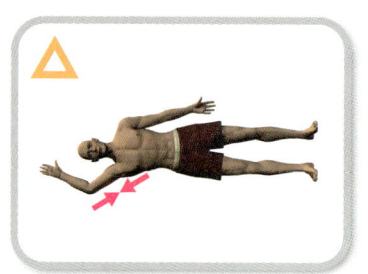

△ 広背筋の柔軟性が低下しているかもしれない例

広背筋に柔軟性低下がある場合、仰臥位で上肢を耳横まで上げるには、腰が反るかもしれません

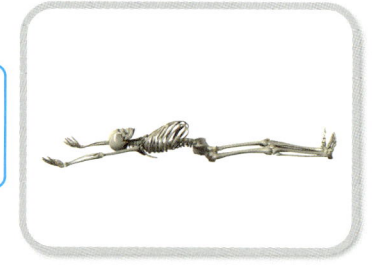

7-6 外腹斜筋・内腹斜筋、広背筋の柔軟性の見方

> **判断の目安**

広背筋に柔軟性の低下がある場合は、仰臥位で上肢を耳横まで上げると、腰が反るかもしれません。また、仰臥位で上肢を耳の横まで上げ、脱力すると、耳から上腕が離れてしまいます。

広背筋の柔軟性が低下した人の特徴

①上肢を上げる動作では、体幹部の伸展が大きくなります。
②前腕同士を合わせたままで上に上げた時、肘の位置が鼻の位置より上に上がらないかもしれません。

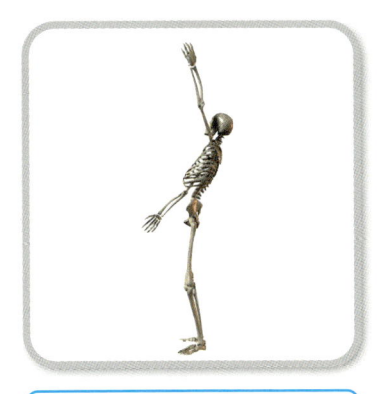

上肢を上げる動作では、体幹部の伸展が大きくなります

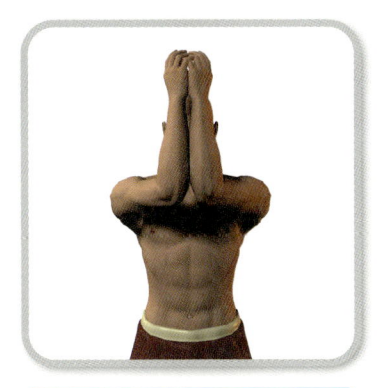

前腕同士を合わせたままで上にあげた時、肘の位置が鼻の位置より上に上がりづらいです

さくいん

あ行

安定筋 30
横隔膜 206
横突間筋 224
横突棘筋 224

か行

外旋 16
回旋筋 224
外側広筋 116
外転 16
外腹斜筋 209
外閉鎖筋 191
下双子筋 190
鵞足 123
下頭斜筋 225
寛骨 48
起始部 24
拮抗筋 27
胸椎 42
棘間筋 224
棘筋 71
筋の機能 24
筋の作用 24
屈曲 16
頸椎 42
後頭下筋群 225
広背筋 227
骨盤 48
骨盤底筋群 206
固定筋 30
固有背筋 222

さ行

最長筋 71
矢状水平軸 .15
矢状面 15
種子骨 117
主働筋 27
上後腸骨棘 .49
小後頭直筋 225
上前腸骨棘 .49
上双子筋 190
小殿筋 95, 195
上頭斜筋 225
小腰筋 88
深層外旋六筋 188
伸展 16
垂直軸 15
水平面 15
脊柱 42
脊柱起立筋 .71
前額水平軸 .15
前額面 15
仙骨 42, 48
仙椎 42
相反神経支配 28

さくいん

た行

大後頭直筋 225
大腿筋膜張筋 155
大腿四頭筋 116
大腿直筋 116, 118
大腿内転筋群 161
大腿二頭筋 127
大腿方形筋 192
大殿筋 95, 96
大内転筋 166
大腰筋 88
多裂筋 206, 224
短内転筋 164
短背筋群 224
恥骨筋 163
中間広筋 117
中殿筋 95, 148
腸脛靱帯 96
腸骨筋 88
長内転筋 165
長背筋群 223
腸腰筋 88
腸肋筋 71
椎間板 44
椎骨 42
停止部 24
同側回旋 216

な行

内旋 16
内側広筋 117
内転 16
内腹斜筋 211
内閉鎖筋 191

は行

薄筋 167
ハムストリングス 127
半棘筋 224
半腱様筋 128
板状筋 223
反対側回旋 216
半膜様筋 129
尾骨 42, 48
尾椎 42
腹横筋 212
腹直筋 66
縫工筋 123

や行・ら行

腰椎 42
腰方形筋 213
梨状筋 189

参考文献

新しい解剖生理学　改訂第10版：山本敏行・鈴木泰三・田崎京二著、南江堂、1999年

医学用語読み方辞典：医学用語研究会編、ユリシス、1998年

イラストでまなぶ解剖学：松村讓兒著、医学書院、1999年

動きでわかる解剖と機能：Joseph E.Donnelly著、福林徹監修、中村千秋・渡部賢一訳、医道の日本社、1999年

動きの解剖学：Blandine Calais-Germain著、仲井光二訳、科学新聞社、1995年

動きの解剖学Ⅱエクササイズ編：Blandine Calais-Germain・Andree Lamotte著、仲井光二訳、科学新聞社、1997年

運動解剖学図譜：高橋彬監修、顧徳明・繆進昌編著、ベースボールマガジン社、1990年

運動学：斎藤宏著、(社)全国柔道整復学校協会監修、医歯薬出版、2003年

運動学(リハビリテーション医学全書4)：明石謙著、医歯薬出版、1991年

解剖学講義　改訂2版：伊藤隆著、高野廣子改訂、南山堂、2001年

解剖実習の手びき：寺田春水・藤田恒夫著、南山堂、1994年

解剖生理学　知識の整理　第5版：伊藤一郎著、医歯薬出版、1992年

からだの地図帳：高橋長雄監修・解説、講談社、1989年

関節可動域表示ならびに測定法：日本整形外科学会、日本リハビリテーション医学会、1995年

基礎運動学　第6版：中村隆一・齊藤宏・長崎浩著、医歯薬出版、2003年

基礎力アップ　問題演習1　解剖生理学：竹内修二著、医学芸術社、1999年

基本人体解剖図：伊藤一郎監修、金園社、1984年

筋骨格系検査法：Jeffrey Gross・Joseph Fetto・Elaine Rosen著、石川斉・嶋田智明　監訳、石川斉・中島喜代彦・日高正巳・嶋田智明・奥村直令・天満和人・有馬慶美・武政誠一訳、医歯薬出版、1999年

クリニカルマッサージ：James H.Clay・David M.Pounds著、大谷素明監訳、医道の日本社、2004年

骨：ジニー・ジョンソン著、エリザベス・グレイ画、白水社、1995年

骨格(ビジュアル博物館　第3巻)：Steve Parker著、伊藤恵夫監修、同朋舎、1990年

骨格筋の形と触察法：河上敬介・磯貝香著、河上敬介・小林邦彦編集、大峰閣、1998年

コ・メディカルのための実用運動学：佐藤和男著、メヂカルフレンド社、1993年

参考文献

写真で学ぶ整形外科テスト法　改訂新版：Joseph J.Cipriano著、斉藤明義監訳、医道の日本社、1995年

触診解剖アトラス　頸部・体幹・上肢：Serge Tixa著、奈良勲監訳、川口浩太郎・金子文成・藤村昌彦・佐藤春彦訳、医学書院、2002年

触診解剖アトラス　下肢：Serge Tixa著、奈良勲監訳、川口浩太郎・金子文成・藤村昌彦・佐藤春彦訳、医学書院、2001年

新・図解　機能解剖学：小出清一著、（社）日本エアロビックフィットネス協会・ヘルスネットワーク編集室、1988年

身体運動の機能解剖：Clem W.Thompson、R.TFloyd著、中村千秋・土屋真希訳、医道の日本社、1997年

人体解剖学図譜集：川原群大監訳、アプライ、1995年

人体解剖カラーアトラス(原書第4版)：PH Abrahams・RT Hutchings・SC Marks Jr著、佐藤達夫訳、南江堂、1999年

身体所見のとりかた　第2版：川上義和編著、文光堂、1995年

人体の不思議展：人体の不思議展監修委員会監修、山鳥崇・Angelina Whalley著、吉岡直紀・安宅秀子訳、株式会社ワイプ

新・徒手筋力検査法　原著第6版：Helen J.Hislop・Jacqueline Montgomery著、津山直一訳、協同医書出版社、1996年

図解　関節・運動器の機能解剖　上肢・脊柱編：J.Castaing・J.J.Santini著、井原秀俊・中山彰一・井原和彦訳、協同医書出版社、1986年

図解　関節・運動器の機能解剖　下肢編：J.Castaing・Ph.Burdin・J.Delplace・la coll.de J.D.Le Roy著、井原秀俊・中山彰一・井原和彦訳、協同医書出版社、1986年

図解　四肢と脊椎の診かた：Stanley Hoppenfeld著、野島元雄監訳、首藤貴・狩山憲二・村上澄恵訳、医歯薬出版、1984年

図解　姿勢検査法：新関真人著、医道の日本社、2003年

図解　整形外科学検査法：新関真人著、医道の日本社、2000年

図説　運動器の機能解剖：Rene Cailliet著、荻島秀男訳、医歯薬出版、2000年

図説　関節の動きと筋力の診かた：Hazel M.Clarkson・Gail B.Gilewich著、山野慶樹監修、大久保衞監訳、医道の日本社、1998年

図説　筋の機能解剖：John H.Warfel著、矢谷令子・小川恵子著、医学書院、1993年

肉単：河合良訓監修、原島広至著、エヌ・ティー・エス、2004年

日本人体解剖学　上巻　改訂19版：金子丑之助原著、金子勝治・穐田真澄著、南江堂、2000年

入門人体解剖学　改訂第4版：藤田恒夫著、南江堂、1999年

参考文献

PT・OT国家試験のための運動解剖生理学のまとめ　第5版：理学療法科学学会編、アイベック、1999年

標準人体解剖図：草間悟監修、金園社、1966年

複合運動でわかる脊柱の検査と治療：Brian C.Edwards著、辻井洋一郎監訳、医道の日本社、1999年

分冊解剖学アトラスⅠ　運動器：W.Kahle・H.Leonhardt・W.Platzer著、越智淳三訳、文光堂、1984年

骨単：原島広至著、河合良訓監修、エヌ・ティー・エス、2004年

みて，ふれて，測って学ぶ　生体のしくみ：藤井正子・桜木晃彦著、南山堂、1999年

めくってわかるからだのしくみ　人体絵本：ジュリアーノ・フォルナーリ著、加藤秀子訳、ポプラ社、1997年

目でみるからだのメカニズム：堺章著、医学書院、1994年

よくわかる筋の機能解剖：Bernard Kingston著、足立和隆訳、メディカル・サイエンス・インターナショナル、2000年

理学療法士・作業療法士・言語聴覚士のための解剖学　第3版：渡辺正仁監修、廣川書店、1999年

理学療法評価法　改訂第3版：岩倉博光監修、松澤正著、金原出版、1997年

わかりやすい解剖・生理学：新島迪夫著、鳳山社、1994年

著者紹介

土屋　真人 (つちや・まひと)

中京大学体育学部体育学科卒業。同大学大学院・体育学研究科博士課程前期(修士課程)修了。体育学修士。人体解剖トレーニングセミナー(名古屋大学大学院医学研究科)修了。NPO法人日本健康体育協会理事長。中京大学体育学部健康運動実習担当講師(健康運動実践指導者・健康運動指導士養成講座講師)。プロスポーツ選手のコンディショニングから中高齢者の介護予防、一般人の健康づくり、子供の体育指導などのほか、身体の構造(つくり)やしくみを理解したハイレベル指導者育成のためのセミナー主宰、新聞・雑誌への寄稿など、幅広く活動している。保有資格は、健康運動指導士、アメリカスポーツ医学会(ACSM)認定ヘルスフィットネス・スペシャリスト(HFS)など多数。

ホームページ：http://www.fgi-jp.jp
Eメール：info@fgi-jp.jp

▌装丁：古屋　真樹（志岐デザイン事務所）
▌イラスト：シマ　マスミ

スポーツ・健康づくりの指導に役立つ
姿勢と動きの「なぜ」がわかる本

発行日	2012年 10月 1日	第1版第1刷
	2019年 12月 10日	第1版第10刷

著　者　土屋　真人（つちや　まひと）

発行者　斉藤　和邦
発行所　株式会社　秀和システム
　　　　〒135-0016
　　　　東京都江東区東陽2-4-2　新宮ビル2F
　　　　Tel 03-6264-3105（販売）　Fax 03-6264-3094
印刷所　三松堂印刷株式会社

©2012 Mahito Tsuchiya　　　　　　Printed in Japan
ISBN978-4-7980-3516-1 C2047

定価はカバーに表示してあります。
乱丁本・落丁本はお取りかえいたします。
本書に関するご質問については、ご質問の内容と住所、氏名、
電話番号を明記のうえ、当社編集部宛FAXまたは書面にてお
送りください。お電話によるご質問は受け付けておりませんの
であらかじめご了承ください。